JN231999

NEO 薬学シリーズ❷

薬の生体内運命

改訂8版

編　集

丸山 一雄（帝京大学薬学部 教授）

ネオメディカル

編集のことば

　本書は，6年制薬学教育の指針となる薬学教育モデル・コアカリキュラムの改訂版が平成27年度から実施されるのを機に改訂され，その2版目，通算では7版目の改訂版である。改訂薬学教育モデル・コアカリキュラムでは，生物薬剤学は「薬の生体内運命 — 薬物の体内動態，薬物動態の解析」の項目に当てはまる。そこで，本書の書名は「薬の生体内運命」そのものを採用した。本書は，生物薬剤学を学ぶ薬学生が平易に理解できるように企画され，本書のみで，「薬の生体内運命」の項目をひととおり学習できるように，薬学教育モデル・コアカリキュラムの到達目標を念頭に置いた構成となっている。

　生物薬剤学は，薬を安全かつ有効に人体に適用し，病気を癒やすまでの学問である。病態は動的に変化するものであり，必要な時期に，必要な量の薬を，必要な場所に選択的に作用させることが望まれる。一般に薬物は投与部位から吸収され，体内を循環する血中に入って，身体の各臓器や組織に移行します。体内で薬物はタンパク質や受容体と結合し，あるものは能動的に細胞膜上の輸送タンパクで運ばれています。そのメカニズムを知り，薬物の生体との相互作用や薬剤の投与システムについて学ぶことは重要です。薬剤師として医薬品の適正使用を実践し，あるいは創薬・創剤技術者として医薬品の研究開発に従事するうえで必須の内容である。本書が，薬剤師および創薬・創剤技術者を目指す薬学生，さらには現場の薬剤師が薬物の体内動態を理解するための助けとなることを祈っている。薬物動態をさらに演習したい方は，姉妹書「重要公式を用いたわかりやすい薬剤学計算問題の解き方　薬物動態学編」を活用して頂きたい。

　最後に，お忙しい折，執筆していただいた先生方，およびネオメディカルの山田様に御礼申しあげます。

　2017年1月

丸山　一雄

薬の生体内運命
目　次

「薬の生体内運命」編集・執筆者一覧

編集：丸山　一雄（帝京大学薬学部薬物送達学研究室 教授）

執筆：富田　幹雄　東北医科薬科大学薬学部薬物動態学教室教授　　（第1部第1章）
　　　髙橋　幸一　武庫川女子大学薬学部薬剤学研究室教授　　　　（第1部第2章）
　　　中瀬　朋夏　武庫川女子大学薬学部薬剤学研究室准教授　　　（第1部第2章）
　　　丸山　一雄　帝京大学薬学部薬物送達学研究室教授　　　　　（第1部第3章）
　　　水間　　俊　帝京平成大学薬学部薬物動態学ユニット教授　　（第1部第3章，第2部
　　　　　　　　　　　　　　　　　　　　　　　　　　　　　　　　　第1章IV - 4，5）
　　　甲斐　久博　九州保健福祉大学薬学部衛生薬学講座講師　　　（第1部第4章）
　　　松野　康二　九州保健福祉大学薬学部衛生薬学講座教授　　　（第1部第4章）
　　　登美　斉俊　慶應義塾大学薬剤学 教授　　　　　　　　　　　（第1部第5章）
　　　出口　芳春　帝京大学薬学部薬物動態学研究室教授　　　　　（第2部第1章I，II）
　　　丹羽　俊朗　就実大学薬学部生物薬剤学研究室教授　　　　　（第2部第1章III）
　　　山田　治美　国際医療福祉大学薬学部臨床薬物動態学教授　　（第2部第1章IV - 1,2,3）
　　　首藤　英樹　福岡大学薬学部薬学疾患管理学研究室准教授　　（第2部第2章）
　　　山内　淳史　福岡大学薬学部薬学疾患管理学研究室准教授　　（第2部第2章）

　　　　　　　　　　　　　　　　　　　　　　　　　　　　　　　　　（執筆順）

薬の生体内運命

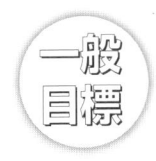
一般目標

薬物の生体内運命を理解し，個々の患者の投与設計ができるようになるために，薬物の体内動態およびその解析に関する基本的知識を修得し，それらを応用する基本的技能を身につける。

第 1 部

薬物の体内動態

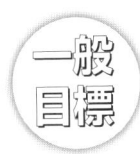

吸収，分布，代謝，排泄の各過程および薬物動態学的相互作用に関する基本的事項を修得する。

第1章 生体膜透過

Key Words

生体膜、生体膜透過、膜輸送、受動輸送、受動拡散（単純拡散）、促進拡散、能動輸送、膜動輸送、担体（トランスポーター）介在性輸送、SLCトランスポーター、ABCトランスポーター

POINTS

- 生体膜は，リン脂質を主成分とする脂質二重層で構成されているため，一般に脂溶性の高い物質ほど生体膜透過は良好である。

- 生体膜の物質輸送は，受動拡散（単純拡散）と担体を介する輸送（担体介在性輸送）に大別される。受動拡散（担体を介さない輸送）には溶解拡散と制限拡散があり，担体介在性輸送には能動輸送，促進拡散がある。

- 水溶性が高い物質でも担体介在性輸送であれば生体膜透過は可能であり，逆に，脂溶性が高い物質でも生体膜透過が良好ではない場合もある。この場合，前者には SLC トランスポーターが，後者には ABC トランスポーターの関与が考えられる。

- SLC トランスポーターは，物質を身体の中に取り込む方向に働くトランスポーターで，ABC トランスポーターは身体の外に排出する方向に働くトランスポーターで，薬物動態学上重要な膜タンパク質である。

　生体膜透過を薬物の消化管上皮細胞膜透過過程に置き換え，経口投与後の主たる吸収部位である小腸からの吸収（後述する消化管吸収（第2章））と想定した場合，そこには受動拡散（単純拡散）と機能タンパク質を介した担体（トランスポーター）介在性輸送が存在する。単純拡散とトランスポーターを介する担体介在性輸送機構の相互の寄与率を明確にすることが膜透過（消化管吸収）を理解するうえで重要となる。しかしながら，生体膜（消化管上皮細胞）の複雑な生理・解剖学的側面からその解明は容易ではなく，取り込み（吸収）方向の SLC トランスポーターに加えて，P-糖タンパク質（P-gp）をはじめとする排泄（分泌）方向の ABC トランスポーターが存在し，分泌過程に飽和あるいは阻害が起こる場合には取り込み（吸収）方向の単純拡散の寄与は大きくなる。

　一方，いずれのタイプのトランスポーターに関しても，遺伝的要因，病態あるいは併用薬物や食物によってその活性が影響を受けることで，小腸や肝臓での代謝という初回通過効果によりバイオアベイラビリティ（BA）が変動する可能性がある。さらに，投与した薬物が栄養物質や薬物の吸収のみならず，トランスポーターに影響することも考慮しなければならない事例も見出されている。したがって，消化管に備わっているトランスポーターの特性をはじめ，種々の薬物の取り込み（吸収），排泄（分泌）に関与するメカニズムを明らかにすることは，消化管の各部位における膜輸送機構の寄与率を予測するうえでの基になることから，適正な薬物療法の確立にとっては重要不可欠といえる。

　また，吸収後の体循環系に到達した薬物の薬効発現には，薬物分子が薬理作用を発揮する部

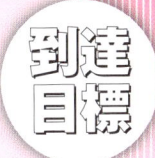

1. 薬物の生体膜透過における単純拡散、促進拡散および能動輸送の特徴を説明できる。
2. 薬物の生体膜透過に関わるトランスポーターの例を挙げ、その特徴と薬物動態における役割を説明できる。

位まで到達する必要があり，血液により様々な組織に運搬され組織を構成する細胞膜（生体膜，biomembrane）を通過して細胞内に入る（分布）。一方，消失過程は肝臓での代謝，腎臓からの排泄などいずれの過程においても生体膜を透過する（肝代謝，腎排泄）。

本章では，生体膜透過（吸収・分泌，分布，肝取り込み，腎排泄）のメカニズムを物質の膜輸送の観点から捉えるために，生体膜の構造と膜透過機構，その分類さらには透過ルートについて概説する。

I　生体膜の構造と輸送機構

1．生体膜の構造

細胞膜は，リン脂質を主成分とする脂質二重層（lipid layer）中に多くのタンパク質が埋め込まれた構造をとり，Singer らの流動モザイクモデル（fluid mosaic model）として広く知られている（図1）。構成リン脂質は，ホスファチジルコリン，ホスファチジルエタノールアミン，ホスファチジルセリン，スフィンゴミエリンを主としている。一端が親水基（極性基），他方が疎水性の脂肪酸炭素鎖を有した両親媒性の性質であるため，極性基を外側（管腔側，細胞内）に，疎水性部分を膜内（膜中）という配向をとっている。このモデルでは，脂質二重層は適度な流動性を有し，タンパク質が脂質中を自由に動き，その動きをコレステロールが制御する杭の働きをしていると考えられている。この生体膜には，水分子で満たされた半径4～10Åの細孔が存在しており，水分子や分子量の小さい分子は，この水性細孔（ポアー）を透過できると考えられている。

小腸上皮細胞膜表面に存在する微絨毛（microvilli）には，シアル酸，ガラクトース，マンノース，N-アセチルグルコサミン，N-アセチルガラクトサミンで覆われた糖鎖（グリコカリックス層）が存在（図2）し，消化産物を吸着することで消化吸収を

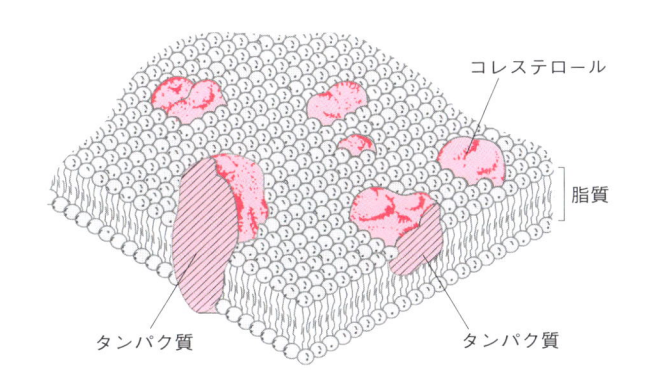

図1　生体膜の流動モザイクモデル
(S.C. Singer, G.L. Nicolson, Science, 175, 720, 1972)

助け，また消化液による自己消化から細胞を防御している。また，シアル酸などは負電荷を有し，細胞膜表面を負に帯電させていることから，特に塩基性薬物の膜表面への吸着などを含め，管腔側から膜表面への薬物の拡散に影響を及ぼすことが知られている。

　細胞膜は，脂質二重層から構成されていることから，一般に脂質に溶けやすい脂溶性（疎水性）の物質は膜透過性に優れ，水溶性（極性）の物質は逆に劣るとされている。しかし，水溶性に富んだ，糖，アミノ酸，水溶性ビタミンなどの栄養物質は効率よく細胞内（体内）に取り込まれることから，細胞膜には，薬物輸送担体（トランスポーター）が局在し，機能性タンパク（図3）として働いているという事実もある。また，細胞内に取り込まれた異物を細胞外に排出するトランスポーターも種々臓器において認められている。このような輸送に関与するタンパ

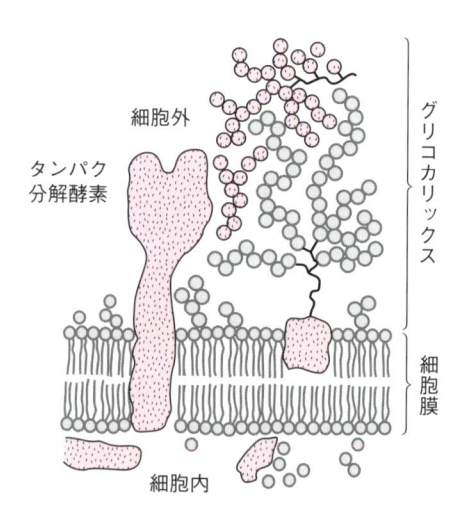

図2　小腸上皮細胞膜表面微絨毛のグリコカリックス

（古河太郎，本田良行編，現代の生理学，11章，金原出版，1987）

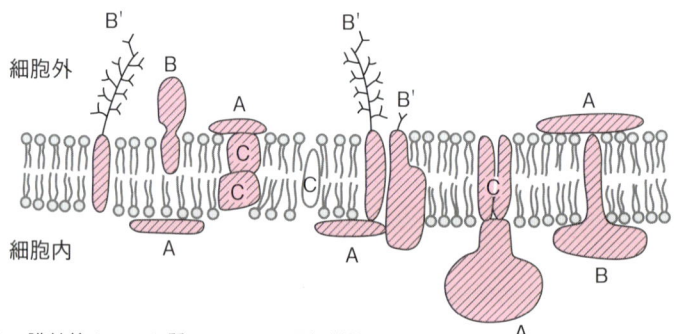

A：膜付着タンパク質　　　B：両親媒性タンパク質
B'：両親媒性糖タンパク質　C：疎水性タンパク質

図3　機能性膜タンパク質

（殿村雄治、佐藤　了編，生体膜の構造と機能、p56、講談社，1979）

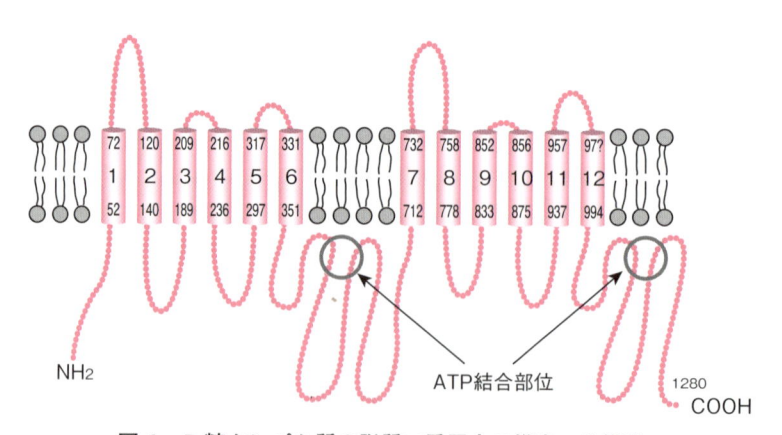

図4　P-糖タンパク質の脂質二重層内の推定二次構造

ク質は，内在性タンパク質として局在する必要があるため，疎水性アミノ酸配列を有し，概ね12回膜貫通型タンパク質として存在している（**図4**）。

2. 生体膜の輸送機構

　細胞膜を物質が横切る現象を物質の輸送（膜輸送）あるいは膜透過と呼び，物質の移動が起こるためには，その移動を引き起こす力，すなわち駆動力（driving force）が必要となる。駆動力の観点から，膜透過は受動輸送（passive transport）と能動輸送（active transport）に分類されるが，脂質二重層への溶け込みやすさに依存した単純拡散（simple diffusion）と機能性タンパクであるトランスポーターが関与する担体介在性輸送（carrier-mediated transport）という分類も成り立つ。分類上の特徴を**表1**に示す。

表1　膜透過機構の分類と特徴

メカニズム		駆動力	特徴・影響因子
単純拡散		電気化学ポテンシャル 濃度勾配	飽和現象なく線形性 脂溶性，分子サイズ，水素結合能に影響を受ける
	促進拡散	電気化学ポテンシャル 濃度勾配	飽和現象があり非線形性を示す 臓器・組織・細胞による基質特異性 構造類似体による競合阻害 特異的阻害剤による競合阻害
担体介在性輸送	1次性能動輸送	ATP	上り坂輸送 高い活性化エネルギー その他は促進拡散と同様
	2次性能動輸送	1次性能動輸送によって形成されるイオン勾配（Na^+，H^+，HCO_3^-など）	共輸送・逆輸送・単輸送 その他は1次性能動輸送と同様

（1）担体を介さない輸送

1）単純拡散（simple diffusion）

　単純拡散は，物質の濃度勾配差（イオン形物質の場合は電気化学的ポテンシャル差）を利用した輸送形態でFickの法則により説明される。主な特徴・影響因子は表1の通りである。脂溶性の高いものほど膜透過に優れているが，油水分配係数が100から1000以上にはその相関性がなくなる傾向がある（後述）。これはグリコカリックス層としての非撹拌水層（unstirred water layer；USWL）の透過が律速になることで起こる現象である（後述の「pH-分配仮説の修正」の項）。また，水酸基やアミノ基のような水素結合能（水素結合数）の高い官能基を有する物質の膜透過性も低い（後述する「薬物の分子構造」の項）。まず，物質が細胞膜に入り込み（溶解拡散），次に膜内を濃度勾配に逆らって横切り，最終的に膜の反対側に出てくる。膜内の移動は濃度勾配に従うことから

　　Fickの法則では，物質の拡散速度式は

$$J = -D \cdot A\,(dC/dx) = D \cdot A\,(C_0 - C_i)/L \tag{1}$$

　　　J：透過速度（単位時間当たりに透過する物質量）
　　　D：拡散定数
　　　C：物質の濃度
　　　x：拡散距離　　　A：表面積　　　L：膜の厚さ

　ここで，膜の表面積を A：cm^2，膜の厚さを L：cm，膜の外側および内側の濃度を C_1 および C_2 とする。$C_0 - C_i$ は膜内での濃度勾配であり膜の両側の濃度勾配 $C_1 - C_2$ とは一致するとは限らない。つまり物質の物性により膜／溶液の分配に依存するため膜／水層の見かけの分配係数（partition coefficient）；K_{app} を使って次の関係がある。

$$K_{app} = C_0/C_1 = C_i/C_2 \tag{2}$$

（2）から（1）式は

$$J = D \cdot K_{app} \cdot A\{(C_1 - C_2)/L\} \tag{3}$$

さらに，膜透過定数を P；permeability constant（D/L）：cm/sec とすると

$$J = P \cdot A (C_1 - C_2) \tag{4}$$

となる。よって物質の膜透過速度は，物質の膜透過定数，膜を隔てた物質の濃度差，表面積によって決定される。膜透過定数 $P(P = D \cdot K_{app}/L)$ は，表面積や濃度の項を含まないパラメーターとして膜透過性を表す指標として汎用される。例えば，経口投与可能な薬の膜透過定数としては 5×10^{-6} cm/sec 程度が閾値とされ，BA（Bioavailability）の予測目安となる。また，膜透過定数 P と表面積 A の積 $P \cdot A$ は，膜透過クリアランスとして定量的指標として用いられている。

　消化管吸収を考えた場合，(3)式においては，$P \cdot A \cdot C_1$ は，外側から内側への物質移動，influx（吸収方向のフラックス）を示すが，同時に内側から外側への efflux（分泌方向のフラックス）（$P \cdot A \cdot C_2$）が含まれている。J は influx と efflux が相殺された吸収方向の正味のフラックス（net flux）と考えることができる。投与（吸収）部位と考えられる消化管内濃度は高く，また血液中に移行した薬物は血流によって速やかに運び去られるため十分に撹拌された条件（sink condition）になっており，C_2 は 0 に近似できる。

$$J = P \cdot A \cdot C_1 \tag{5}$$

透過ルート

　生体膜を受動輸送により透過するルートにはポアールートとリピッドルートの2つがある。

　ポアールート：前出のように，水溶性物質が膜中のポアー（水性細孔）を拡散することにより膜を透過するルートで，この水性細孔としては膜貫通型のタンパク質由来の細孔のほかに，後述する細胞間隙接合部経由のルートがある。このポアールート内を拡散透過する機構を制限拡散（restricted diffusion）と呼び，表2の結果から，前出のように水性細孔が4〜10Åと判断できる。また，透過物質の分子サイズ（分子量）による制限のほかに，ポアー内の壁が負に帯電しているため，陽イオンは細孔を透過できるが，陰イオンは透過しにくいという荷電による制限もある。

表2　単純拡散で吸収される糖類の吸収速度に及ぼす分子サイズの影響

糖類	分子量	分子半径（Å）	組織100g当たりの吸収速度（μmol/h）
デンプン	50,000		0
イヌリン	5,000	14.8	0
ラクトース	342	4.4	0.5
マンノース	180	3.6	1.9
リボース	150		2.2
グリセルアルデヒド	90		4.5

（Wilson, T.H., Intestinal Absorption, Sanders, p40, 1962）

表3 バルビツール酸誘導体の分配係数とラット結腸吸収の関係

薬剤名	置換基（R_1）	置換基（R_2）	分配係数 [a] ($CHCl_3/H_2O$)	吸収率 [b] （％）
Barbital	ethyl	ethyl	0.7	12
Aprobarbital	allyl	isopropyl	4.9	17
Phenobarbital	ethyl	phenyl	4.8	20
Allobarbital	allyl	allyl	10.5	23
Butethal	ethyl	butyl	11.7	24
Cyclobarbital	ethyl	cyclohexenyl	13.9	24
Pentobarbital	ethyl	1-methylbutyl	28.0	30
Secobarbital	allyl	1-methylbutyl	50.7	40
Hexethal	ethyl	n-hexyl	>100	44

a）非解離形薬物の $CHCl_3/H_2O$ 分配係数，b）1回灌流実験による 20 分間での吸収率。
(L.S. Schanker, J. Med. Pharm. Chem., 2, 343, 1960)

リピッドルート：物質が膜中の脂質部分に溶け込んで拡散することにより，膜を透過するルートである。このような拡散を溶解拡散と呼び，非イオン形で脂溶性の高い物質ほど生体膜を透過しやすい（図5）。脂溶性の尺度は油水分配係数で表されることから，**表3**のように薬物の分子サイズ（分子量）はほとんど同じでも分配係数が大きいほど吸収が大きい（後述するpH-分配仮説）。脂溶性が高い分子の生体膜透過は良好である。しかしながら，前出のグリコカリックス層が透過の障壁となることも知られている。

Solvent drag：膜の内外で圧力差（静水圧と浸透圧）が生じ，それが駆動力となり水が流れ，その水の流れとともに水に溶けている物質が膜を透過する現象を指す。溶媒牽引という表現が訳語としてある。

以上，受動輸送は，受動拡散（単純拡散），促進拡散（後出），Solvent drag の３つに大別されるが，単に受動輸送というときには，受動拡散（単純拡散）を意味することが多い。

（2）担体介在性輸送

単糖類，アミノ酸，ペプチド，水溶性ビタミン，胆汁酸，アミン，有機酸類など生体に必須な物質の多くは水溶性であり，これらは効率よく細胞内に取り込まれる（輸送される）必要がある。このような物質の膜

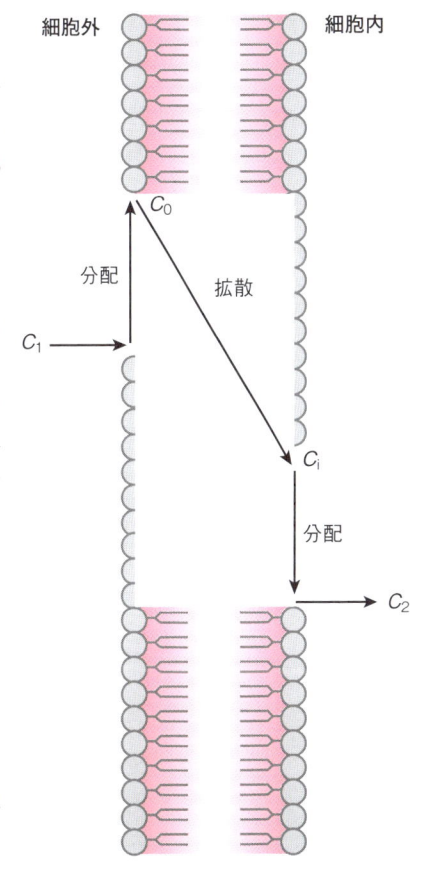

図5 溶解拡散による生体膜透過

透過には生体特異的な機構である担体介在性輸送が関与していることから，物性から推測されるよりもはるかに大きな膜透過性が得られる。担体介在性輸送の特徴は，表1に示してあるが，飽和現象（非線形性）が見られること（図6），臓器・組織・細胞ならびに基質ごとに特異性があること，構造類似体の共存による競合阻害が生じること，物質に対する特異的な阻害剤が

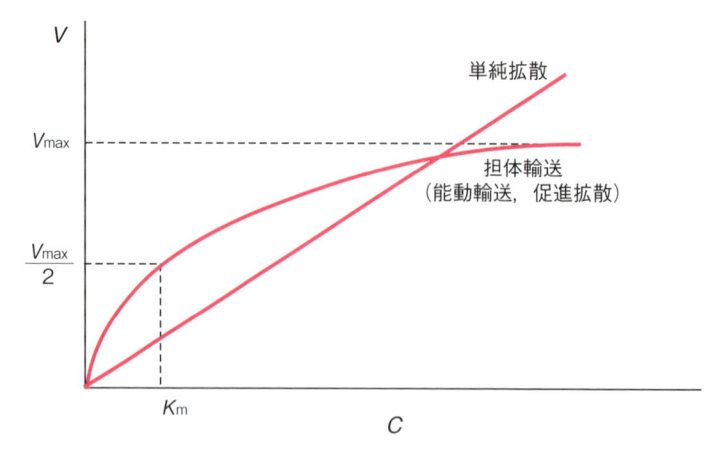

図6　単純拡散と担体介在性輸送における基質濃度と輸送速度との関係

存在する。

担体介在性輸送の輸送速度（v）はミカエリス－メンテン（Michaelis-Menten）式で表される。

$$v = V_{max} \cdot C / (K_m + C) \tag{6}$$

　V_{max}；最大輸送速度

　K_m；ミカエリス（解離）定数（小さいほど基質とトランスポーターの親和性は高い）

　C；輸送部位での速度

ここで，$K_m \gg C$とすると，式（6）は

$$v = V_{max} \cdot C / K_m \tag{7}$$

となり，受動拡散のときに述べた式（4）と同じ形となる。すなわちV_{max}/K_mはPAの膜透過クリアランスに対応する。

一方，$K_m \ll C$のときは，式（6）は

$$v = V_{max} \tag{8}$$

となり，図6のように膜透過速度は，濃度によらず一定値のV_{max}となる。

　V_{max}とK_mの値を求めるには，式（6）の逆数をとれば

$$1/v = (1/V_{max}) + (K_m/V_{max}) \cdot 1/C \tag{9}$$

となるので，縦軸に$1/v$を，横軸に$1/C$をプロットすれば直線が得られる。その直線の縦軸との切片が$1/V_{max}$，勾配がK_m/V_{max}となる。このようなプロットをLineweaver-burkプロット，あるいは両逆数プロットという（**図7**）。

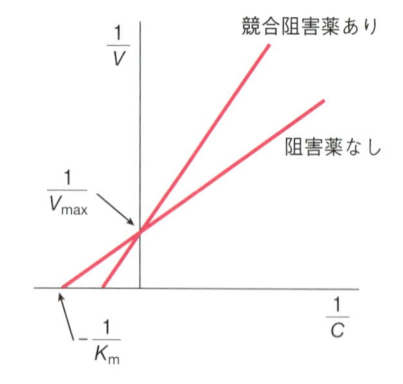

図7　Lineweaver-burkプロットによるK_m、V_{max}の算出

担体介在性輸送の分類

1）促進拡散（facilitated diffusion）

　担体介在性輸送の中で，濃度勾配に

従って輸送されるものを促進拡散（facilitated diffusion）と呼ぶ。濃度勾配あるいは電気化学ポテンシャルを唯一の駆動力とする輸送形態であるため，担体介在性輸送であるが単純拡散と同様に濃縮性を示さない特徴をもつ（表1）。促進拡散は，小腸の側底膜，赤血球，血液脳関門，血液脳脊髄液関門などの血液側の膜上に発現機能しており，アミノ酸や単糖の輸送に関与している。

2）能動輸送（active transport）

能動輸送は，促進拡散とは異なり，ATP あるいは細胞膜を隔てて形成されるイオン勾配を駆動力とした輸送形態で，促進拡散との違いは，濃度勾配に逆らって濃縮的に上り坂輸送され，温度依存性が高く，得られる活性化エネルギーも高い（通常 7kcal/mol 以上）ことが特徴である（表1）。

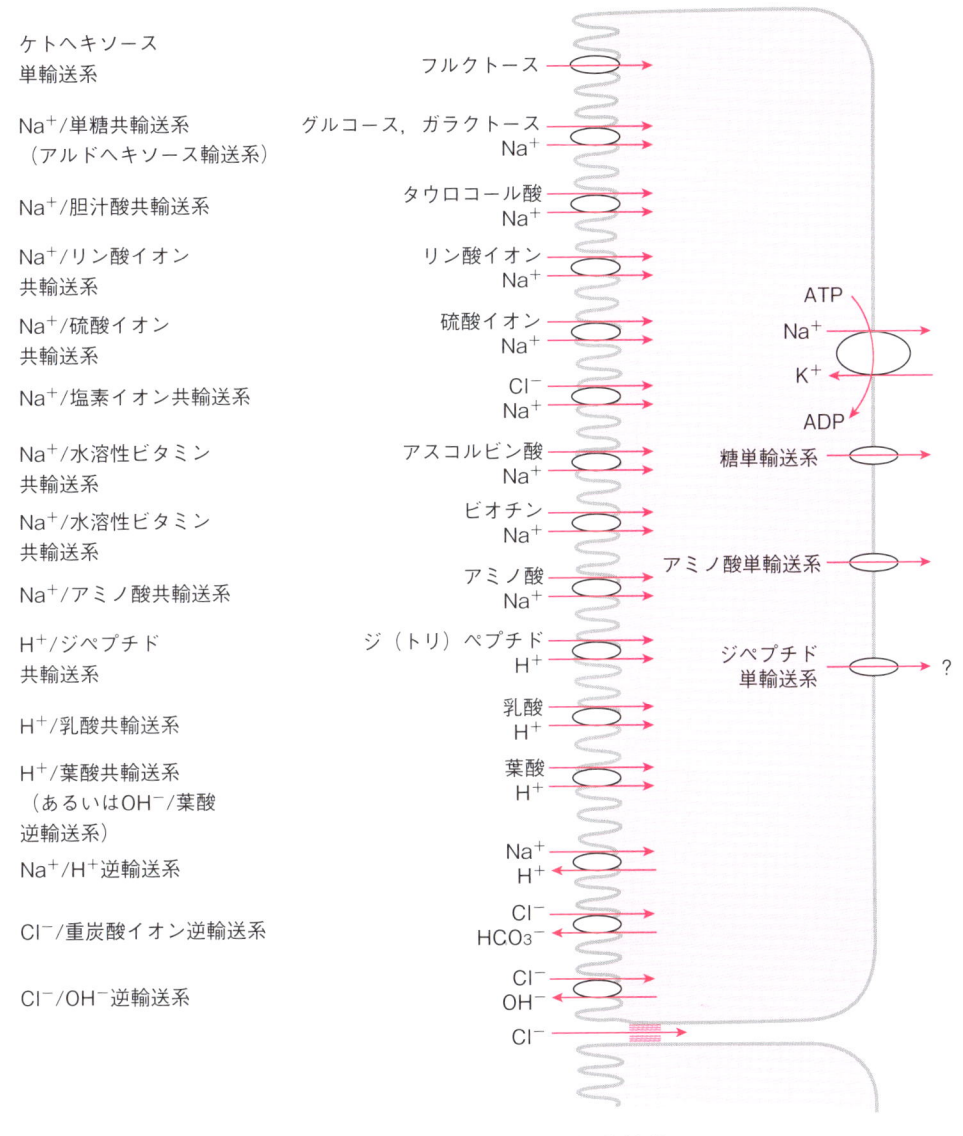

図8　小腸上皮細胞における担体輸送

（粟津荘司ほか編：最新生物薬剤学，南江堂，p.22，1991）

① 1 次性能動輸送

1 次性能動輸送は，輸送タンパク質が ATP の分解エネルギーなどを利用して物質輸送する形態である。ATP の分解エネルギーが直接物質輸送に利用される。一般に，イオンの輸送を司るイオン輸送型ポンプに多く ATPase と称されている。ナトリウムポンプとして知られている Na^+-K^+ ATPase はその代表で，ATP の加水分解エネルギーによってナトリウムイオンを細胞外に汲み出すと同時にカリウムイオンを細胞内に濃縮的に蓄積する役割を担っている。小腸上皮細胞基底膜，腎尿細管上皮細胞基底膜上に存在する。この Na^+-K^+ ATPase によって形成されるイオン勾配が 2 次性能動輸送の駆動力となる。一方，抗腫瘍薬を細胞外に排出するタンパク質として発見された P-糖タンパク質（P-gp）も 1 次性能動輸送担体として位置付けられ，小腸をはじめ，大腸, 肝臓, 腎臓, 脳, 胎盤などの正常細胞にも発現が認められている（図4）。また，MRP（multidrug resistance associated protein），BCRP（breast cancer resistance protein）も正常細胞に認められている。

② 2 次性能動輸送

1 次性能動輸送によって形成されるイオン（Na^+, H^+, HCO_3^- など）の電気化学ポテンシャル勾配や電位差を駆動力とする輸送形態である。濃度勾配に従ったイオンの移動と他の物質との移動が膜の輸送体によって連結することにより，物質の上り坂輸送を可能とする。2 次性能動輸送には，イオンと物質との移動の方向により共輸送（co-transport），逆輸送（anti-port）がある。グルコース, アミノ酸, 胆汁酸, 無機リン酸, カルニチンやアスコルビン酸のような水溶性ビタミンは Na^+ との共輸送によって，ジペプチド, トリペプチドは H^+ との共輸送により能動的に吸収される（図8）。このような機構によって，小腸の管腔内にある食餌由来の様々な生体必須物質が効率よく吸収される。

膜動輸送
(membrane mobile transport)

分子サイズが大きい物質の膜輸送には，単純拡散, 担体介在性輸送以外の輸送系が存在する。一般に膜動輸送（cytosis）と呼び，細胞膜の構造が一部くびれて小胞化し，小胞内に顆粒状物質（食細胞作用；phagocytosis）あるいは液状物質（飲作用；pinocytosis）を取り込んで細胞外から細胞内への物質移動を指す。また，細胞外から細胞内への移動をエンドサイトーシス，細胞内から細胞外への移動をエキソサイトーシスと称する。一方，膜表面に特異的受容体が存在し，受容体に結合した成分を輸送する場合は，受容体介在性エンドサイトーシスとしている（図9）。

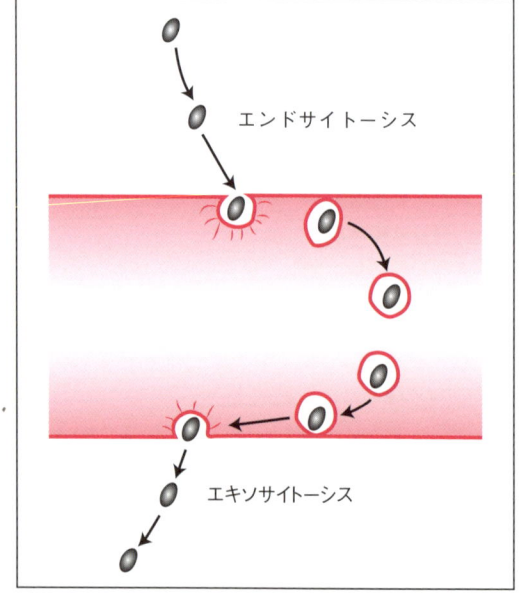

図9 膜動輸送におけるエンドサイトーシスとエキソサイトーシス

II　薬物の生体膜透過機構

1．吸収方向のトランスポーター（SLCトランスポーター）

　小腸には，栄養物や生理的物質を積極的に取り込む輸送担体が備わっている。一方，薬は生体異物であるため，担体介在性輸送による積極的な取り込みは通常では考えられない。しかしながら，基質構造選択性が低い場合には，構造の類似した薬も輸送されることがある。代表例として2次性能動輸送のプロトン勾配を駆動力とするペプチドトランスポーター PEPT1 が挙げられる（図10）。タンパク質の消化産物のジトリペプチドは，アミノ酸組成に関わらず，また β ラクタム系抗生物質（セファレキシン，セフラジン，セフィキシム，セフチブテンなど），アンギオテンシン変換酵素阻害薬（カプトプリル，エナラプリル），抗がん剤のベスタチンも効率よく小腸から吸収される。ほかに，酢酸，乳酸などのモノカルボン酸も H^+ との共輸送により吸収される。

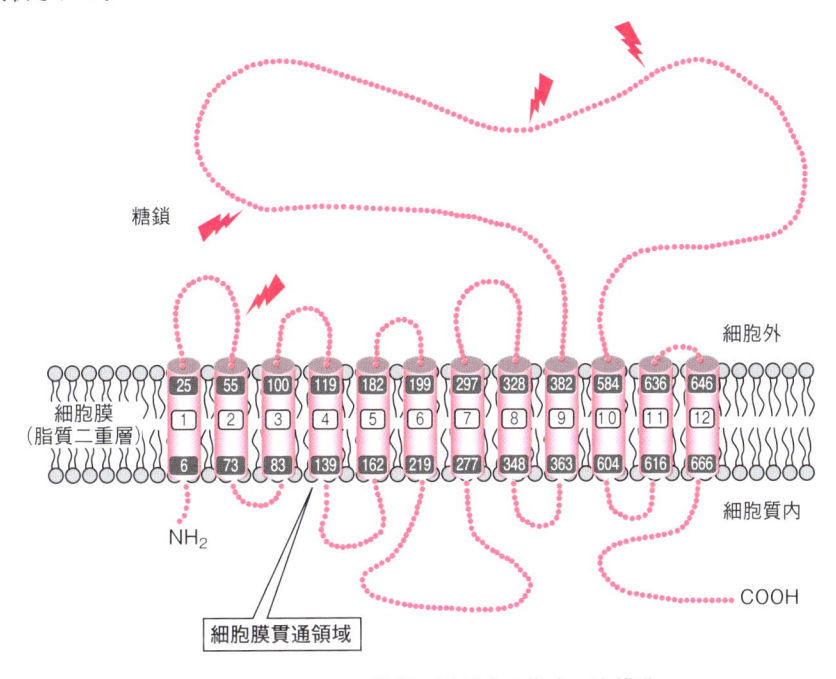

図10　PEPT1の脂質二重層内の推定二次構造

　消化代謝産物のアミノ酸に関しては，荷電状態によって，中性アミノ酸，塩基性アミノ酸，酸性アミノ酸に大別される。その輸送形態は促進拡散や能動輸送であるが，GABA 類似体の抗てんかん薬ガバペンチン，高血圧治療薬 α- メチルドパ，抗パーキンソン治療薬レボドパ，筋弛緩薬バクロフェンは中性アミノ酸トランスポーターを介して輸送される。

　pH 分配理論の修正（後述）としてモノカルボン酸トランスポーター MCT1 の存在が挙げられる。小腸においてはプロトン勾配が生じており，上述の PEPT1 同様にその勾配を駆動力として，乳酸や酢酸のような短鎖脂肪酸に加え，安息香酸などが MCT1 を介して輸送されることが示されている。

　ヘキソースを輸送するグルコーストランスポーター SGLT1 も小腸上皮細胞に存在し，ナトリウム勾配を駆動力とした輸送形態として知られている。吸収性の低い薬物に単糖を付加させることで，SGLT1 への基質認識性を獲得させ，SGLT1 を介して効率のよい消化管吸収の試みがなされている。

　その他，ホスホマイシンはナトリウム勾配を駆動力とするリン酸イオン輸送系，5-フルオロウラシルは核酸輸送系，メトトレキサートは葉酸輸送系によって吸収される。胆汁酸トランスポーターも一部の生体外物質の輸送に関与している。このようにトランスポーターは消化管のみならず，生体内すべての臓器を形成する細胞膜に存在しており，細胞内外の物質交換を行っている。

2．排泄方向のトランスポーター（ABCトランスポーター）

　生体膜は脂質二重層で構成されている。しかし，脂溶性が高くても膜透過性が低い場合もある。多くの脂溶性薬物に対して生体膜が細胞外に吐き出す機能を有している。小腸上皮細胞においては吸収制御因子になる。P-糖タンパク質（P-gp）は小腸刷子縁膜上に存在する 1 次性能動輸送の代表例である（図 4）。P-gp は小腸上皮細胞内に移行した生体異物（薬物を含む）を管腔側へ吐き出すことによって生体内への異物侵入を防いでいる。P-gp の基質認識性は極めて低いために，単純拡散による膜透過性が良好な高脂溶性薬物は細胞外に排出されることが示されている。よって薬物の脂溶性（薬の物性）から予想するよりも低い膜透過性（低い吸収性）の原因となっている。例えば，ドキソルビシン，ビンブラスチン，ビンクリスチン，エトポシドなどの抗がん剤，シクロスポリンやタクロリムスといった免疫抑制薬，さらにはカルシウムチャネル遮断薬のベラパミル，ニフェジピン，ニカルジピン，強心配糖体のジゴキシン，ジギトキシン，セロトニン拮抗薬のオンダンセトロン，アザセトロン，β-遮断薬のメトプロロールなど多くの薬物にまで及んでいる。今後は，P-gp 活性の阻害剤との併用により，上述した薬物の吸収改善を図ることも重要な課題であろう。

　また，P-gp と並んで消化管吸収を妨げる要因（吸収制御因子）として，小腸初回通過効果（後述）が挙げられる。特に CYP3A4 による酸化代謝が注目されている。CYP3A4 の基質となる薬物は P-gp の基質となる場合が多く，これら両吸収制御因子の制御が今後の新薬開発の重要課題の 1 つであるといえる。

練習問題　国家試験過去問題

問1　薬物の生体膜透過機構のうち，トランスポーターを介するが，ATPの加水分解で産生されるエネルギーを必要としないのはどれか。1つ選べ。

1　単純拡散　　2　促進拡散　　3　一次性能動輸送
4　二次性能動輸送　　5　膜動輸送

（第97回国試, 問42）

問2　単純拡散による薬物の生体膜透過に関する記述のうち，正しいのはどれか。1つ選べ。

1　イオン形薬物は，非イオン形薬物と比べて透過性が高い。
2　脂溶性薬物は，水溶性薬物と比べて透過性が高い。
3　高分子薬物は，低分子薬物と比べて透過性が高い。
4　透過速度は Michaelis-Menten 式で表される。
5　構造類似薬物の共存により，透過速度が低下する。

（第97回国試, 問167）

問3　P-糖タンパク質に関する記述のうち，正しいのはどれか。**2つ選べ**。

1　二次性能動輸送担体の1つである。
2　小腸上皮細胞に発現し，薬物の吸収を妨げる。
3　脳毛細血管内皮細胞に発現し，薬物の中枢移行を促進する。
4　肝細胞に発現し，薬物の胆汁排泄を促進する。
5　腎尿細管上皮細胞に発現し，薬物の再吸収を促進する。

（第97回国試, 問170）

問4　薬物の生体膜輸送についての記述のうち，正しいのはどれか。**2つ選べ**。

1　単純拡散による輸送速度は薬物濃度差に比例するが，促進拡散および能動輸送では飽和性が見られる。
2　単純拡散による輸送は生体エネルギーを必要としないが，促進拡散および能動輸送では生体エネルギーを必要とする。
3　単純拡散および促進拡散の場合，薬物の濃度勾配に従って輸送されるが，能動輸送では濃度勾配に逆らって輸送される場合がある。
4　能動輸送はトランスポーターを介して起こるが，単純拡散および促進拡散にはトランスポーターは関与しない。
5　単純拡散および促進拡散の場合，構造類似体の共存による影響は受けないが，能動輸送では影響を受ける場合がある。

（第99回国試, 問166）

| 問 5 | 薬物の生体膜透過機構に関する記述のうち，正しいものはどれか。**2つ選べ**。 |

1　単純拡散では，薬物は濃度勾配に従って透過し，その透過速度は Michaelis-Menten 式により表すことができる。
2　促進拡散はトランスポーターを介した輸送であるため，構造の類似した化合物の共存により透過速度が低下する場合がある。
3　一次性能動輸送は，ATP の加水分解により得られるエネルギーを直接利用する。
4　膜動輸送による高分子の細胞内取り込みでは，生体膜自体の形態的変化は起きない。

（第101回国試　問166）

| 問 6 | 二次性能動輸送の駆動力となるイオン勾配を形成する一次性能動輸送担体はどれか。**1つ選べ**。 |

1　Na^+, K^+-ATPase　　　2　Na^+/グルコース共輸送体
3　Na^+/H^+交換輸送体　　4　P-糖タンパク質
5　H^+/ペプチド共輸送体

（第102回国試　問42）

| 問 7 | トランスポーターを介した薬物輸送に関する記述のうち，正しいのはどれか。**2つ選べ**。 |

1　促進拡散型トランスポーターは，電気化学ポテンシャル差を駆動力とする。
2　ミカエリス定数に比べて低い基質濃度での輸送速度は，濃度によらず一定となる。
3　ペプチドトランスポーター PEPT1 によるセファレキシン輸送の駆動力は，プロトン濃度勾配である。
4　有機アニオントランスポーター OAT1 によるメトトレキサート輸送は，ATP の加水分解エネルギーを駆動力として直接利用する。
5　P-糖タンパク質によるシクロスポリンの輸送は，二次性能動輸送である。

（第103回国試　問166）

第 2 章 吸収

Key Words

吸収部位のpH，胃内容排出時間，pH-分配仮説，非撹拌水層，油水分配係数，経皮吸収，鼻粘膜吸収，口腔粘膜吸収，肺吸収，眼吸収，薬物相互作用，初回通過効果，P-糖タンパク質

POINTS

- 薬物の吸収部位としては，口腔，胃，小腸，大腸や直腸などの消化管，さらに鼻，眼，肺，腟，皮膚などがある。

- 生体膜はリン脂質を主成分とする脂質二重層構造となっている。また，小腸の上皮には絨毛が存在し，絨毛にはさらに微絨毛があり吸収表面積を大きくしている。

- 消化管からの薬物は，主に単純拡散により吸収される。

- 小腸上皮細胞には，糖やアミノ酸などの生体にとって必要な物質を輸送する種々トランスポーターやP–糖タンパク質が発現しており，薬物の吸収や排出にも関与している。

- 消化管からの吸収に影響を及ぼす要因として，生体側の生理的要因，薬物の物理化学的要因，製剤学的要因がある。

- 生体側の生理的要因として，消化管部位の pH や胃内容排出時間，血流速度，消化管における代謝，リンパ吸収などがある。

- 薬物の物理化学的要因として，薬物の分子量，脂溶性や解離などがある。

- 製剤学的要因として，粒子径や表面積，結晶形，固体分散，溶媒和，塩の形成，添加剤などがある。

- 吸収過程における相互作用として，複合体形成や吸着，消化管内 pH の変動，消化管運動性の変化，能動輸送系や小腸での代謝を介したものなどがある。

- 経口投与された薬物は，小腸，肝臓で初回通過効果を受ける。

　全身作用を目的として薬物が生体に投与された場合，薬物は投与部位から脈管系（血管系，リンパ管系）に移行する必要があり，この過程を吸収（absorption）と呼ぶ。薬物の消化管吸収では，消化管から脈管系への移行が吸収である。薬物の吸収部位としては，経口投与における胃，小腸，大腸のほか口腔，直腸などの消化管，さらに鼻，眼，肺，腟，皮膚などが挙げられる（図1）。また，筋肉内注射や皮下注射などでは，筋肉組織，皮下組織などから脈管系へ薬物が吸収される。

　胃，小腸，盲腸，結腸から血管へ移行した薬物は腸間膜静脈を経て，すべて門脈に集まり肝臓に導かれる。これらの部位や肝臓で分解または代謝を受けやすい薬物はいわゆる初回通過効果 first pass effect が大きく，問題になる場合がある。一方，これら以外の部位に投与された薬物は門脈を経ることなく全身循環系に移行することができ，初回通過効果を受けない。

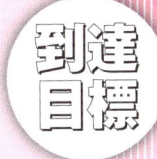

1．経口投与された薬物の吸収について説明できる。
2．非経口的に投与される薬物の吸収について説明できる。
3．薬物の吸収に影響する因子（薬物の物性、生理学的要因など）を
　　列挙し、説明できる。
4．薬物の吸収過程における相互作用について例を挙げ、説明でき
　　る。
5．初回通過効果について説明できる。

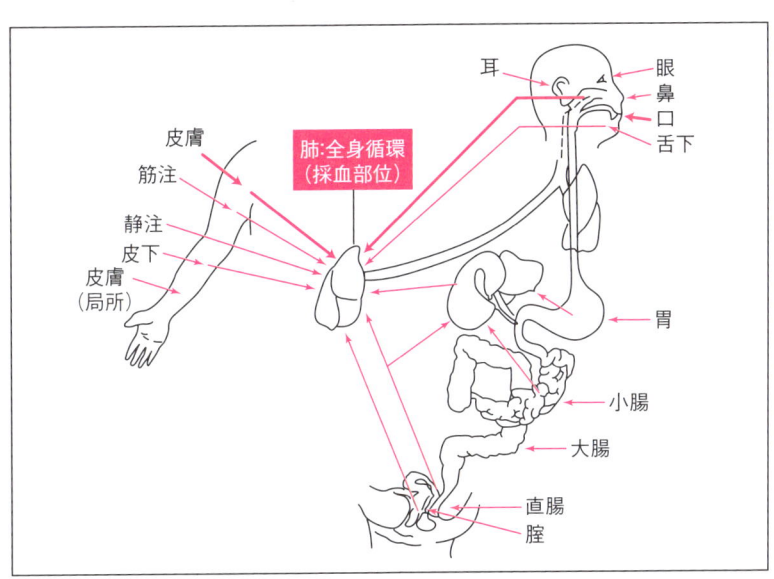

図1　薬物の投与部位と全身循環に至る経路

I　経口投与された薬物の吸収

　薬物の投与法のなかで，経口投与は最も簡便な方法として汎用されている。この投与法では，薬物が消化管(alimentary tract，gastrointestinal tract)から吸収されなければならない。消化管は口から肛門に至る連続した管である(図2)。経口投与された薬物は消化管を移動しながら吸収されていく。消化管の吸収部位としては胃(stomach)，小腸(small intestine)，大腸(large intestine)があり，これらの部位は形，構造，生理機能が異なる。小腸は十二指腸(duodenum)，空腸(jejunum)，回腸(ileum)の3部分を，大腸は盲腸(cecum)，結腸(colon)，直腸(rectum)の3部分の総称である。消化管粘膜を透過した薬物は血液中に移行するが，リンパ液中に移行する薬物もある。

1．消化管の構造と機能

　消化管は，粘膜(mucosa)，筋層(muscularis)，漿膜(serosa)の3層から構成されている。薬物は管腔側の粘膜細胞を移行して，上皮細胞直下に存在する毛細血管網から血液中に運ばれる。

27

（1）胃の構造

　胃（stomach）の粘膜は薄く，収縮状態では短い横ひだと長い縦ひだがみられ，表面には無数のくぼみがあり，胃底部には胃腺が開口している（**図3**）。胃液は胃酸分泌細胞（壁細胞）から分泌され，通常 pH 1～3 である。胃粘膜は絨毛（villi）がないので小腸に比べて有効表面積が小さく（成人では約 900 cm^2），吸収性は劣る。薬物の吸収に対して胃の粘膜は，ほぼ完全な脂質膜の性質を示すため，分子形薬物は吸収されるが，イオン形薬物はほとんど吸収されない。

　胃内の pH は一定ではなく，食事や疾病，投与される薬物により変化する。空腹時の胃内 pH は 1～2 程度であるが，食後では pH 3～5 に

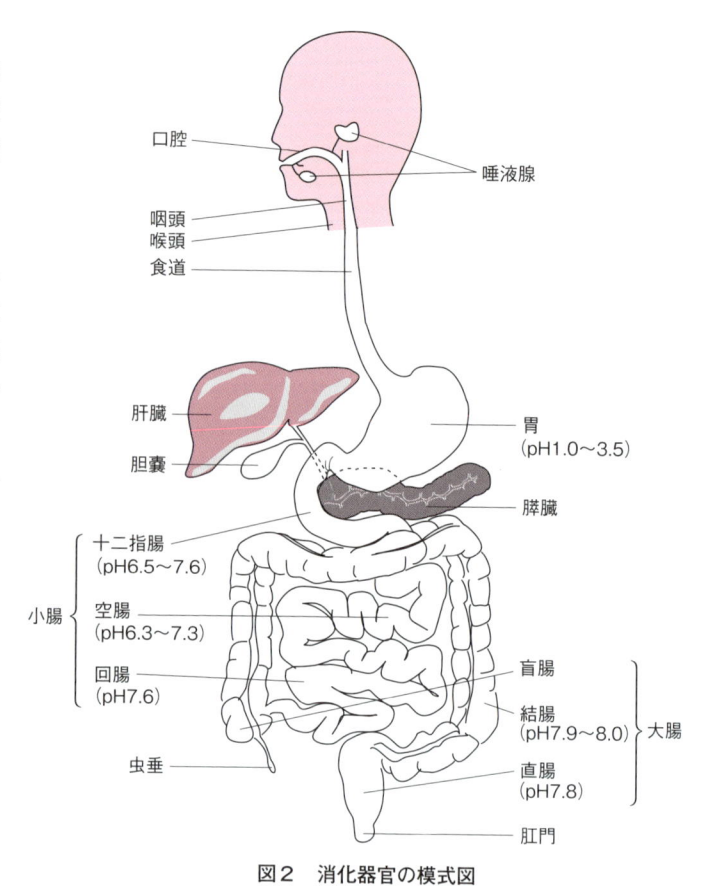

図2　消化器官の模式図

上昇する。十二指腸潰瘍の患者の胃内 pH は著しく低下し，低酸症や無酸症の患者では pH が高くなる。アスピリンや抗コリン作動薬（アトロピン，プロパンテリンなど）は胃酸の分泌を抑制することにより胃内の pH が上昇する。制酸薬（水酸化アルミニウムゲル，炭酸水素ナトリウムなど）や H$_2$ 遮断薬（シメチジン，ラニチジン，ファモチジンなど）も胃内の pH を上昇させる。

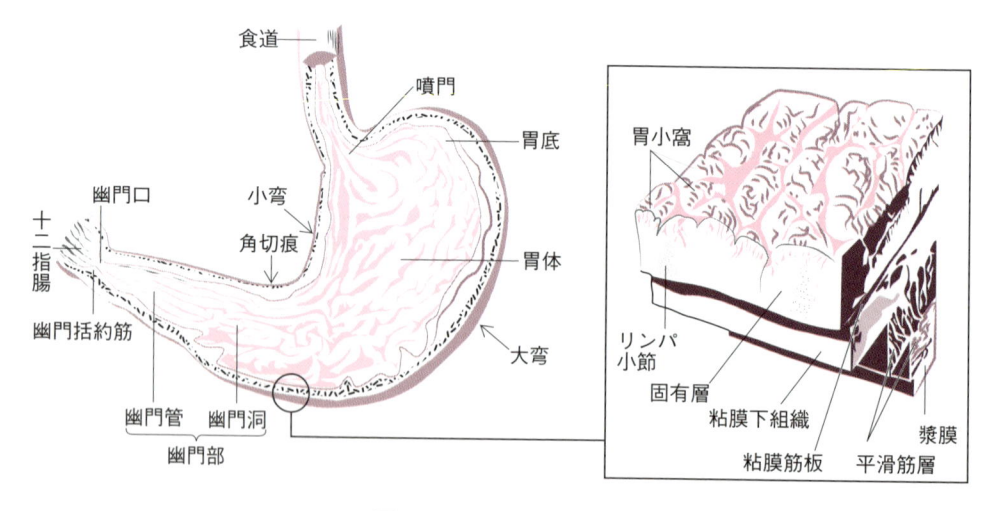

図3　胃および胃壁の構造

（2）小腸の構造

　小腸は消化管中で最も長い部分で，ヒトでは直径4cm，長さ約6mで全消化管の80％を占める。十二指腸は胃の幽門部から続く25cmまでの部分をいい，ここには胆管，膵管が開口しており，胆汁や膵液が分泌している。小腸上部のpHは5〜7で下部に行くに従ってpHは高くなり，回腸下部でpH7〜8になる。小腸の構造上の特徴は粘膜輪状ひだに上皮細胞が絨毛構造をとって配列し，この絨毛にはさらに微絨毛（microvilli）と呼ばれる突起があることである。この微絨毛は1個の上皮細胞に約1000本も密集しており，吸収表面積を増大させている（図4）。小腸内腔の有効吸収表面積は小腸を単に280cmの長さの円筒とした場合，微絨毛の存在により表面積は約600倍に増加する（図4）。絨毛は十二指腸に最も多く，空腸および回腸の上部にも多く分布している。このように吸収表面積が広いことから，小腸は薬物の吸収部位として極めて重要である。

　小腸の上皮細胞の模式図を図5に示す。上皮細胞間には密着結合（tight junction），デスモソーム（desmosome），ギャップ結合（gap junction）があり，隣接する細胞を接着しており，生体の内外を厳密に区分して

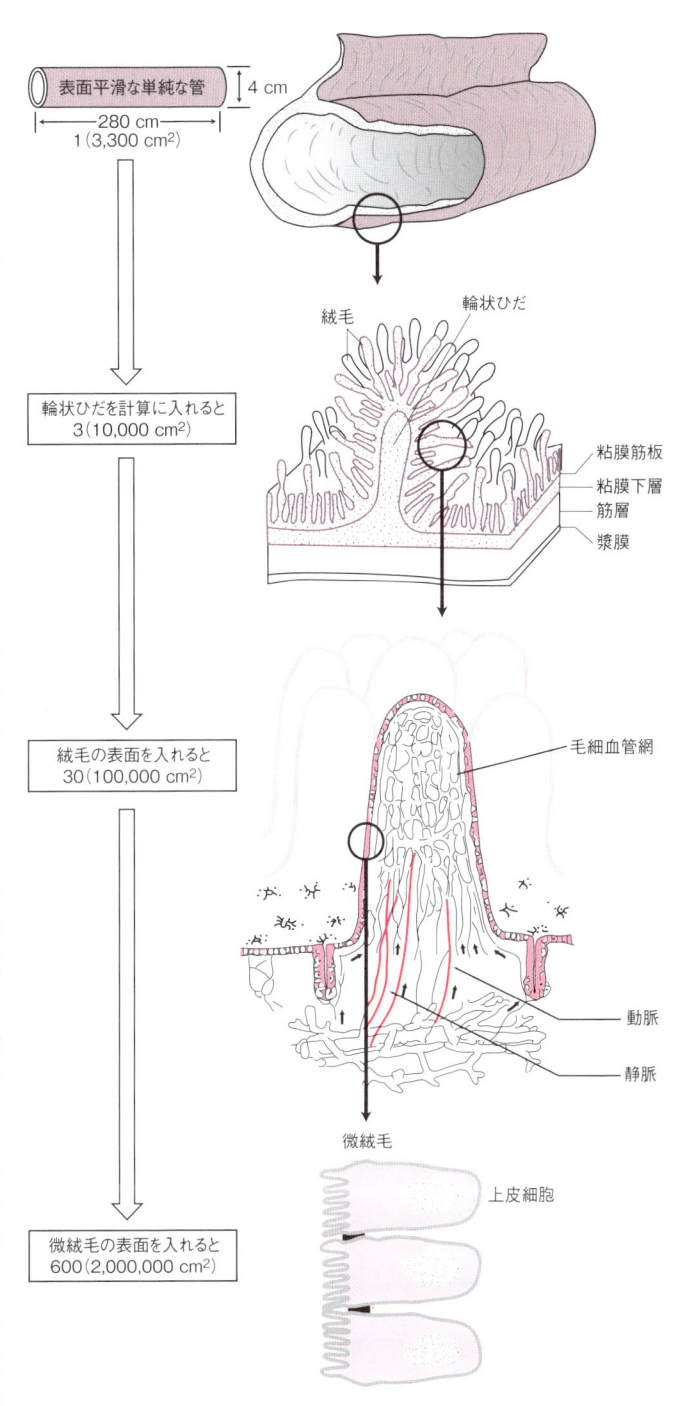

図4　小腸の構造

（粟津荘司，小泉　保編：最新生物薬剤学，南江堂，p.14，1991，及び村田敏郎，有田隆一編，生物薬剤学，南江堂，p.19，1998）

いる。上皮細胞において頂側膜（apical membrane）から側底膜側（basolateral membrane）への輸送を吸収，その逆の方向の輸送を分泌（secretion）と呼ぶ。薬物の輸送経路としては，頂側膜から細胞内を通り側底膜を経て輸送される経細胞（transcellular route）と細胞間隙を通る細胞間隙路（paracellular route）がある。

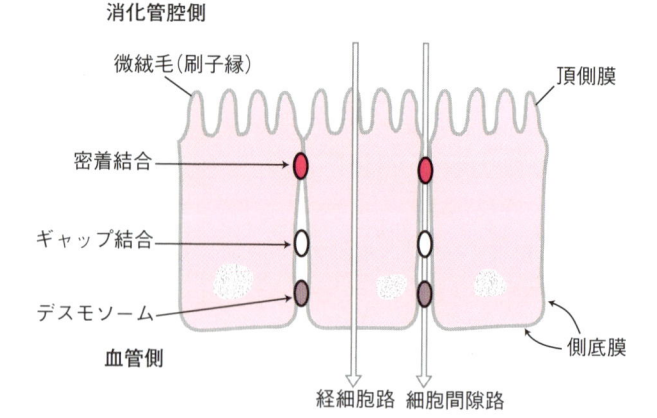

図5　上皮細胞の構造と薬物の輸送経路

（3）大腸および直腸の構造

大腸は盲腸，結腸，直腸からなり，全長約1.5 mである。結腸はさらに上行結腸，横行結腸，下行結腸，Ｓ状結腸に分けられる。直腸はＳ状結腸から肛門までの約20 cmの部分をいう。

結腸および直腸粘膜の構造は，肛門に近い部分が重層扁平上皮となっている以外は，小腸と同じ円柱上皮細胞である。しかし，小腸のような無数の絨毛は存在せず，若干のひだが存在する程度であり，表面積は小腸に比べて著しく低い（図6）。経口投与された薬物が結腸や直腸まで到達して吸収されることはほとんどない。ただし，大腸には約100種類100兆個といわれる腸内細菌が常在しており，この腸内細菌が胆汁や腸管粘膜から分泌された薬物（代謝物）を分解（還元）することがある。

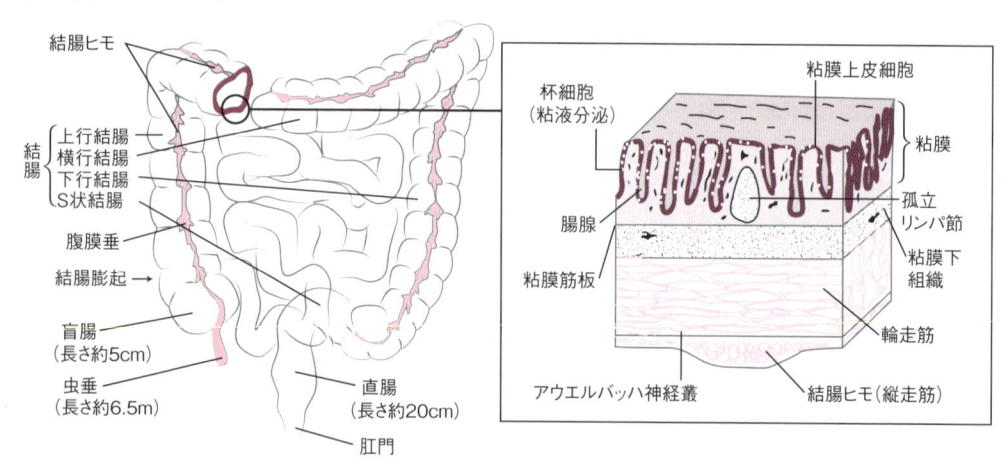

図6　大腸の構造

（堺　章，目でみるからだのメカニズム，p.76，医学書院，1994）

2．消化管からの吸収

消化管の役割は，食物として摂取したものを消化し，体内に吸収することである。吸収されるものが脂溶性である場合，単純拡散により吸収される。しかし，消化された栄養物質の多くは水溶性であるために，単純拡散により吸収されることは困難である。そこで，これらの物質を吸収するために，生体は小腸上皮細胞の刷子縁膜上に栄養物質を輸送する種々トランスポーターを発現させ，効率よくこれらの物質を吸収している。一方，脂溶性の有害物質の吸収を妨げる排出タンパク質が小腸上皮細胞の刷子縁膜上に発現しており，生体防御機能を担っている。

（1）単純拡散による吸収

① pH−分配仮説

多くの薬物は単純拡散により生体膜を透過すると考えられている。この機構により吸収される薬物は，まず，消化管の粘膜細胞膜に溶解（分配）する必要があり，脂溶性の高いものほど吸収されやすいことになる。薬物の多くは弱電解質であるため，溶液中では通常分子形とイオン形が存在する。分子形薬物はイオン形薬物に比べ脂溶性が高く，消化管の脂質膜にも分配

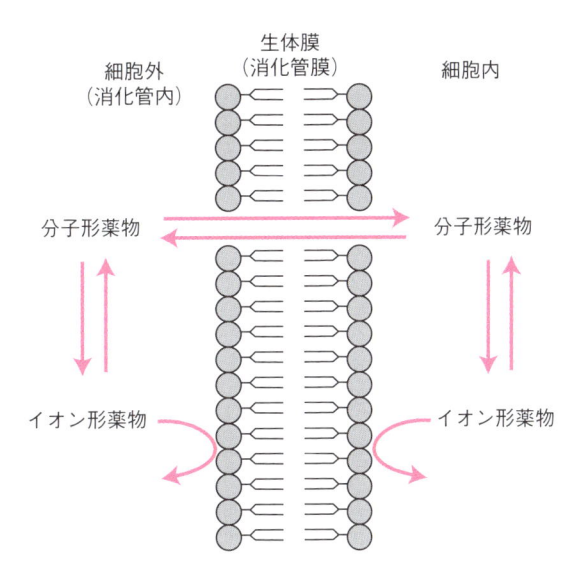

図7　pH−分配仮説に従う分子形薬物の生体膜透過のモデル

し吸収されやすい（図7）。このため薬物の吸収は，消化管の吸収部位における薬物の解離が大きく影響する。このような考え方をpH−分配仮説（pH-partition theory）という。

弱酸や弱塩基性の薬物は水溶液中で以下のような平衡状態にある。

$$HA + H_2O \underset{\rightleftharpoons}{\overset{K_a}{}} A^- + H_3O^+ \tag{1}$$

$$BH^+ + H_2O \underset{\rightleftharpoons}{\overset{K_a}{}} B + H_3O^+ \tag{2}$$

HA，A^-は弱酸性薬物の，B，BH^+は弱塩基性薬物の分子形，イオン形を示すK_aは酸解離定数である。

この平衡式から薬物のpK_aと溶液のpHの関係は次のHenderson-Hasselbalchの式で表される。

$$弱酸性薬物：pK_a = pH + \log \frac{[HA]}{[A^-]} \tag{3}$$

$$弱塩基性薬物：pK_a = pH + \log \frac{[BH^+]}{[B]} \tag{4}$$

以上の関係から吸収部位での分子形薬物の割合 β は

弱酸性薬物：

$$\beta = \frac{[\text{HA}]}{[\text{HA}]+[\text{A}^-]} = \frac{1}{(1 + 10^{\text{pH} - pK_a})} \tag{5}$$

弱塩基性薬物：

$$\beta = \frac{[\text{B}]}{[\text{BH}^+]+[\text{B}]} = \frac{1}{(1 + 10^{pK_a - \text{pH}})} \tag{6}$$

として示される。**図8** は，pK_a 値の異なる薬物の分子形分率が溶液の pH によりどのように変化するかを示したものである。溶液の pH と pK_a 値が等しいときには弱酸性薬物，弱塩基性薬物ともに分子形分率は 0.5 となる。弱酸性薬物では pH が低くなるほど，弱塩基性薬物では pH が高くなるほど分子形分率が大きくなる。

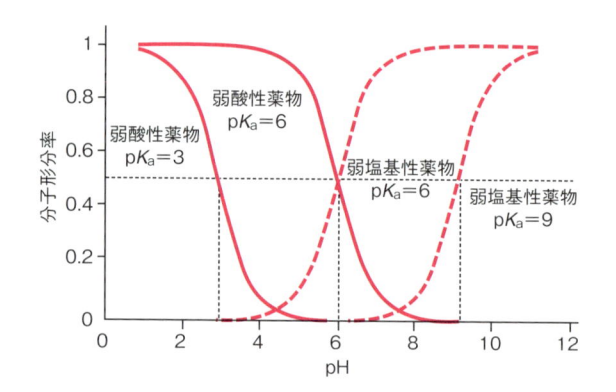

図8 溶液のpHと薬物の分子形分率との関係

pH-分配仮説では脂溶性の分子形分子のみが脂質膜を透過できるので，平衡状態では膜の両側において分子形分子の濃度が等しくなり，

$$\beta_g \left([\text{HA}]_g + [\text{A}^-]_g\right) = \beta_p \left([\text{HA}]_p + [\text{A}^-]_p\right) \tag{7}$$

が成立する。添字 g と p はそれぞれ消化管および血漿を示す。したがって，上式から平衡状態における膜の両側の濃度比(R)，すなわち

$$\frac{\left([\text{HA}]_g + [\text{A}^-]_g\right)}{\left([\text{HA}]_p + [\text{A}^-]_p\right)} \text{ は}$$

酸性薬物

$$R = \frac{(1 + 10^{\text{pH}_g - pK_a})}{(1 + 10^{\text{pH}_p - pK_a})} \tag{8}$$

塩基性薬物

$$R = \frac{(1 + 10^{pK_a - \text{pH}_g})}{(1 + 10^{pK_a - \text{pH}_p})} \tag{9}$$

となる。

　表1 と**表2**は種々の酸性薬物，塩基性薬物についてラット胃からの吸収を比較したものである。弱酸性薬物は 0.1 M HCl 溶液からよく吸収されるが，$NaHCO_3$ のアルカリ溶液(pH 8.0)からの吸収率は小さい。弱塩基性薬物では，アルカリ溶液からの吸収率が高い。これは，吸収部位において分子形薬物が多いほど吸収率が高くなることを示している。しかし，同じ pK_a 値

をもつ薬物間で吸収率に差があるのは分子形の脂溶性の差によるものである。薬物の胃からの吸収は pH‐分配仮説によくあてはまるが，小腸からの薬物吸収は必ずしもこの理論に従わない。

表1　酸性薬物のラット胃からの吸収

薬　物	pK_a	吸収率（%）（1時間）	
		0.1M HCl 溶液	NaHCO₃ 溶液, pH 8
5-Sulfosalicylic acid	（強酸）	0 ±0	0 ±0
Phenolsulfonphthalein	（強酸）	2 ±2	2 ±1
5-Nitrosalicylic acid	2.3	52 ±3	16 ±2
Salicylic acid	3	61 ±7	13 ±1
Acetylsalicylic acid	3.5	35 ±4	—
Benzoic acid	4.2	55 ±3	—
Thiopental	7.6	46 ±3	34 ±2
p-Hydroxypropiophenone	7.8	55 ±3	—
Barbital	7.8	4 ±3	—
Secobarbital	7.9	30 ±2	—
Phenol	9.9	40 ±5	40 ±5

表2　塩基性薬物のラット胃からの吸収

薬　物	pK_a	吸収率（%）（1時間）	
		0.1M HCl 溶液	NaHCO₃ 溶液, pH 8
Acetanilide	0.3	36 ±3	—
Caffeine	0.8	24 ±3	—
Antipyrine	1.4	14 ±3	—
m-Nitroaniline	2.5	17 ±0	—
Aniline	4.6	6 ±4	56 ±3
Aminopyrine	5	2 ±3	—
p-Toluidine	5.3	0 ±0	47 ±4
α-Acetylmethadol	8.3	0 ±0	
Quinine	8.4	0 ±0	18 ±2
Dextrorphan, Levorphan	9.2	0 ±2	16 ±1
Ephedrine	9.6	3 ±3	—
Tolazoline	10.3	72	—
Mecamylamine	11.2	00	
Darstine	強塩基	00	—
Procainamide ethobromide	強塩基	00	5 ±1
Tetraethylammonium	強塩基	01	—

(Schanker, et al., J. Pharmcol. Exp. Ther. 120, 528, 1957)

② pH-分配仮説の修正

ラット小腸における薬物吸収の実例を表3と表4に示す。胃での吸収と同様に小腸においても分子形の増大とともに吸収率の増加が認められ，小腸も脂質膜としての性質を有していることが認められる。しかし，安息香酸のラット空腸からの吸収の実測値（図9の●と■）は，pH-分配仮説より求めた理論値（図9の破線）から大きくはずれ，pH の高いところでも吸収が認められる。これは腸管膜表面近傍の pH が腸管腔内部の pH よりも低いことが考えられ，virtual pH の概念が導入された。膜表面に分泌されたプロトンがこの機構に関与していると考えられる。また，腸管表面近傍を覆っているグリコカリックスがプロトンの管腔側への拡散を妨げる働きをしている。virtual pH の概念で求

表3　有機酸性薬物のラット小腸からの吸収

薬　物	pK_a	1回灌流のときの吸収率（％）
Salicylic acid	3.0	60 *
Acetylsalicylic acid	3.5	20 ± 4
Benzoic acid	4.2	51 ± 5
Phenylbutazone	4.4	65 ± 7
Thiopental	7.6	55 ± 6
Barbital	7.8	61 ± 8

＊ 30 例に実験で標準偏差± 10%

（L. S. Schanker, et al., J. Pharmcol. Exp. Ther., 123, 81, 1958）

表4　有機塩基性薬物のラット小腸からの吸収

薬　物	pK_a	1回灌流のときの吸収率（％）
Acetanilide	0.3	42 ± 5
Theophyline	0.7	29 ± 1
Antipyrine	1.4	32 ± 6
Aminopyrine	5.0	33 ± 4
Ephedrine	9.6	7 ± 3
Tolazoline	10.3	6 ± 1
Procainamide ethobromide	（強塩基）	＜2

（L. S. Schanker, et al., J. Pharmcol. Exp. Ther., 123, 81, 1958）

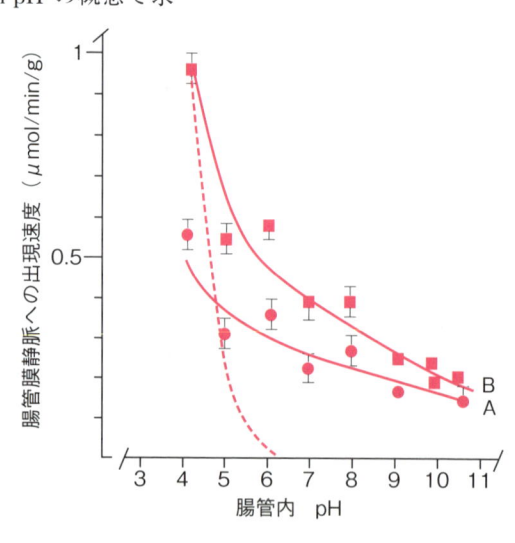

図9　安息香酸のラット空腸での吸収と腸管内pHとの関係

実線A：薬物溶液を腸管内に単回灌流（0.5 mL/min）した場合。式（15）より求めた理論曲線とよい一致を示す。

実線B：Aの条件に加え，同時に空気を等速度で単回灌流することで腸管内を撹拌された状態にした場合。非撹拌水層の効果を除くことにより破線に近くなっている。

破　線：pH-分配仮説に従った場合の理論値

（M. L. Hogerle and D. Winne, Naunyn-Schmiedeberg's Arch. Pharmcol. 322, 249-255, 1983）

められた腸管表面の pH は約 5.3 である。しかし，微小電極による pH 測定を行ったところ，腸管腔内 pH が 7.0 ～ 7.4 ならば膜表面の pH は 6.1 ～ 6.8 であり，5.3 ほど低い値でないことが明らかになり，この概念だけでは安息香酸などの腸管吸収の変化を説明することはできない。

　腸管表面近傍を覆っているグリコカリックスはプロトンの拡散障壁となるばかりでなく，薬物吸収において薬物の膜表面への拡散に対する障壁にもなりうる。実際の腸管では蠕動運動などにより内部がある程度撹拌されているが，膜表面にはどうしても十分撹拌できない層(非撹拌水層 unstirred water layer)が存在すると考えられている。pH-分配仮説では分子形薬物のみが脂質膜を透過すると考えたが，最近ではイオン形薬物も水性領域(水性細孔経路 aqueous pore pathway)を通って吸収される可能性が考えられるようになった。これらの考えを考慮したモデルが図10である。厚さ L_{aq} の非撹拌水層があり，腸管膜の厚さは L_m，膜には脂質で構成されている脂質層と

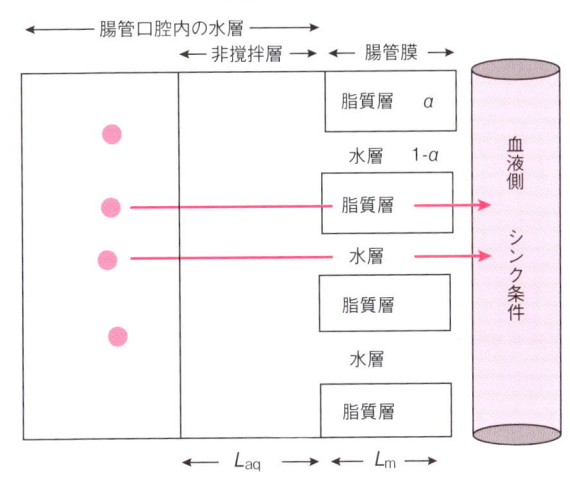

図10　小腸における薬物の吸収モデル

L_{aq}：非撹拌層の厚さ，L_m：腸管膜の厚さ，●：薬物

(N. F. H. Ho, W. I. Higuchi and J. Turi, J. Pharm. Sci. 61, 192-197, 1972 を一部改変)

水性細孔で構成される水層に分けられる。このモデルにおける薬物の見かけの透過係数 P_{app} は，

$$1/P_{app} = 1/P_{aq} + 1/P_m \tag{10}$$

　　　P_{aq} は非撹拌層の透過速度定数，P_m は腸管膜の透過係数

で表される。P_m は，さらに

$$P_m = P_o \cdot f_{un} + P_p \tag{11}$$

　　　P_o は腸管膜の脂質層での分子形の透過係数，
　　　P_p は水性細孔での分子形，イオン形の透過係数
　　　f_{un} は膜表面の pH における分子形分率

となり，脂質膜に対して脂質層が占める割合を α とすると，各透過係数は

$$P_{aq} = D_{aq}/L_{aq} \tag{12}$$
$$P_o = \alpha \cdot R_s \cdot D_o \cdot K/L_m \tag{13}$$
$$P_p = (1 - \alpha) \cdot R_s \cdot D_p/L_m \tag{14}$$

　　　D_{aq} は水中拡散係数，D_o は分子形の膜脂質層での拡散係数，
　　　D_p はイオン形，分子形の細孔中での拡散係数，
　　　R_s は表面積における換算係数，K は脂質層/水の分配係数

で表される。図10のモデルと従来の pH-分配仮説により，見かけの透過係数と膜表面 pH と

の関係を示したのが図11である。非
撹拌水層を考慮に入れた場合，見かけ
の透過係数は pH‐分配仮説によるも
のより小さくなる。水性細孔を考慮し
た場合，曲線は右方向にシフトする。
これは従来の pH‐分配仮説では pK_a
の増大のようにみえる。また，このモ
デルをもとに，前に示した図9の実線
AとBで水性細孔はイオン形のみが透
過すると仮定し計算を行ったところ実
測値とよい一致を示した。

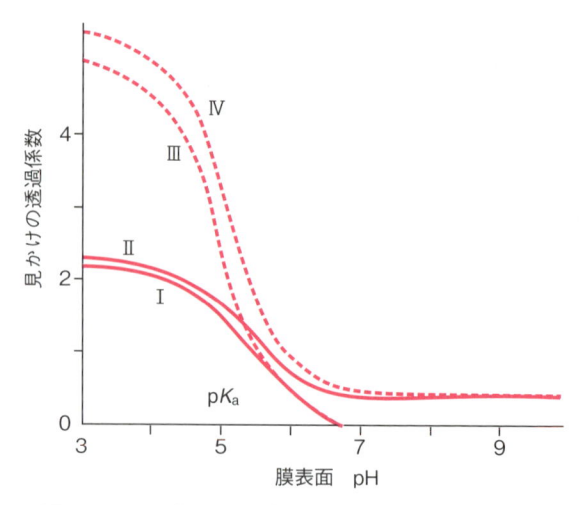

**図11　4つの物理的モデルにおける吸収速度と膜表面
pHとの関係**

Ⅰ：非撹拌層＋脂質領域
Ⅱ：非撹拌層＋脂質領域＋水性細孔領域
Ⅲ：古典的なpH‐分配仮説
Ⅳ：水性細孔を考慮したpH‐分配仮説

(N. F. H. Ho, W. I. Higuchi and J. Turi, J. Pharm. Sci. 61, 192-197, 1972)

③油水分配係数

　受動的な機構により薬物が吸収され
る場合，その経路は細胞膜の脂質層を
通る経路である。したがって，受動拡
散による吸収では脂質層へ分配しやす
い薬物，すなわち，脂溶性の薬物ほど
膜透過性が高く吸収がよいことにな
る。脂溶性の指標には油水分配係数(partition coefficient)が用いられる。通常油水分配係数の
測定の油層としては，n‐オクタノール，クロロホルムなどが用いられる。**表5**はラット胃か
らの薬物の吸収と油水分配係数との関係を示したものであるが，分配係数の増大とともに吸収

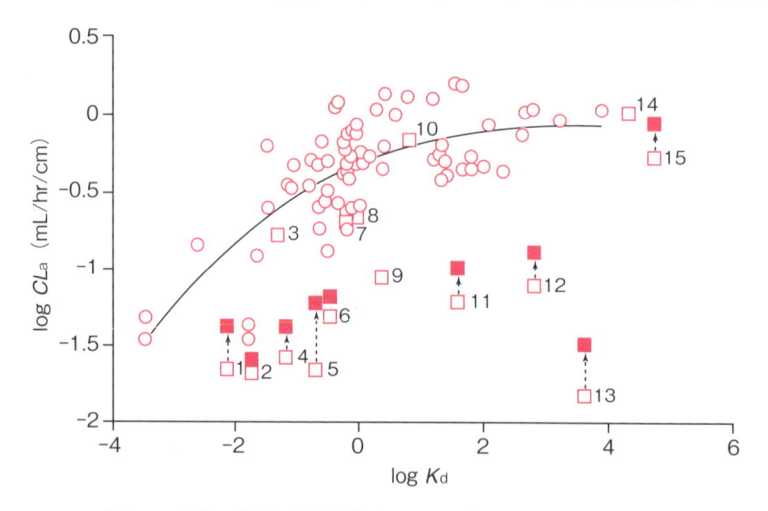

図12　薬物の油水分配係数とラット小腸からの吸収性の相関

CL_a：小腸灌流法または小腸ループ法によって求められた単位長さ当たりの吸収クリアランス（mL/hr/cm）
K_d：オクタノール/緩衝液（pH7.0）間の分配係数
□：1～15までの薬物の単独投与時の結果
■：□にシクロスポリンを併用したときの結果
1：アテノロール，2：ナドロール，3：アセトアミド，4：セリプロロール，
5：アセブトロール，6：ドキソルビシン，7：チモロール，8：スルファチアゾール，9：キニジン，10：スルファメ
トキサゾール，11：ジゴキシン，12：シクロスポリン，13：ビンブラスチン，14：β‐エストラジオール，15：ベラパミル
(T. Terao, et al., J. Pharm. Pharmacol. 48, 1083-1099, 1996)

率が増加している。一方，**図12**に示したように小腸からの薬物の吸収において，分配係数の増大により吸収がほぼ飽和に達する。これは式(10)からもわかるように，$P_m \ll P_{aq}$ の場合，$P_{app} = P_m$ と近似できるので，透過速度を決定するのは腸管膜の透過係数になる（膜透過律速）。$P_m \gg P_{aq}$ の場合，$P_{app} = P_{aq}$ と近似でき，透過速度を決定するのは非撹拌層の透過速度係数となり，薬物の脂溶性の影響を受けにくくなる（非撹拌水層透過律速）。

表5　ラット胃からのバルビツール酸誘導体の吸収

バルビツール酸誘導体	pK_a	分子量	分配係数	吸収率（％）(pH1.1)
バルビタール	7.91	184.19	0.72	5.2
アロバルビタール	7.79	208.21	2.13	8.8
フェノバルビタール	7.41	232.23	4.44	12.6
シクロバルビタール	7.5	236.26	3.8	13.2
ペントバルビタール	8.11	226.27	24.1	17.6
アモバルビタール	7.94	226.27	33.8	17.7
ヘキソバルビタール	8.34	236.26	129	24.1
チオペンタール	7.45	242.34	321	37.8

分配係数 $CHCl_3$/pH1.1,　37℃

（Kakemi, et al., Chem. Pharm. Bull, 15, 1534, 1967）

（2）トランスポーターを介した吸収

消化管に発現しているトランスポーターは，生体にとって必要な栄養物質の吸収に関与している。しかし，トランスポーターの基質認識性は比較的低く，類似の構造を有している薬物もトランスポーターを介して吸収される。薬物の消化管からの吸収に関与しているトランスポーターとその基質となる代表的な薬物を**表6**に示す。

表6　薬物の消化管吸収に関与しているトランスポーターと代表的な基質薬物

トランスポーター	基質薬物
ペプチドトランスポーター（PEPT1）	セファレキシン，セフラジン，セフチブテン，セファドロキシル，セファクロル，シクラシリン，カプトプリル，エナラプリル，リシナプリル，ベスタチン，バラシクロビル
アミノ酸トランスポーター（LAT）	α-メチルドパ，レボドパ，ガバペンチン，バクロフェン，メルファラン
リン酸トランスポーター	ホスホマイシン，ホスカルネット
葉酸トランスポーター	メトトレキサート

小腸に発現しているペプチドトランスポーター PEPT1 は，ペプチドの輸送に関与している。PEPT1 は，タンパク質が酵素分解されたジペプチドやトリペプチドを輸送するが，表6に示すようなペプチド様の構造を有するβラクタム系抗生物質やアンギオテンシン変換酵素(ACE)阻害薬も輸送する。バラシクロビルはアシクロビル（非吸収性）のバリンエステルであり，ペプチド様の構造を有していないが，PEPT1 を介して吸収されることが示されている。このトランスポーターは，プロトンイオン(H^+)勾配を駆動力とする二次性能動輸送体である。同じH^+勾配を駆動力とする二次性能動輸送担体としてリン酸トランスポーターと葉酸トランスポーターがある。

アミノ酸トランスポーターは，基質となる多種類のアミノ酸分子を反映して基質認識性が異

なる多くの種類が存在し，Na^+依存性の二次性能動輸送体や交換輸送型，促進拡散など様々である。中性アミノ酸トランスポーター（system L，LAT）はα-メチルドパ（高血圧治療薬），レボドパ（抗パーキンソン薬）など中性アミノ酸に類似した構造を有している薬物も基質として輸送している。

（3）トランスポーターを介した薬物排出

小腸の上皮細胞刷子縁膜には吸収に関与するトランスポーター以外に，小腸粘膜から管腔内に排出輸送するトランスポーターが発現している。P-糖タンパク質（P-glycoprotein，P-gp，MDR1）は，その代表的なトランスポーターであり，そのほかには多剤耐性関連タンパク質（multidrug-resistance associated protein，MRP2）や乳がん耐性タンパク質（breast cancer resistant protein，BCRP）がある。これらの排出に関係したトランスポーターは，脂溶性の高い有害物質が刷子縁膜を透過して細胞内に移行するのを再び管腔側に汲み出すことにより，有害物質の血液中への移行を阻止している。

図12中□で示した薬物は，脂溶性が高いにもかかわらず吸収速度は○の薬物に比べて低い。また，P-糖タンパク質の基質であり，阻害剤としても働くシクロスポリンをこれら□の薬物と併用することにより吸収速度が増加した（■）。これらのことから，□の薬物の吸収が低い原因としてP-糖タンパク質の関与が考えられる。P-糖タンパク質は幅広い基質認識性を有しており，表6に示すように多くの薬物の排出にも関与している。

Ⅱ　非経口投与される薬物の吸収

1．注射部位からの吸収

注射剤の投与は静脈内（intravenous, i.v.），筋肉内（intramuscular，i.m.），皮下（subcutaneous, s.c.），皮内（intracutaneous，i.c.）が主に用いられる（図13）。治療の目的では静脈内，筋肉内，皮下，動脈内投与が行われ，皮内投与はツベルクリン反応のような検査のために用いられる。

注射剤において吸収過程を考慮しなければいけないのは，筋肉内投与と皮下投与である。筋肉内または皮下投与した薬物は，注入部位にできた液だまり（depot）から結合組織内を拡散し，毛細血管や毛細リンパ管に移行する。投与部位近傍には毛細血管や毛細リンパ管が多数分布しているためその吸収速度は速く，吸収量もほぼ100％に近い。

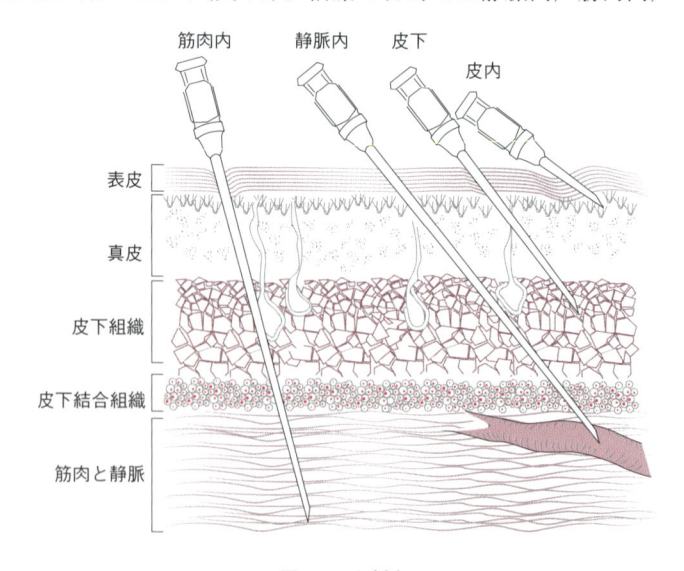

図13　注射部位

　吸収に影響を及ぼす要因としては，物理化学的要因として薬物の分子サイズと組織タンパク質との結合性が，生理学的要因として毛細血管の血流速度が挙げられる。薬物の分子サイズが大きくなるほど吸収は遅くなり，分子量が5,000よりも大きくなるとその吸収経路は毛細血管からリンパ管になる（**表7**）。これは，毛細血管とリンパ管を形成する内皮細胞の構造上の相違に起因する。組織タンパク質との結合が強い薬物では，投与部位からの移行が遅くなることが知られている。毛細血管の透過性がよい場合には血流速度が律速となる。

表7　薬物の分子量と筋肉内もしくは皮下注射後の予想される吸収経路

薬　物	分子量	投与経路	吸収経路
塩化ナトリウム	58	筋肉内	毛細血管
ストリキニーネ	＞334	皮　下	毛細血管
塩化第二鉄	270	皮　下	毛細血管
インドコブラ毒	2,500〜4,000	皮　下	毛細血管
イヌリン	5,000〜5,500	筋肉内	毛細血管
ジフテリア毒素	〜70,000	皮　下	リンパ
鉄-多糖類複合体	10,000〜20,000	筋肉内	リンパ
鉄-ソルビトール-クエン酸複合体	＜5,000	筋肉内	〜16%リンパ〜50〜60%毛細血管

（村田敏郎，有田雄一（編），瀬﨑　仁：生物薬剤学，第2版，南江堂，p.60，1982）

2．直腸からの吸収

　直腸からの薬物の吸収は，直腸坐剤やレクタルカプセルとして投与された場合に限られる。その吸収性は，脂溶性が大きく分子形の存在率が多いほど吸収がよいというpH-分配仮説に従う（**図14**）。直腸中部や下部から吸収された薬物は中直腸静脈や下直腸静脈から総腸骨静脈を経て下大静脈に入るため，肝臓での初回通過効果を回避することができる。リドカインは初回通過効果の大きい薬物であり，直腸投与により経口投与より高い血漿濃度が得られる（**図15**）。しかし，直腸上部から吸収された薬物

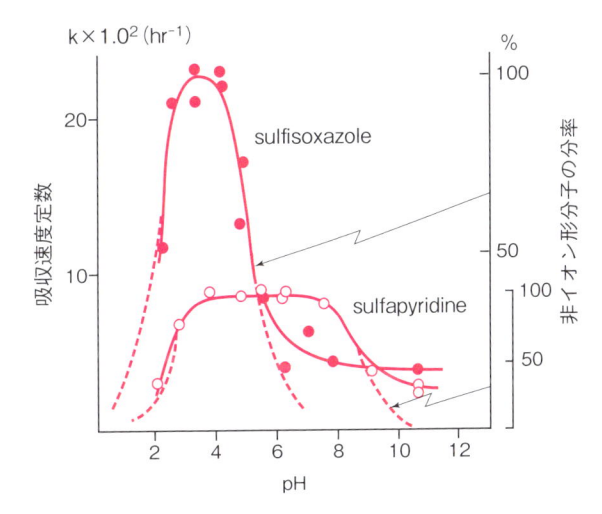

図14　直腸における吸収速度定数とpHの関係

（K. Kakemi, et al. : Chem. Pharm. Bull., 13, 861, 1965）

は，上直腸静脈から門脈に入るため，肝臓での初回通過効果を受ける。直腸投与の特徴として，初回通過効果を回避できること以外に，胃酸や消化酵素などに不安定な薬物や不快な味や臭いをもつ薬物の投与に適している，嚥下困難な患者（乳児や高齢者）に対して経口投与の代わりに投与できることなどが挙げられる。

　坐剤中の薬物が直腸粘膜から吸収される過程は，基剤から薬物が直腸内分泌液に移行する放

出過程と，分泌液から直腸粘膜を透過し血液へ移行する過程に分けられる．放出過程は基剤の種類により大きく影響を受け，一般的には水溶性薬物には水溶性基剤よりも油脂性基剤がよい．

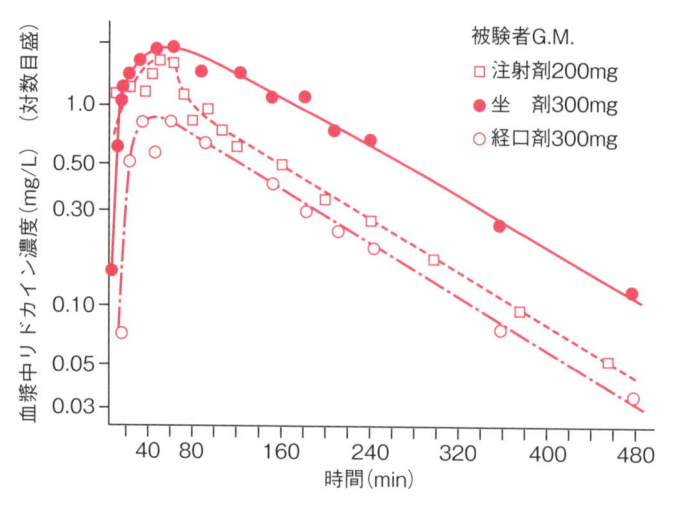

被験者G.M.
□ 注射剤200mg
● 坐　剤300mg
○ 経口剤300mg

図15　リドカインを各種投与経路により投与後の血漿中濃度の推移
（高田寛治：薬物動態学，薬業時報社，p.164，1987）

3．皮膚からの吸収

　皮膚の薬物透過性は低く，もともと皮膚局所の作用を期待した適用部位として用いられてきた．しかし，1980年代に入り，スコポラミンやニトログリセリンを含有する全身作用を目的とした経皮適用製剤（transdermal therapeutic system, TTS）が開発され，局所作用ばかりでなく全身作用を期待した薬物の投与部位として注目されている．経皮投与には，消化管や肝臓での初回通過効果を回避，長時間の薬効が期待できる，副作用発現時にはすぐに投与の中断ができるなどの利点がある．

（1）皮膚の構造と吸収経路
　皮膚は表皮（epidermis），真皮（dermis），皮下組織（hypodermis）の3層からなる（図16）．表皮はさらに角質層（stratum corneum）とそれ以下の透明層，顆粒層，有棘層，胚芽層に分けられる．角質層の細胞はケラチンや線維状タンパク質で満たされた死んだ細胞であり，その間を脂質の層が埋めた構造をとっている．角質層は水の蒸発や，外部からの物質の侵入に対する第一の障壁となっており，薬物の経皮吸収（percutaneous（transdermal）absorption）を考えるうえで重要な部分である．角質層の表面の水分量は10〜25％と低く，深部になるほど多くなり，表皮の下部では約70％である．真皮には毛細血管が発達しており，角質層から透過してきた薬物はここで全身循環系に吸収されていく．皮膚の表面のpHは約4.2〜5.6とやや酸性であるが，深部になるほど体液に近づいていく．皮膚表面（ヒト皮膚 1 cm^2）にはそのほかに毛孔（40〜70個）や汗腺（200〜250本）などの付属器官が存在する．

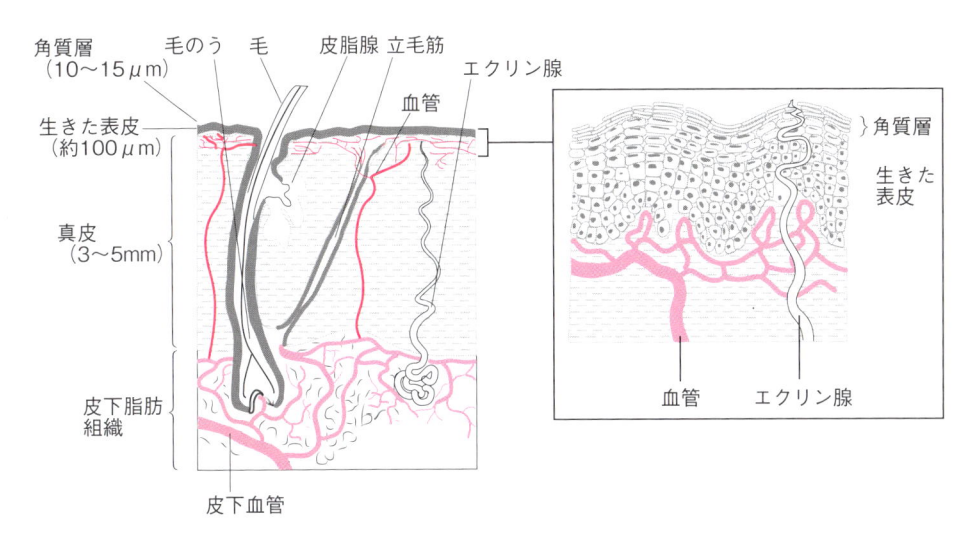

図16　皮膚の構造

(Flynn, G. L. in Modern Pharmceutics（Banker, G. S. Rhodes, C. T. eds）, Marcel Dekker, New York, 263-327, 1979)

薬物は受動拡散により皮膚を透過するが，その経路としては角質層などの表皮から真皮にいたる経皮膚吸収(transcellular absorption)と，付属器官からの吸収(経付属器官吸収 transappendix absorption)が考えられる。角質層には比較的水に富んだ親水性領域(aqueous domain)と脂質に富んだ親油性領域(lipid domain)があり(図17)，水溶性薬物は親水性領域を脂溶性薬物は親油性領域を通るとされている。高分子やイオン性物質は付属器官を通って拡散する確率が高いと考えられているが，その有効表面積は 0.1% と非常に低い。

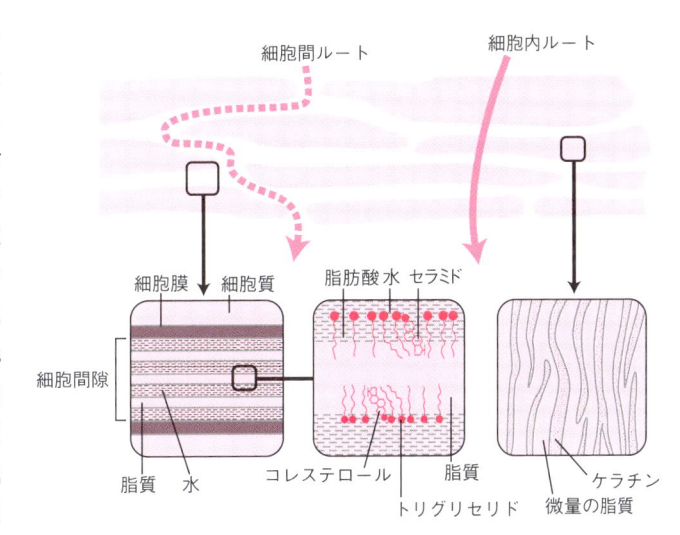

図17　角質層の構造と薬物の透過経路

(Barry, B. W., et al., J. Controlled Relese 6, 85, 1987)

（2）経皮吸収に影響する要因

　皮膚の生理的要因として，適用部位，皮膚の損傷の有無，皮膚の水和がある。適用部位の影響は，主に角質層の厚さによるものであり，角質層は腕で 13 μm，腹部で 15 μm，背中で 10 μm と場所により異なる。角質層が損傷を受けた場合(切傷，擦傷など)や皮膚の病変により薬物の経皮吸収は増加する。また，角質層が水和することにより膨潤すると，細胞構造がゆるみ，薬物の経皮吸収は増加する。製剤を塗布した後フィルムなどでカバーをして密封する密封療法

41

（occlusive dressing therapy, ODT）はこの原理を利用している。一方，水分量の少ないカサカサした皮膚からの吸収は低い。

　薬物の経皮吸収は薬物の物理化学的性質や製剤に用いる基剤によっても大きく影響を受ける。皮膚を 1 枚の均一な膜であると仮定すると，定常状態における単位面積当たりの透過速度 J，透過係数 P は

$$J = C \cdot K \cdot D/L \tag{15}$$

$$P = K \cdot D/L \tag{16}$$

C は基剤中の薬物濃度，D は膜中の薬物の拡散係数，

K は薬物の基剤 /膜の分配係数，L は膜の厚さ

で表される。この式より K の大きな薬物，すなわち，脂溶性の薬物は水溶性の薬物に比べて透過速度が大きくなる。しかし，極端に脂溶性の高い薬物は表皮や真皮での拡散が低下（D が小さくなり）し，透過速度が低下する場合もある。基剤中の薬物濃度を上げることにより，また，適用表面積を大きくすることにより，透過速度は大きくなる。薬物の吸収を増大させる方法として，薬物のプロドラッグ化や吸収促進剤の併用，イオントフォレシス（iontophoresis）のような物理的吸収促進法がある。

4．鼻からの吸収

　近年，消化管からの吸収が低くかつ全身作用を期待する薬物の投与部位として鼻が注目されている。

　鼻腔内の粘膜は，鼻前庭，臭部と呼吸部からなる。呼吸部は薬物の鼻粘膜吸収の主要部位であり，鼻腔下部の大部分を占めている（図 18）。呼吸部粘膜上皮は多列繊毛上皮であり，その厚さは $50 \sim 70\ \mu\mathrm{m}$ であり，この部位に存在する繊毛の長さは $5 \sim 10\ \mu\mathrm{m}$ である。この繊毛は鼻粘液を奥の方へ押しやる動きをしている。粘膜上皮の下には脈管系（血管，リンパ管）が網状に非常に発達している。

　鼻粘膜からの薬物の吸収は，消化管吸収と同様に基本的には受動輸送で吸収され，pH-分配仮説に従う。すなわち，脂溶性の高い薬物の方が水溶性薬物に比べ，また，分子形薬物の方がイオン形薬物に比べ吸収されやすい。図 19 は，ラット *in*

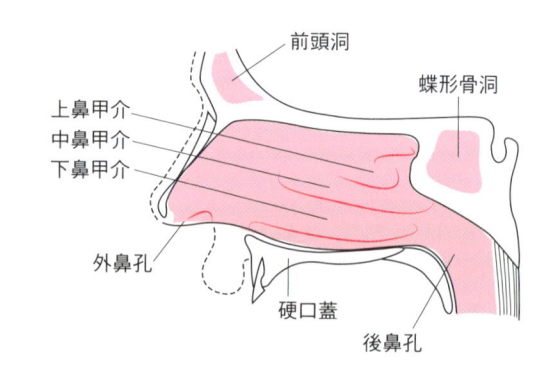

図18　鼻腔の側断図

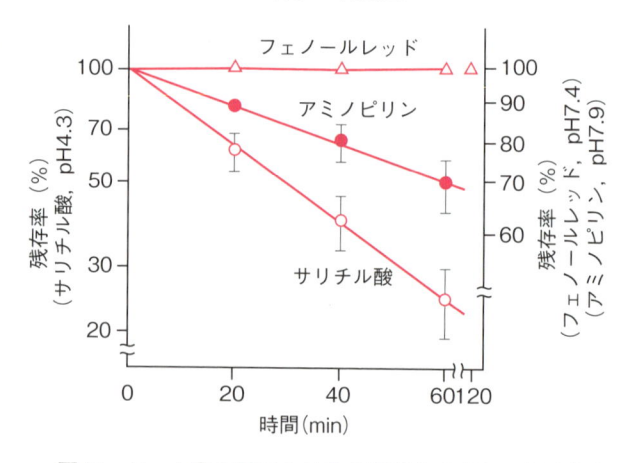

図19　ラット鼻粘膜における各種薬物の吸収の経時変化

(S. Hirai, et al., Int. J. Pharm., 7, 317, 1981)

situ 鼻腔内灌流実験による薬物吸収の経時的変化を示している。サリチル酸およびアミノピリンは鼻腔内から見かけ上1次速度に従って消失するが、水溶性薬物のフェノールレッドはほとんど消失しない。また、**図20**は図19から算出した消失速度定数とpHの関係を示したものである。アミノピリンでは分子形分率の曲線とよく一致している。しかし、サリチル酸の場合は、完全にイオン形として存在しているpHにおいても吸収が認められることから、鼻粘膜はイオン形薬物に対してそれほど大きな障壁にならないことも考えられる。

　鼻粘膜から吸収された薬物は直接体循環に移行するため、肝臓における初回通過効果を回避することができる。**図21**は初回通過効果の著しいプロプラノロール吸収に及ぼす投与経路の影響を調べた結果である。鼻腔内に投与した場合、静脈内投与に匹敵する吸収性が得られている。また、低分子ペプチドも鼻粘膜から吸収され、バソプレシンの誘導体であるデスモプレシン（分子量1,183）が点鼻薬として中枢性尿崩症などの治療に用いられている。このように、鼻粘膜は肝臓での初回通過効果の著しい薬物やペプチド性医薬品などの投与部位として有用性は高い。

5．口腔からの吸収

　口腔粘膜の上皮は重層扁平上皮で構成されており、胃や小腸などの消化管よりもむしろ皮膚に近い構造を有している。口腔粘膜は多様な粘膜の集合であり、機能的にそしゃく粘膜（角質化）、保護粘膜（非角質化）、特殊粘膜（味覚）に分類される。

　口腔粘膜からの薬物の吸収は、一般的に受動輸送でありpH‑分配仮説に従う

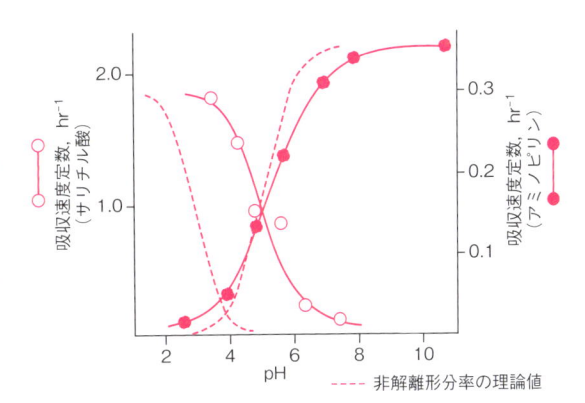

図20　吸収速度定数のpHプロファイル
(S. Hirai, et al., Int. J. Pharm., 7, 317, 1981)

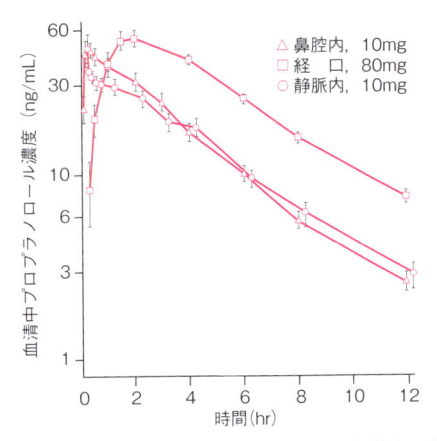

図21　塩酸プロプラノロールをヒトに投与した場合の血清中濃度平均値±SE，n＝6
(A. Hussain, et al. J. Pharm. Sci 69, 1240, 1980)

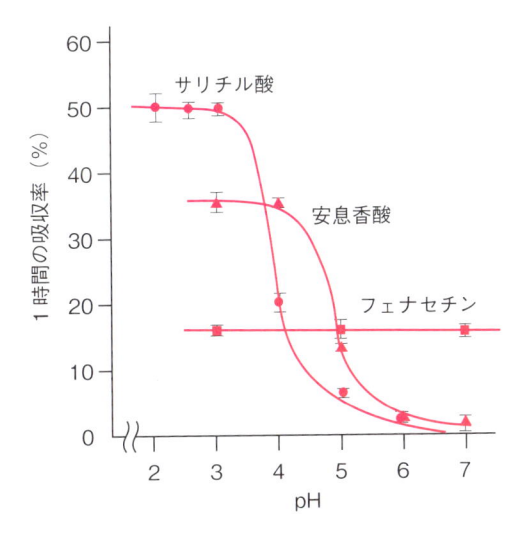

図22　ハムスター頬袋粘膜からの薬物吸収のpH依存性
(Y. Kurosaki et al., J. Pharmacobio-Dyn., 9, 287, 1986)

とされている(図22)。角質化した歯肉では薬物の透過性が低いのに対し，角質化していない舌下粘膜や頬粘膜では透過性が高いことが知られている。また，グルコース，アミノ酸，ジペプチドやグルタチオンなどを用いた検討より，口腔粘膜からの吸収に担体介在輸送の関与する特殊輸送系が存在することが示されている。口腔粘膜から吸収された薬物は，肝臓を経ることなく直接体循環に移行することから，肝臓での初回通過効果を回避することができる。

　口腔内に適用する剤形としては，舌下錠(sublingual tablet)とバッカル錠(buccal tablet)がある。わが国で全身作用を目的として用いられている舌下錠に，ニトログリセリンや硝酸イソソルビドなどがあるがまだ少ない。舌下錠の場合，速やかな吸収，薬効の発現を期待して投与されることから，錠剤の速やかな崩壊が要求されるが，バッカル錠では徐々に薬物を放出させるように崩壊剤は加えられない。バッカル錠には，ストレプトキナーゼやアズレンスルホン酸など局所作用を目的とした製剤がある。

6．肺からの吸収

　呼吸器への薬物の投与は，麻酔薬や喘息治療薬などにおいて古くから繁用されてきたが，微量な投与量の制御が困難であり，その使用は限られていた。しかし，消化管から吸収されないような高分子物質に対しても肺が高い透過性を有していることが明らかになり，また，各種のエアゾール剤や粉末状薬物の吸入装置などが開発改良されてきたことから，全身作用を目的とした投与経路として注目されている。

　肺から吸入した空気は，咽頭，気管，気管支，細気管支を通り，最終的に肺胞に達する(図23)。肺胞腔内と毛細血管の間には扁平な一層の上皮細胞が存在しているだけで，その上皮細胞層の厚さは$0.5 \sim 1 \mu m$であり，小腸の$40 \mu m$に比べてかなり薄い。また，ヒトの肺胞の

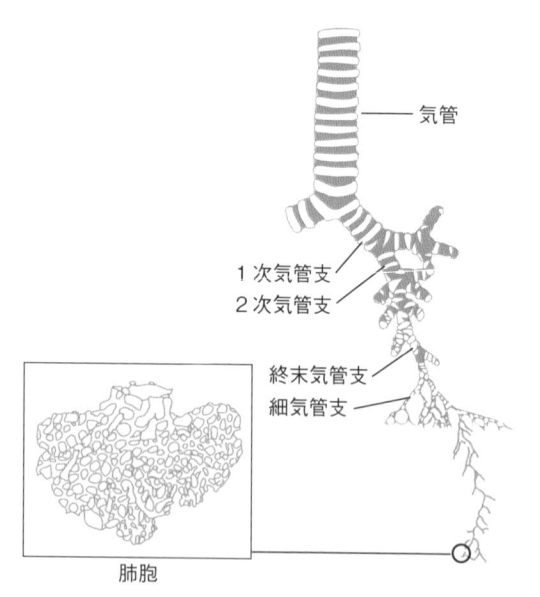

図23　呼吸器の構造

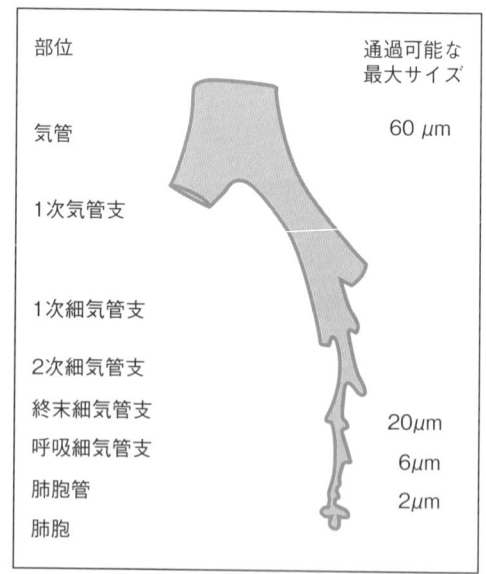

図24　呼吸器における粒子の到達可能範囲

(A. T. Alorence & D. Attwood, Physicochemical Principles of Pharmacy, Macmillan Press, London, p.380, 1981)

表面積は約 200 m^2 であり，小腸の微絨毛を考慮した表面積に匹敵する。これらのことより，肺に投与された薬物において肺胞からの吸収が重要となる。

　薬物の経肺吸収は，一般的に受動輸送で輸送されることが知られている（**表8**）。しかし，小腸ではほとんど吸収されないフェノールレッドやイヌリンも肺から吸収され，水溶性薬物に対するバリアー能は他の吸収部位に比べて低いように考えられる。一方，肺胞にはジペプチドなどを輸送する担体が存在し，薬物や化合物の中には担体介在輸送で輸送されることも報告されている。肺から吸収された薬物は，鼻粘膜から吸収された薬物と同様に，直接体循環に移行するため，肝臓における初回通過効果を回避することができる。

　肺への投与剤形としては吸入剤や噴霧剤があり，投与された粒子径により肺内への到達部位が異なってくる。10 μm 以上の粒子はほぼ100％口腔を含めた気道内に沈着されるが，それ以下では粒子径の減少とともに気管から肺胞へと到達する（**図24**）。肺胞から吸収させるためには 0.5～1 μm が望ましく，粒子径があまり小さくなりすぎる（0.5 μm 以下）と呼気中に排出されるといわれている。

表8　薬物の物理化学的性質とラット肺からの吸収速度

化合物		分子量	拡散係数 $(cm^2/sec \times 10^6)$	$CHCl_3/$ 水 (pH7.4) 分配係数 $(\times 10^4)$	吸収速度	
					半減期 （min）	速度定数(hr^{-1})
塩基	Antipyrine	188	8.2	239,000	<1.0	>41.6
	Procainamide	235	7.3	2,000	3.2	13
	Tetraethylammonium	130	8.7	3.86	65	0.64
	PAEB	264	7.0	4.28	70	0.59
酸	Pentbarbital	226	7.7	230,000	<1.0	>41.6
	Phenobalbital	232	8.1	25,200	<1.0	>41.6
	Salicylic acid	138	9.7	1.41	1.0	41.6
	Sulfanilic acid	174	9.4	0.194	45	0.92
	PAH	194	8.5	0.031	45	0.92
	PAAH	236	7.7	0.14	70	0.59

PAEB：Procainamide ethobromide
PAH：p-aminohippuric acid
PAAH：p-acetaminohippuric acid

(S. J. Enna & L. S. Schanker, Am. J. Physiol. 223, 1227, 1972)

7．眼からの吸収

　眼球は直径約 25 mm，重さ約7 g であり，水を主な成分とした透明な組織を白色の強膜と透明な角膜で包んだボール状の形をしている（**図25**）。眼球の表面には常に涙が分泌され，角膜を保護し，異物を速やかに洗い流している。これらの特徴から，点眼された薬物の眼粘膜透過性はかなり制限される。

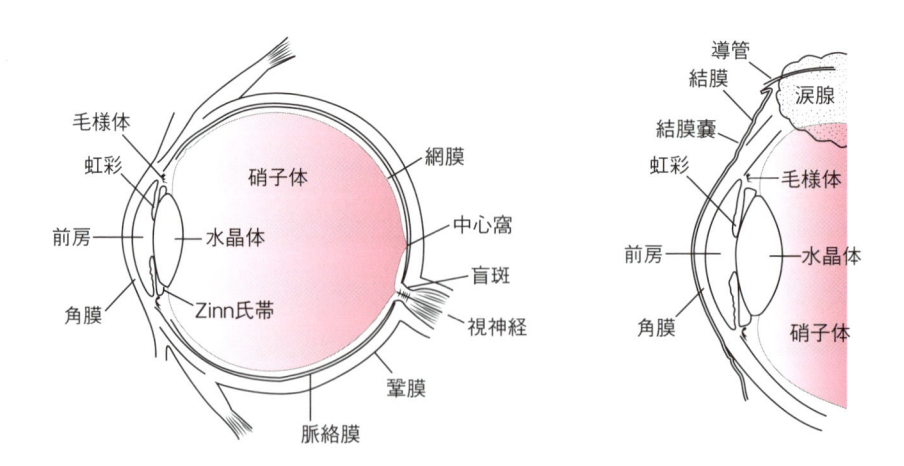

図25　眼の構造

　点眼後の薬物の吸収経路としては，局所作用発現を目的とした場合は角膜からの吸収が主な経路となるが，全身作用発現を目的とした場合には結膜からの吸収が重要であるといわれている。また，分泌される涙液により薬物が鼻涙管から鼻粘膜へと移行し，そこから吸収される経路もあることが報告されている。

　点眼された薬物を十分に吸収させるためには，製剤をできるだけ長く眼表面に留めておく必要がある。このために粘性溶液を用いることにより局所滞留性を増加させたり，リポソームなどの DDS 製剤が考えられている。オキュサートシステム Ocusert® はすでに使用されている眼科用 DDS 製剤であり，結膜嚢に挿入された後，放出制御膜の働きにより一定速度で 1 週間以上にわたってピロカルピンを放出するもので，緑内障の治療に有効である（図 26）。

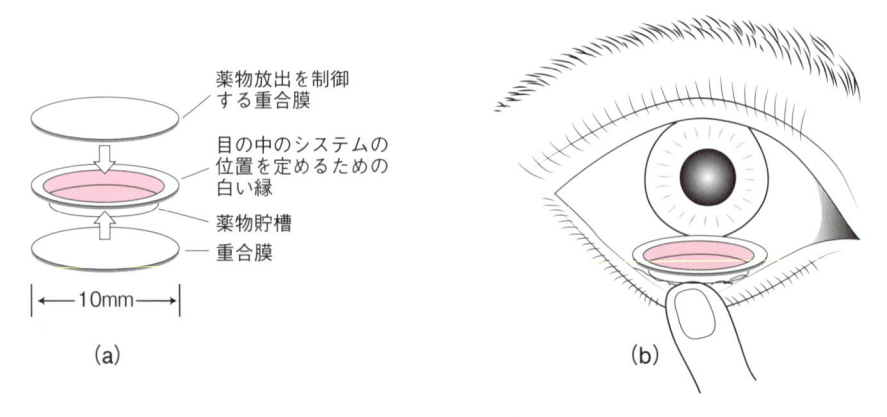

図26　Ocusert®（Alza社）の模式図（a）と眼盲嚢への挿入（b）

（マーチン物理薬剤学第 4 版，廣川書店，1999）

Ⅲ　消化管吸収に影響を及ぼす要因

1．生体側の生理的要因

（1）吸収部位の pH

　ヒトの胃内の pH は空腹時で 1.2 〜 3.0，食後は一時的に pH3.0 〜 5.0 に上昇する。抗コリン作動薬は胃酸の分泌を抑制することにより，炭酸水素ナトリウム（重曹）や水酸化マグネシウムなどの制酸薬は胃酸を中和させることにより胃内の pH を上昇させる。一方，塩酸リモナーデは胃内の pH を低下させる。このような pH の変動により，薬物の安定性や溶解度などが影響を受ける場合がある。また，製剤からの薬物の溶出速度が影響を受ける場合があり，この時には薬物の吸収率にも影響する。腸溶性被覆剤は酸性で溶解せず，弱酸性から中性で溶解するような性質を有しており，腸溶錠に用いられている。このような製剤では，無酸症のヒトや胃内の pH が異常に上昇することにより胃内で溶解することになる。

（2）胃内容物排出時間

　薬物の吸収部位は主に小腸であることから，薬物が胃を通過して小腸へ移行する時間（胃内容物排出時間 gastric empting time, GET）やその速度（胃内容物排出速度 gastric empting rate, GER）は薬物の吸収に大きく影響する。一般に，GET が延長すると吸収は減少する（図 27）。特にベンジルペニシリン，エリスロマイシンやリファンピシンのような酸に不安定な薬物では，GET の延長により酸分解が促進される。GET に影響する要因を表 9 に示す。

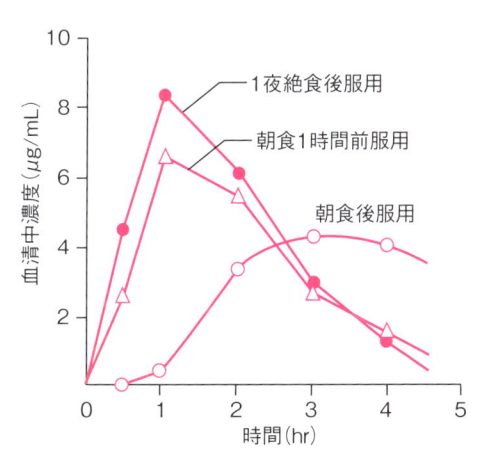

図27　ジクロキサシリン（250 mgカプセル）服用後の血清中濃度（ヒト）

（J. T. Doluisio, et al., Antimicrob. Agents Chemother., 1969, 49, 1970）

表9　胃内容物排出時間に影響する要因

時間を遅延させる	食物，脂肪食
	高い浸透圧（ショ糖，アミノ酸，高濃度の塩）
	高い粘度
	高い酸性度
	精神作用の低下時
	抗コリン作用薬，三環系抗うつ薬
	抗ヒスタミン薬，麻薬性鎮痛薬，フェノチアジン系薬物
時間を短縮させる	空腹
	不安，緊張
	右体側を下に横たわる（右側臥位）
	メトクロプラミド

　一般に，食事をとることにより GET は延長し吸収が減少するが，食事により吸収が増加する薬物もある。水に極めて難溶性の薬物は，消化管内に脂肪性の食餌が存在することにより吸収が増大する。抗真菌薬グリセオフルビンの吸収は食餌の種類により吸収が影響を受け，高脂

肪食やマーガリンとともに服用したときの血中濃度が著しく増大する（**図28**）。これは脂肪の摂取により胆汁の分泌が亢進して，薬物の分散，溶解が促進されることによると考えられる。また，リボフラビンの吸収は GET の延長により増加する（**図29**）。これは，リボフラビンが十二指腸部で能動輸送により吸収されるためで，胃から小腸に徐々に排出されることにより，能動輸送における飽和現象が避けられるからである。

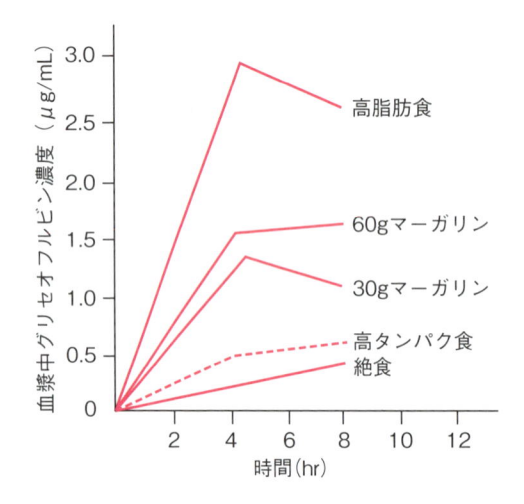

図28　グリセオフルビン（投与量1g）の吸収に及ぼす脂肪食の影響

(Crouse, et al., J. Inuest. Dermatol. 37, 529, 1961)

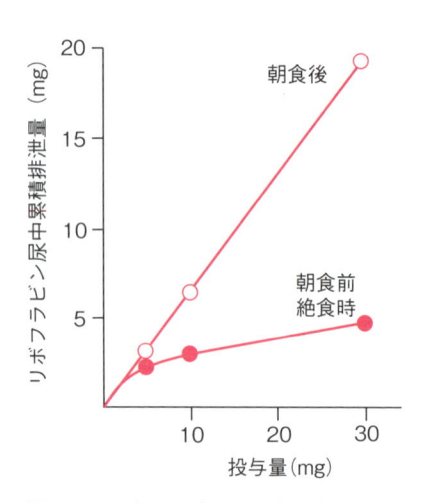

図29　リボフラビンの吸収に対する食物摂取の影響

(G. Levy, W. Jusco, J. Pharm. Sci., 55, 285, 1961)

　薬物が GET に大きく影響することが知られており，これらの薬物との併用にあたっては注意が必要である。抗コリン作用薬（アトロピン，プロパンテリン），三環系抗うつ薬（イミプラミン，アミトリプチリン），抗ヒスタミン薬（ジフェンヒドラミン），麻薬性鎮痛薬（モルヒネ，ペチジン），フェノチアジン系薬物（クロルプロマジン）などは，主に消化管の蠕動運動を抑制することにより GET を遅らせる。制吐薬であるメトクロプラミドは蠕動運動を促進することにより GET を短くする。

（3）血流速度

　吸収された薬物は主に血液により吸収部位から運び去られる。血流速度は食事や運動などにより影響を受け，血流低下が吸収の低下を引き起こすことがしばしば観察される。この原因としては，受動拡散により吸収される薬物では膜内での濃度勾配が小さくなる，能動輸送により吸収される薬物では血流速度の減少による細胞内エネルギーの補給が低下するなどが考えられる。一方，肝臓での初回通過効果の大きいプロプラノロールやメトプロロールなどを食後に投与すると血漿中薬物濃度が増加することが報告されている（**図30**）。これは，食後に血流量が増大して吸収が速くなり，高濃度の薬物が肝臓へ流入し，肝臓での代謝に飽和現象が生じ，初回通過効果の割合が減少したことに起因すると考えられている。

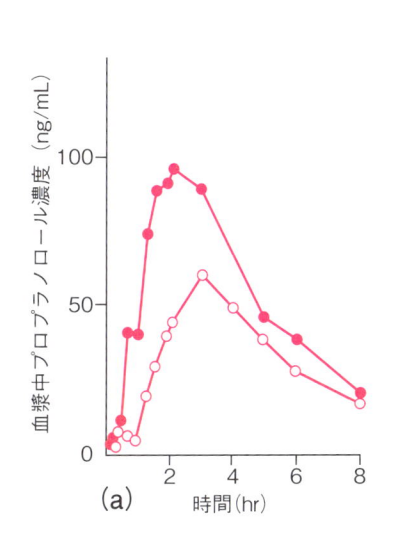

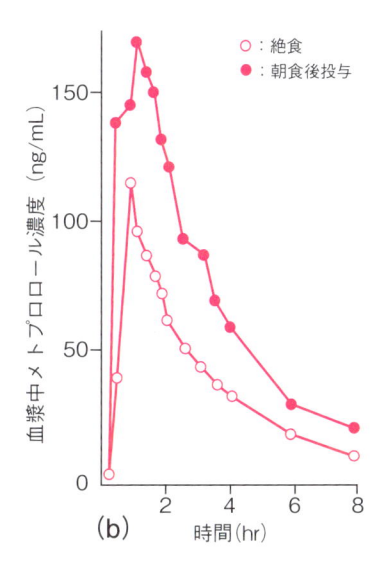

図30　絶食および朝食後投与時の血漿中プロプラノロール（a）およびメトプロロール（b）濃度

（4）消化管における代謝

　消化管における薬物の代謝としては，消化管内に分泌される消化酵素による代謝，腸内細菌による代謝，小腸上皮細胞ならびに肝細胞内での代謝がある。数々の消化酵素が消化管内に分泌され，食物の分解，吸収に重要な役割を果たしている。インスリンなどのペプチド性医薬品は，これらの消化酵素により分解されるためにほとんど吸収されない。腸内細菌による薬物代謝は，還元反応（アゾ基やニトロ基）や加水分解であり，潰瘍性大腸炎治療薬であるサラゾスルファピリジンの還元やインドメタシンのグルクロン酸抱合体の加水分解による脱抱合が知られている。また，小腸上皮細胞ならびに肝細胞内での代謝は，初回通過効果として知られている。

（5）リンパ吸収

　リンパ液の流速は血流速度の約1/200～1/500と非常に低いために，ほとんどの薬物（98％以上）は直接血管中に移行すると考えてよい。しかし，インドメタシンファルネシルのように吸収後のリンパ管への移行量が高い薬物もある（図31）。リンパ系へ移行した薬物は胸管リンパから鎖骨下静脈に入り，門脈を通らないことから，

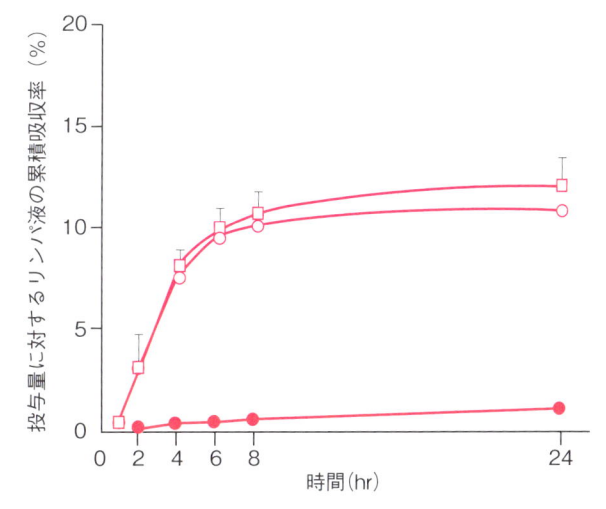

図31　ラットにおける^{14}C-インドメタシンファルネシル
　　　経口投与（5 mg/kg）後のリンパ液への吸収

□：リンパ液中の全放射活性，
○：インドメタシンファルネシルの放射活性，
●：インドメタシンの放射活性

（三島万年ら，薬物動態，4，419-433，1989）

初回通過効果を受けない。長鎖脂肪酸やそのモノグリセリド，ビタミン A などの脂溶性ビタミン，コレステロールなどは，リンパ管系に選択的に移行することが知られている。

2.　薬物の物理化学的要因

（1）薬物の分子量

　多くの薬物は単純拡散による膜透過機構により吸収されるが，一般的に分子量 500 を超えると，薬物の吸収は大きく低下する。これは，物質の拡散がその分子量に反比例することに主に起因している。しかし，シクロスポリンのように分子量 1,000 を超える薬物でも脂溶性が極めて高い場合，吸収される例もある。

（2）脂溶性と解離

　単純拡散による膜透過の場合，消化管の粘膜細胞に分配する必要があり，脂溶性の高いものほど吸収されやすい。脂溶性の指標としては，n-オクタノールなどの有機溶媒と水との分配係数（油水分配係数　partition coefficient（K_d））が用いられる。

$$K_d = C_o / C_w \tag{17}$$

　　　C_o: 有機溶媒中薬物濃度，C_w: 水層中薬物濃度

　表 5 や図 12 に示したように分配係数が大きくなるに従い，胃や小腸からの吸収は増加する。多くの薬物は pH-分配仮説に従い吸収されることから，吸収部位で分子形薬物の多い方が吸収もよい。溶液中の分子形分率は式（5）や（6）により求めることができる。

3.　製剤学的要因

（1）粒子径，表面積

　錠剤，カプセル剤，散剤などの固形製剤を経口投与した場合，これらの製剤が消化管を移行する間に製剤が崩壊，分散などの過程を経て薬物が溶解されなければ薬物は吸収されない。固体表面からの薬物の溶解は図 32 のモデルで示される。また，固体薬物の溶解速度（dC/dt）は一般に Noyes-Whitney の式により表される。

$$dC/dt = D \cdot S \cdot (C_s - C)/\delta \tag{18}$$

　　　D: 薬物の拡散係数，
　　　S: 固形薬物の表面積，
　　　δ: 拡散層の厚さ，
　　　C_s: 薬物の飽和溶解度，
　　　C: 時間 t における溶液薬物濃度

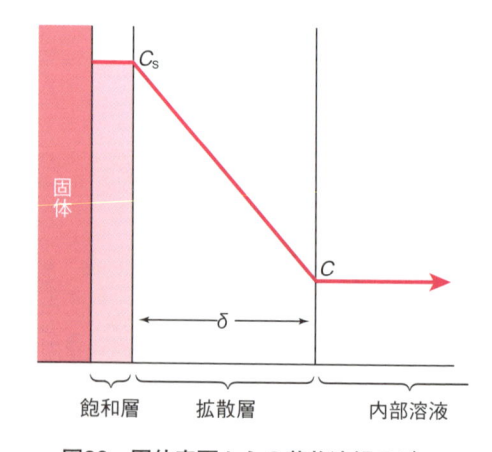

図32　固体表面からの薬物溶解モデル

　溶解速度を速くするには，D, S, C_s を大きくし，δ を小さくすればよいことが理解される。しかし，D は一定温度，一定溶媒中では定数であり，δ を生体内で小さくすることは通常困難

である。

固体の表面積は粒子を球形と考えれば，次式により求められる。

$$S = \frac{6W}{d \cdot \rho} \tag{19}$$

d：粒子の直径，ρ：薬物の密度，W：薬物の重量

この式より，表面積を大きくするためには粒子径を小さくすればよいことが理解される。**図33**はグリセオフルビンの比表面積と相対的吸収量との関係を示したものであり，微粉化により表面積が増大すると吸収量が増大している。一方，微粉化により吸収が改善される薬物としてはジゴキシン，フェニトイン，クロラムフェニコール，トルブタミドやスピロノラクトンなどがある。微粉化により溶解速度が遅くなる場合がある。これは，微粉化のために粒子を粉砕し過ぎると粉体凝集という現象が起こるためである。

（2）結晶形

化学組成は同じであるが結晶形の異なるものを結晶多形（poly-morphism）という。結晶多形が存在する場合，最も安定な結晶を安定形，不安定な結晶を準安定形という。準安定形の結晶は熱力学的に不安定であり，安定形に比べ溶解度および溶解速度は大きい。準安定形の結晶は徐々に安定形に変化する。クロラムフェニコールパルミテートには少なくとも2つの多形（安定形，A型，mp 88℃と準安定形，B型，mp 84℃）が知られている。これらの薬物の懸濁液を経口投与したとき，B型の方がA型に比べ高い血中濃度が得られる（**図34**）。また，最高血中濃度はB型の混入率が増加すると高くなる。多形が存在することが知られている医薬品には，アセトヘキサミド，カルバマゼピン，コルチゾン，トルブタミド，プレドニゾロン，リボフラビンやバルビツール酸類がある。

結晶化の条件により，結晶形をもたない無晶形（amorphous）として薬物の結晶を得ることができる場合がある。無晶形は結晶構造をもたないため，溶

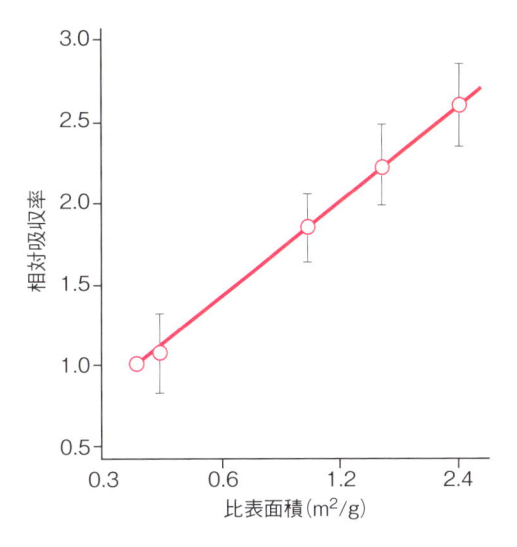

図33　グリセオフルビンの比表面積と相対吸収率
（比表面積0.36のときの吸収率を1）
（R. M. Atkinson, et al., ：Antibiot. & Chemther., 12, 232, 1962）

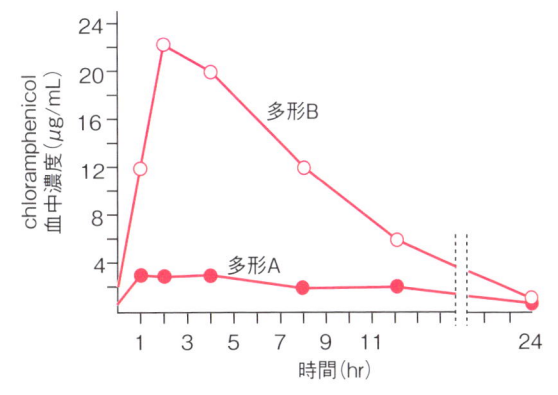

図34　Chloramphenicol palmitateの多形AおよびB2.6g を懸濁液として経口投与後のchloramphenicolの血中濃度, 30人の平均値
（Aguiar, et al., ：J. Pharm. Sci. 56, 847, 1967）

解時に結晶エネルギーに打ち勝つ必要がな
い。そのために溶解速度は結晶形より速い。
例えば，抗生物質のノボビオシンの無晶形
は塩酸溶液中で速やかに溶解するが，結晶
形の溶解は遅い（**図35**）。したがって，ノ
ボビオシンの結晶形では吸収が悪いが，無
晶形では吸収されて効力を発揮する。

（3）固体分散体

　水溶性高分子などの固体の結晶格子の間
に，薬物分子が溶解または分子状に分散さ
せたものを固体分散体（solid dispersion）と
いう。薬物が溶解しているものを固溶体
（solid solution）と呼ぶことがある。固体分
散体からの薬物の溶解速度は薬物の結晶に

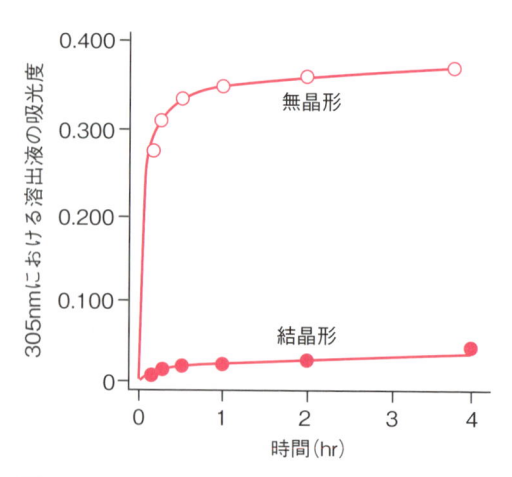

図35　0.1M　HCl溶液中へのNovobiocin無晶形，
結晶形の溶解, 25℃

(Mullins, et al., J. Amer. Pharm. Ass. 49, 245, 1960)

比べて速くなる。例えば，レセルピンの溶出や尿中排泄速度は，レセルピン単独に比べポリビ
ニルピロリドン（PVP）との固体分散体で高い値が得られる（**図36**）。PVP と固体分散体を形成
して溶解速度が改善される薬物としてグリセオフルビン，ニフェジピンやアジマリンなどがあ
る。

（4）溶媒和物

　薬物の結晶化の際に，溶媒を伴って結晶化するものがある。溶媒を伴って結晶化したものを
溶媒和物，伴わないものを無水物といい，溶媒が水の時には水和物（hydrate）という。これら
の溶解度および溶解速度には無水物＞水和物の関係がある。アンピシリンには無水物と3水和
物があり，これらの薬物を経口投与した時無水物の方が高い血中濃度が得られる（**図37**）。

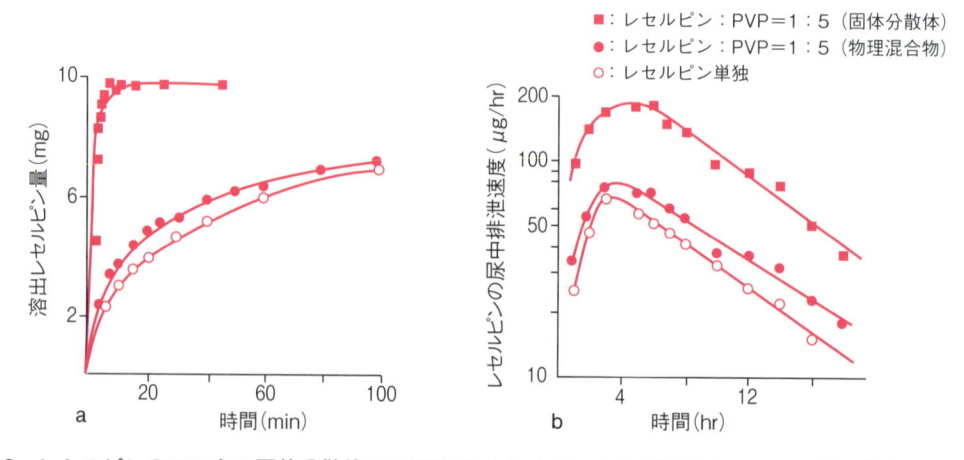

図36　レセルピンのPVPとの固体分散体からの溶出（a）とラットに懸濁液を25mg/kg経口投与した
際の尿中排泄速度（b）

溶出試験は37℃下Tween 80を0.005％含むpH3.65の緩衝液350mL中でのレセルピン10mgを含む試料からの溶出を測定。
(Stupack EI et al., J. Pharm Sci, 61, 400, 1972)

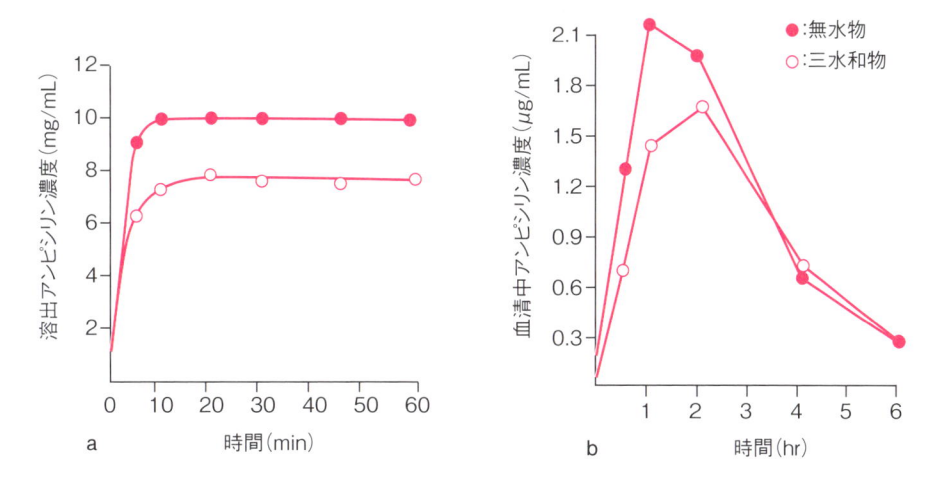

図37　アンピシリンの37℃の水への溶解度（a）とヒトに懸濁液として250mgを投与後の血清中濃度の推移（b）

(J. W. Poole, et al., Current Therap. Res., 10, 292, 1968)

（5）塩

　薬物が吸収されるためには，薬物が消化管内で溶解する必要がある。弱酸性（HA）ならびに弱塩基性（B）薬物の溶解度（C_s）は，

(弱酸性薬物 HA)　$C_s = [\text{HA}] \cdot (1 + 10^{\text{pH-p}Ka})$　　　　　　　　　　　　　(20)

(弱塩基性薬物 B)　$C_s = [\text{B}] \cdot (1 + 10^{\text{p}Ka\text{-pH}})$　　　　　　　　　　　　　(21)

で求めることができる。この式より，弱酸性薬物では溶液の pH が高くなるほど，また弱塩基性薬物では pH の値が低くなるほど溶解度は大きくなる。また，弱酸性薬物ではアルカリ塩に，弱塩基性薬物では強酸塩にすることにより溶解度のみならず溶解速度も顕著に改善することができる。

（6）添加剤

　薬物を製剤化する際に，薬物の安定性や製剤の崩壊性，分散性の改善など種々の目的で物質が添加される。このような物質を添加剤（additives，excipients）と呼ぶ。これらの物質には薬効がないが，薬物の吸収に影響を与えることがある。

　界面活性剤は，固体物質の固体－液体間の表面張力を低下させ固体表面のぬれを助け，溶解速度を大きくすることにより吸収を高める。また，油状物質では乳化を助けて吸収を上げる。界面活性剤のなかには生体膜を一部溶解させる作用をもったものがあり，薬物の透過性を増大させることがある。図38 は非イオン性界面活性剤である Tween 80 のフェナセチンの吸収に及ぼす影響を調べたものである。粒子径が小さくなるほどフェナセチンの血漿濃度は増加し，さらに，Tween 80 を添加すると粒子のぬれが増し吸収が増加する。界面活性剤はある濃度（臨界ミセル濃度 critical micelle concentration, cmc）以上になるとミセルを形成し，難溶性薬物の溶解度を高める。ミセルは消化管膜を通過できないので，ミセルに取り込まれた薬物の吸収が阻害されることがある（図39）。

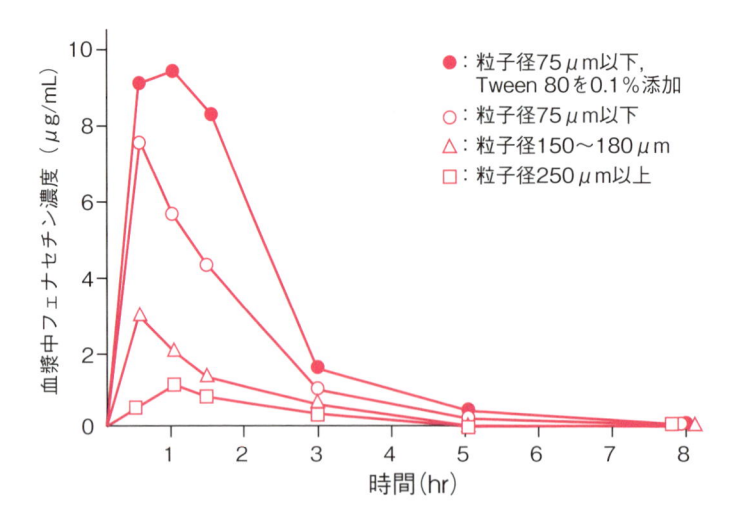

図38　フェナセチン1.5gを水懸濁液としてヒトに経口投与時の血漿中濃度に及ぼす粉体粒子径と
　　　Tween80の影響

（Prescott LF et al., Clin Pharmcol Therapeut 11：496, 1970）

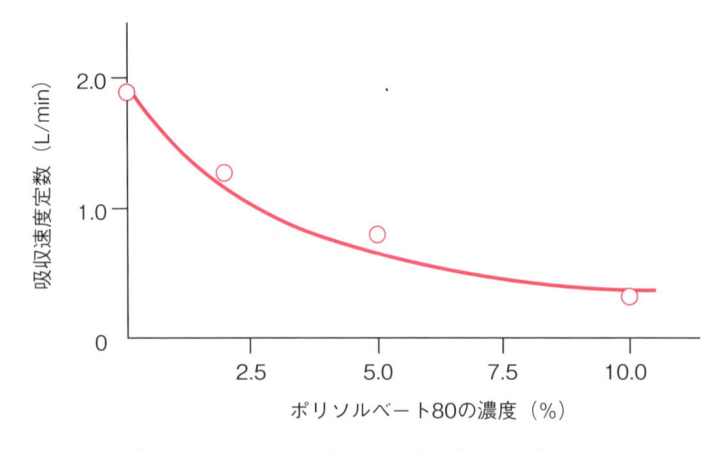

図39　ラット小腸からのサリチルアミドの吸収に及ぼすポリソルベート80の影響

（山田ら，Chem. Pharm. Bull. 13, 1279, 1965）

Ⅳ　薬物の吸収過程における相互作用

（1）複合体形成または吸着

　薬物のなかには，併用された薬物や食物成分と不溶性の複合体を形成したり，吸着されたりすることにより，薬物の吸収が低下することがある。

　テトラサイクリン系抗生物質，テトラサイクリン，ミノサイクリンなどやキノロン系の抗菌薬，ノフロキサシン，エノキサシン，オフロキサシンなどは，2価，3価の金属イオン（Ca^{2+}，Mg^{2+}，Al^{3+}，Fe^{2+}，Fe^{3+}）と不溶性の複合体，キレートを形成する。多価の金属イオンは，制酸剤（水酸化アルミニウム，酸化マグネシウムなど）や牛乳（Ca^{2+}）にも含まれており，これらとの併用により吸収が低下する（図40）。また，添加剤として硫酸カルシウムやリン酸カルシウ

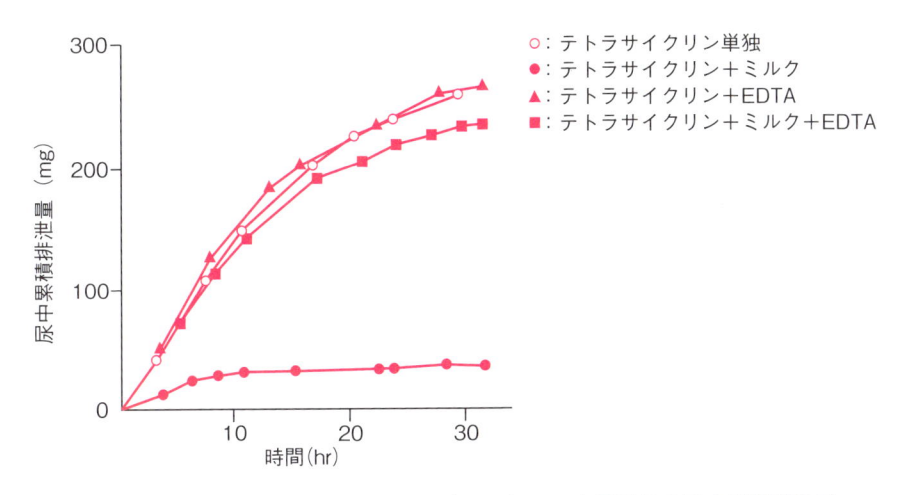

図40　ヒトにおけるテトラサイクリンカプセル（500mg）服用後の尿中累積排泄量

（Poiger, et al., J. Clin. Pharmacol. 14, 129, 1978）

ムなどを用いて製した錠剤やカプセル剤からの吸収は悪くなる。セフェム系抗生物質のセフジニルは，鉄イオンとのみ不溶性のキレートを形成することが知られている（**図41**）。

　高コレステロール治療薬であるコレスチラミンやコレスチミドは，陰イオン交換樹脂であり，服用後，消化管内で胆汁酸，酸性物質や陰イオン性の物質と結合し，その吸収を遅延または阻害する。阻害される薬物としては，ワルファリン，HMG-CoA 還元酵素阻害薬（プラバスタチンやフルバスタチンなど），ジギタリス製剤，インドメタシンなどがある。

　これらのキレート形成や吸着による吸収阻害は，吸収されやすい薬物（抗菌薬など）を先に服用し，吸収されにくい薬物（イオン交換樹脂や金属イオン製剤）を 2 〜 4 時間後に服用する

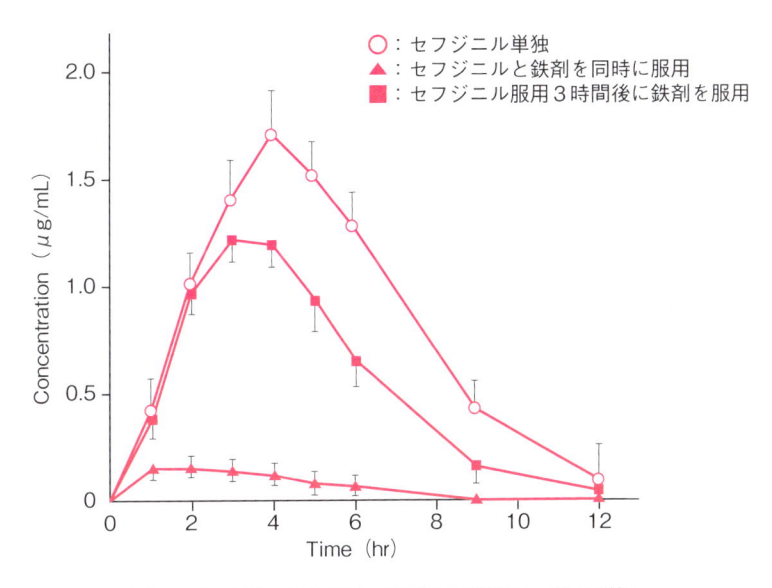

図41　セフジニルの吸収に及ぼす硫酸第一鉄の影響

（Ueno.K, Tanaka, K, Tsujimura.K, et al., Clin Pharmacol. Ther, 54: 473-475, 1993）

ことにより軽減できる。

（2）消化管内の pH 変動

　消化管，特に胃内の pH が変化することにより薬物の吸収が影響される場合がある。テトラサイクリンやアゾール系抗真菌薬のイトラコナゾールやケトコナゾールは，胃内の pH が上昇することにより溶解度が低下し，吸収が減少する。したがって，H_2 受容体遮断薬（ファモチジンやシメチジンなど）やプロトンポンプ阻害薬（オメプラゾールなど），制酸剤などのように胃内 pH を上昇させる薬物との併用には注意をする必要がある。

（3）消化管の運動能の変化

　薬物の吸収部位は主に小腸であることから，消化管の運動能が変化し，胃から小腸への移行が変化することにより薬物の吸収が影響される場合がある。例えば，メトクロプラミドのように消化管運動を亢進させる薬物を併用すると，併用薬の消化管吸収速度を上昇させる。一方，抗コリン作用薬（アトロピン，プロパンテリン），三環系抗うつ薬（イミプラミン，アミトリプチリン），抗ヒスタミン薬（ジフェンヒドラミン），麻薬性鎮痛薬（モルヒネ，ペチジン），フェノチアジン系薬物（クロルプロマジン）などは消化管の運動を抑制し，併用薬の消化管吸収速度を減少させる。なお，リボフラビンは十二指腸部で能動輸送により吸収されるため，プロパンテリンとの併用により GER が低下し，吸収部位での通過時間が延長されることにより，能動輸送系の飽和が回避され，吸収が増加する。

（4）能動輸送系を介した相互作用

　アミノ酸，オリゴペプチド，糖や水溶性ビタミンなどは，小腸の上皮細胞に存在するトランスポーターを介して吸収されるが，一部の薬物にはこれらのトランスポーターにより，能動的に吸収される。ジペプチド輸送系を介して吸収される薬物にアミノ-β-ラクタム系抗生物質（セファレキシン，セファドロキシル，セフチブテンなど），アンギオテンシン変換酵素（ACE）

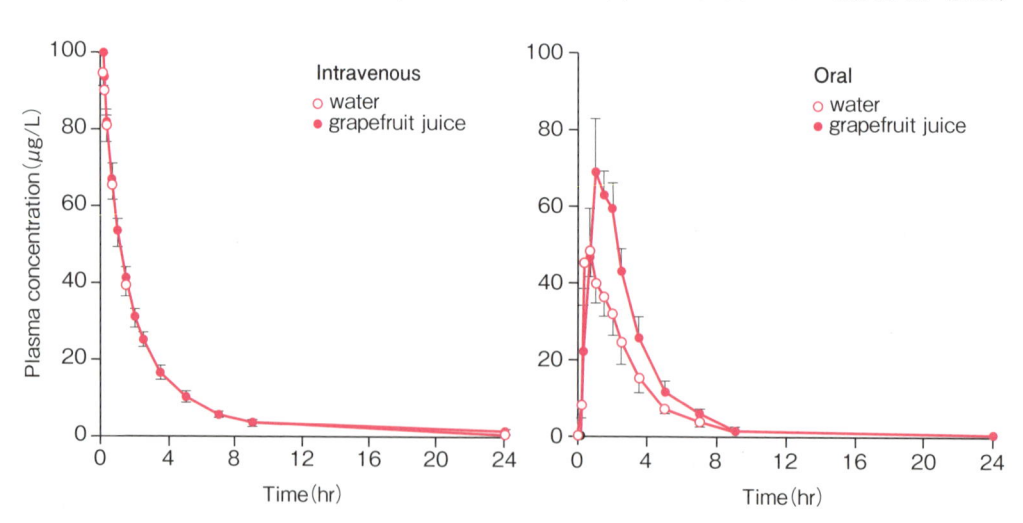

図42　ミダゾラムの血中濃度に及ぼすグレープフルーツジュースの影響

ミダゾラムを経口投与した場合（右図）は血中濃度の上昇がみられるが，静脈内投与（左図）ではみられない。

（Kupfershmidt HHT, et al., Clin Pharmacol. Ther, 58, 20-28, 1995）

阻害薬（カプトプリル，エナラプリルなど）や抗がん剤（ベスタチン）がある。セファドロキシルの吸収はセファレキシンとの併用により低下することから，同じトランスポーターを介して吸収される薬物が併用された場合，トランスポーターに対する競合的阻害により吸収が阻害される可能性がある。

　小腸上皮細胞刷子縁膜には P-糖タンパク質が発現している。P-糖タンパク質の基質は，小腸上皮細胞内から管腔内に排出されるために，吸収が制限されている。したがって，P-糖タンパク質の基質となる薬物が併用された場合，競合的阻害により吸収が増加することがある。一方，リファンピシン（抗結核薬）やセントジョーンズワート（セイヨウオトギリソウ）は，小腸上皮細胞の P-糖タンパク質の発現を誘導することが知られており，P-糖タンパク質の基質であるジゴキシンの吸収が低下することが示されている。

（5）小腸上皮細胞における代謝を介した相互作用

　薬物代謝酵素シトクロム P450（CYP）は主に肝臓に存在しているが，その分子種の1つである CYP3A4 は小腸上皮細胞内にも多く存在している。多くの薬物が CYP3A4 の基質となることから，小腸での吸収過程で代謝（初回通過効果）を受け，循環血中への移行量が減少する。グレープフルーツジュースに含まれているフラノクマリン系化合物などが小腸上皮細胞中の CYP3A4 と不可逆的に結合することにより，その活性を阻害することが知られている。図42 は，グレープフルーツジュースを服用後，ミダゾラムを静脈内投与，経口投与した後の血中濃度を示したものである。静脈内投与ではほとんど影響を受けず，経口投与で顕著に影響を受けたことから，グレープフルーツジュースの服用により小腸の CYP3A4 が大きく影響を受けているといえる。同様の現象は，マクロライド系抗生物質クラリスロマイシンとミダゾラムとの併用においても観察されている。

　リファンピシンやセントジョーンズワート（セイヨウオトギリソウ）は，肝臓や小腸の CYP3A4 を誘導することが知られており，ミダゾラムやシクロスポリンなどの血中濃度を大きく減少させることが知られている。

V　初回通過効果

　経口投与された薬物は，消化管の上皮細胞から吸収され門脈を経た後，肝臓を経由して全身循環血に移行する。薬物が投与後，代謝などにより全身循環血に到達するまでに除去される現象を初回通過効果（first pass effect）と呼ばれ，経口投与において重要な問題である。初回通過効果には，小腸における CYP3A4 による代謝および P-糖タンパク質による排出，肝臓における代謝および胆汁排泄の過程が含まれる。

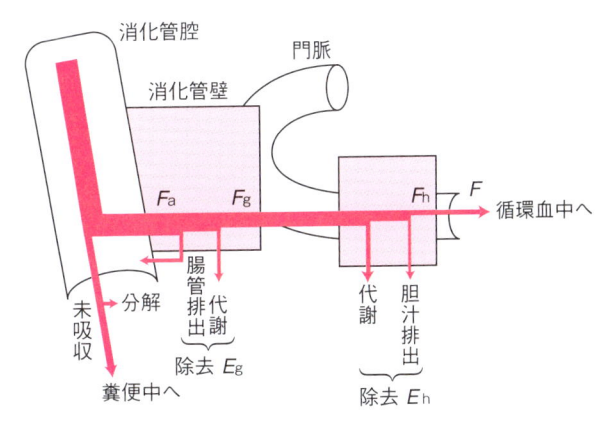

図43　経口投与された薬物の初回通過効果

57

　図43は，経口投与された薬物の初回通過効果を模式的に示したものである。投与された薬物のうち，消化管から上皮細胞に移行した割合をF_a，上皮細胞で代謝を受けなかった割合をF_g，肝臓で代謝や胆汁排泄を受けなかった割合をF_hとすると，全身循環血に移行した割合，バイオアベイラビリティ（Bioavailability，生物学的利用能，F）は，$F = F_a \cdot F_g \cdot F_h$で表される。

　初回通過効果は，肝臓で受ける効果と小腸で受ける効果に分けることができる。肝臓では多くの薬物は代謝酵素により代謝されるが，そのなかでも代謝されやすい薬物は肝臓での初回通過効果（肝初回通過効果）を受けやすい薬物に分類される。このような薬物としてプロプラノロール，リドカインやニトログリセリンなどがある。小腸の上皮細胞中で代謝による初回通過効果を受けやすい薬物としては，ミダゾラム，シクロスポリンやニフェジピンなどがある。CYP3A4の基質の多くは，P-糖タンパク質の基質でもあり，これらが協調することによりバイオアベイラビリティがさらに低下していることが考えられる（**図44**）。

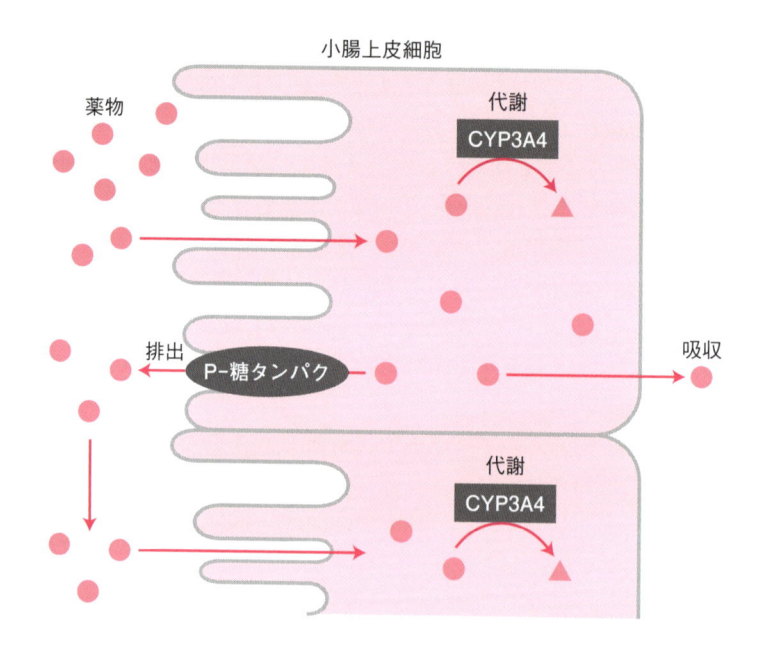

図44　小腸初回通過におけるCYP3A4とP-糖タンパクの協調作用

シクロスポリン，ニフェジピンなどのCYP3A4およびP-糖タンパクの基質になる薬物は，小腸上皮細胞刷子縁膜を透過後，上皮細胞内でCYP3A4による代謝，P-糖タンパクによる排出を受け，それらを免れたものが吸収される。排出された薬物は再び上皮細胞膜を透過し，同じような過程を経る。CYP3A4とP-糖タンパクの協調作用のため，これらの薬物のバイオアベイラビリティは低くなる。

練習問題 国家試験過去問題

問1 経口投与された薬物が吸収される過程はどれか。1つ選べ。

1　小腸→全身循環系→肝臓→門脈
2　小腸→門脈→肝臓→全身循環系
3　小腸→肝臓→門脈→全身循環系
4　小腸→全身循環系→門脈→肝臓
5　小腸→門脈→全身循環系→肝臓
6　小腸→肝臓→全身循環系→門脈

(第97回国試　問41)

問2 胃内容排出速度を上昇させる薬物はどれか。1つ選べ。

1　アトロピン　　　　2　イミプラミン　　　3　プロパンテリン
4　メトクロプラミド　5　モルヒネ

(第98回国試　問41)

問3 肝初回通過効果を受ける可能性が高い投与経路はどれか。1つ選べ。

1　経口投与　　　　2　舌下投与　　　　3　経皮投与
4　経肺投与　　　　5　経鼻投与

(第99回国試　問41)

問4 薬物吸収に関する記述のうち，正しいのはどれか。2つ選べ。

1　鼻粘膜は，全身作用を目的としたペプチド性薬物の投与部位として利用されている。
2　吸入されたステロイドは，その大部分が全身循環血に吸収され治療効果を示す。
3　ニトログリセリンの経皮吸収型製剤は，胸の近傍に貼付しなければならない。
4　ウィテプゾールを基剤とする坐剤は，体温で基剤が融解し主薬が吸収される。

(第97回国試　問166)

問5　薬物の消化管吸収に関する記述のうち，正しいのはどれか。**1つ**選べ。

1　弱酸性薬物を経口投与した場合，胃で溶解した後，小腸で析出し，吸収が不良となることがある。
2　弱塩基性薬物の単純拡散による吸収は，一般に，消化管内の pH が低い方が良好である。
3　多くの薬物は，胃で良好に吸収されるため，胃内容排出速度の変化により吸収が影響を受けることはない。
4　リボフラビンは脂溶性が高く，小腸全体から良好に吸収される。
5　アンピシリンは，親水性が高く膜透過性が低いため，吸収改善のための脂溶性プロドラッグが開発されている。

（第98回国試　問166）

問6　薬物の経皮吸収に関する記述のうち，正しいのはどれか。**2つ**選べ。

1　表皮の最も外側は角質層と呼ばれ，薬物の皮膚透過のバリアーとなる。
2　汗腺や毛穴などの付属器官は有効面積が小さいので，薬物吸収への寄与は少ない。
3　経皮投与では薬物の肝初回通過効果を回避できない。
4　皮膚組織には代謝酵素が存在しないため，経皮吸収改善を目的としたプロドラッグ化は有効ではない。
5　皮膚をフィルムで密封すると角質層が水和し，薬物の皮膚透過性は低くなる。

（第98回国試　問167）

問7　薬物の経口吸収動態についての記述のうち，正しいのはどれか。**2つ**選べ。

1　インドメタシンファルネシルは，高脂肪食を摂取した後に服用すると，脂肪成分と結合するため，吸収量が減少する。
2　リファンピシンの反復投与により，小腸上皮細胞の P-糖タンパク質の発現が誘導され，ジゴキシンの吸収量が増大する。
3　リボフラビンは，十二指腸付近のトランスポーターにより吸収されるので，プロパンテリン臭化物の併用により吸収量が増大する。
4　セファレキシンの吸収は，ペプチドトランスポーター PEPT1 を介した Na^+ との共輸送により行われる。
5　グリセオフルビンは，その粒子径が小さいほど有効表面積が大きく，溶解が速いため，吸収速度が大きい。

（第99回国試　問167）

問8　薬物の吸収に関する記述のうち，正しいのはどれか。**2つ選べ**。

1　口腔粘膜から吸収される薬物は，肝初回通過効果を回避できるが，小腸と比較して口腔の粘膜が非常に厚いため，速やかな吸収が期待できない。
2　肺からの薬物吸収は，一般に，Ⅰ型肺胞上皮細胞を介した単純拡散によるものである。
3　皮膚の角質層の厚さには部位差があることから，薬物の経皮吸収も部位により大きく異なることがある。
4　鼻粘膜は，主に吸収を担う多列繊毛上皮細胞が密に接着していることから，バリアー機能が高く，一般に薬物吸収は不良である。
5　坐剤の適用は，即効性は期待できるものの，経口投与時と同程度に肝初回通過効果を受ける。

（第100回国試　問166）

問9　薬物の消化管吸収とバイオアベイラビリティに関する記述のうち，正しいのはどれか。**2つ選べ**。

1　カルバペネム系抗生物質であるメロペネムは，小腸粘膜での透過性が高いため，経口製剤として用いられる。
2　陰イオン交換樹脂であるコレスチラミンは，酸性物質であるプラバスタチンを吸着し，その吸収を阻害する。
3　経口製剤の絶対的バイオアベイラビリティは，その製剤を経口投与した際の血中濃度時間曲線下面積（AUC）を，等量の同一薬物を静脈内投与した際のAUCで除したものに等しい。
4　小腸において，親水性薬物のみかけの吸収速度は，非撹拌水層の拡散速度に依存する。
5　小腸下部から吸収された薬物は，門脈を経ずに下大静脈に入るために，肝初回通過効果を受けない。

（第103回国試. 問167）

| 問 10 | 薬物の経口吸収に及ぼす食事の影響とそのメカニズムの組合せとして，正しいのはどれか。**2つ**選べ。 |

	薬物	薬物吸収の変化	食事による吸収変化のメカニズム
1	インドメタシン ファルネシル	吸収量増大	胆汁酸による可溶化
2	エチドロン酸二ナトリウム	吸収量増大	食物成分とのキレート形成
3	セファクロル	吸収遅延	胃内容排出速度の低下
4	メナテトレノン	吸収量低下	食物成分による分解
5	リボフラビン	吸収量低下	トランスポーターの飽和

（第102回国試, 問165）

Key Words

分布, 油水分配係数, 脂溶性, 血流速度, タンパク結合, 非結合形薬物, 分布容積,
アルブミン, 競合的置換, Scatchard Plots, 血液脳関門, 胎盤関門

POINTS

● 薬物の分布に影響する要因として, 薬物の物理化学的性質（分子量, pK_a, 脂溶性など）,
組織の生理学的構造（血流速度, 毛細血管透過性, 細胞膜透過性）, タンパク結合など
が挙げられる。

● タンパク結合の解析法には, Direct プロット（Langmuir プロット）, 両逆数プロット,
Scatchard プロットがある。

● タンパク結合を変動させる結合阻害の様式には, 競合的阻害と非競合的阻害がある。

● 分子量が約 5,000 の薬物が筋肉内注射, 皮下注射, その他組織間隙中に投与された場合,
リンパ管に移行する。

● 血液脳関門, 胎盤関門は薬物の透過に対して脂質膜の役割をしており, 親油性すなわ
ち油水分配係数の高い薬物が受動拡散により移行する。

● 脳毛細血管内皮細胞膜には, アミノ酸輸送系, P-糖タンパク質などのトランスポーター
が存在している。

経口や経皮などから吸収されて循環血液中に到達した薬物, あるいは, 静脈内注射のように
直接血液中へ投与された薬物は, 血流に乗って体の隅々（末梢）に運ばれる。末梢に到達した
薬物は, 毛細血管壁を透過して作用部位を含む各組織, さらには細胞内へと移行する。循環血
液中から組織への薬物の可逆的な移行過程を分布（distribution）という。薬物の分布は薬効
発現と関係する。同時に, 薬効発現と無関係な組織への分布も生じ, 薬物の組織蓄積性や副作
用発現の原因となる。薬物の分布は多様性に満ちており, 分布現象を理解し, 分布特性を把握
することは, 薬物の作用, 体内蓄積性, 副作用発現の可能性を予測し, 薬物を安全かつ有効に
使用するうえで重要である。

1. 薬物の分布に影響を及ぼす因子

図 1 に組織分布の過程を示した。薬物の組織への分布は, 薬物の物理化学的性質（分子量,
pK_a, 脂溶性など）, 組織の生理学的構造（血流速度, 毛細血管透過性, 細胞膜透過性）, 血液
中における血球や血漿タンパク質などの血液成分との相互作用（タンパク結合）および薬物の

取り込み機構など多くの因子によって決まる。

　薬物が弱電解質の場合，その pK_a と細胞外液の pH により薬物の分子形とイオン形の比が決まり，分子形の薬物が細胞膜を通過できる。また，細胞膜は親油性の膜とみなせるので，親油性の高い薬物ほど細胞膜への親和性が高まり透過速度が速くなる。したがって，薬物の脂溶性（lipophilicity）の大小が分布に影響する。通常，薬物の脂溶性の指標として有機溶媒（オクタノールなど）／水の分配係数（partition coefficient）が用いられる。

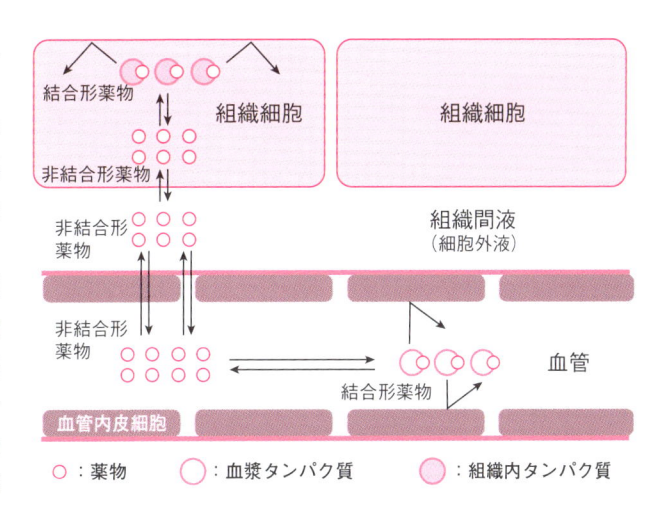

図1　薬物の組織分布過程

　血液中で血球，血漿タンパク質などの血液成分と結合していない，非結合形の薬物のみが末梢の毛細血管を通過して組織の細胞間隙中つまり組織間液（または細胞外液）に分布し，その後細胞膜を透過して細胞内に分布する。したがって，非結合形薬物が多いほど，組織へ移行する薬物は増加する。

（1）毛細血管の透過性

　毛細血管は細動脈と細静脈との間を連結する微小血管である。薬物が組織の細胞間液や細胞内に移行するためには，毛細血管壁を透過しなければならない。毛細血管の血管壁の構造は臓器によって異なり，連続内皮，有窓内皮，および不連続内皮の3種類に分類される（図2）。

1）連続内皮（continuous endothelium）

　連続内皮をもつ毛細血管は多く，内皮細胞同士が比較的密に連続した構造で，細胞間隙や細胞を貫く細孔があり多孔性である。連続内皮をもつ毛細血管は，筋肉，肺，脳あるいは皮下組織や粘膜組織などに存在する。これらの組織での薬物の分布は，薬物の分子量とともにその脂溶性が分布を決定する重要な要因となる。つまり，水溶性の低分子（分子量が 500 ～ 600 以下）は細胞間隙や細孔を通過し，脂溶性分子は内皮の細胞膜を単純拡散により透過する。分子量の

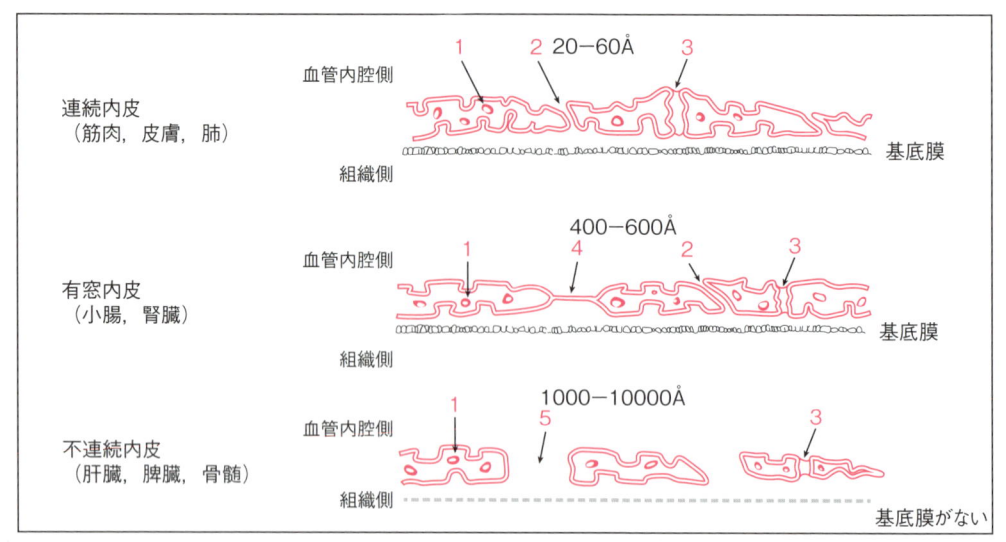

図 2　毛細血管内皮の種類

1：ピノサイトーシス小胞，2：細胞間隙，3：細胞を貫く通路，4：フェネストラ，5：不連続内皮の開口部

〔Taylor　A. and Granger D., : Fed. Proc., 42, 2440, 1983〕

大きい物質は，毛細血管透過性が低い。例えば，分子量約 66,000，平均半径 36Å の血漿アルブミンは，細孔を通過できない。これより，毛細血管の細孔の径は，半径 30 〜 35Å くらいであろうと推定されている。したがって，血漿アルブミンに結合した薬物は組織液に分布できない。「脳への分布」の項で詳しく述べるが，脳の毛細血管は連続内皮をもつが，内皮細胞同士が密着結合（tight junction）した連続的な構造であり，細胞を貫く細孔がないため，薬物はほとんど透過できない。

2）有窓内皮（fenestrated endothelium）

有窓内皮をもつ毛細血管は，腎臓や消化管などにみられる。内皮細胞同士は比較的密に接しているが，所々に窓構造（フェネストラ fenestra）と呼ばれる極めて薄い膜が存在する。低分子薬物は多孔性の薄膜からなる有窓部を透過するが，高分子物質は透過できない。

3）不連続内皮（discontinuous endothelium）

不連続内皮をもつ毛細血管は，肝臓（類洞 sinusoid），脾臓，骨髄などにみられる。この血管内皮細胞は基底膜を欠いており，血管壁には大きな開口部があるので，低分子物質だけでなく高分子物質も自由にこれを通過することができる。したがって，タンパク結合した薬物もこの毛細血管から組織へ移動できる。

肝臓では類洞（sinusoid）と呼ばれる毛細血管系がよく発達し，内皮細胞の間隙は広く数百 nm にも達する。また，内皮細胞と肝実質細胞との間にディッセ腔（Disse's space）と呼ばれる隙間があり，肝細胞は血液成分と直接接触している。そのため高分子も容易に肝実質細胞まで達することができる。例えば，血漿タンパク質に結合した薬物も結合形薬物として移行する。ただし，肝細胞内に移行して代謝を受けるのは非結合形薬物である。

類洞にはクッパー細胞（Kuppfer cell）と呼ばれるマクロファージ細胞があり，タンパク質や酵素などの高分子量の物質や粒子をファゴサイトーシス（phagocytosis）で取り込む。クッ

パー細胞は脾臓や骨髄のマクロファージなどとともに細網内皮系（reticulo-endothelial system, RES）と呼ばれる。

（2）組織の循環血流量と薬物分布

薬物は，血流に乗って体の隅々に運ばれ，毛細血管を透過して各組織へ分布していく。このとき，薬物の組織移行性を決める重要な要因の1つが各組織の血流量（速度）である。一般に低分子量の薬物が毛細血管壁を拡散する速度は速いので，各組織に流入する動脈血流速度と組織量が薬物の移行（分布）速度や分布量を決める律速因子となる。表1にいくつかのヒトの

表1　ヒト組織の血流量

組織	組織重量の体重に対する割合（%）	血液量 (mL/min)	血流量 (mL/100 g 組織 /min)
副　腎	0.02	50	550
腎臓	0.4	1200	450
甲状腺	0.04	100	400
肝臓	2		
肝静脈		250	20
門　脈		1000	75
心　臓	0.4	200	70
脳	2	750	55
皮　膚	7	250	5
筋　肉	40	750	3
脂肪組織	15	100	1

（B.N. La Du et al.（eds.），Fundamentals of Drug Metabolism and Drug Disposition, p.58, The Williams & Wilkins Co., Baltimore, 1971）

組織の血流量を示す。表に示すように，組織血流量の大きさは組織間で異なるが，薬物の組織移行性を決める要因として大切なのは単位組織量当たりの血流量（mL/100 g 組織 /min）である。

組織の単位重量当たりの血流量でみると，腎臓，肝臓，肺などの組織は脈管系が発達した血流に富む組織で，薬物の分布は速やかである。ただし，脳は血流量が多いが，後述するように血液脳関門と呼ばれる障壁が存在し，薬物分子が無差別に脳内へ侵入できないようになっている。一方，脈管系の乏しい皮膚，筋肉，脂肪などの組織では，血流が少なく血液からの薬物移行が遅い。

（3）血漿タンパクとの結合

血液は，赤血球，白血球，血小板などの血球成分と血漿とからなり，血漿中には表2に示すような各種のタンパク質が存在する。血中に入った薬物は，一定の割合でこれらタンパク質と結合したり，血球中に移行する。図1で示すように，血漿タンパクと結合した薬物，あるいは血球中に移行した薬物（結合した薬物）は，毛細血管壁を透過することが困難で，非結合形薬物のみが組織へ分布できる。したがって，薬物の血漿タンパクとの結合性，血球への移行性な

表2　ヒトの血漿に含まれるタンパク質の組成

タンパク質	含有量（g/L）	含有率（%）	分子量（kDa）	等電点
アルブミン（albumin）	43.4	57.7	66	4.9
α-グロブリン（α-globulin）	4.1	5.6	200 ～ 300	5.1
β-グロブリン（β-globulin）	8.8	11.8	90 ～ 1300	5.6
γ-グロブリン（γ-globulin）	12.9	17.4	156 ～ 300	6.0
フィブリノーゲン	5.6	7.5	400	5.5

どによって，血中濃度や臓器分布，さらには薬理作用が影響を受ける。

　薬物は主としてアルブミン（albumin）に結合する。アルブミンの分子量は約66,000で，最も多く存在するタンパク質（血漿タンパクの55%を占める）である。生体内物質（脂肪酸，ビタミン，ビリルビン，胆汁酸，金属イオンなど）ならびに主に酸性薬物と非特異的に結合する。その結合能は大きく，薬物の生体内運命に対して重大な影響を及ぼしている。また，α_1-酸性糖タンパク質（α_1-acid glycoprotein）は分子量40,000 − 45,000で，シアル酸などの酸性糖鎖が結合しているため酸性が強く，血漿中にわずか0.2%しか存在しないが，リドカイン，プロプラノロール，イミプラミンなどの塩基性薬物と強く結合する。特に，関節リウマチなどの炎症性疾患，心筋梗塞あるいは外傷患者では，α_1-酸性糖タンパク質濃度が顕著に上昇する。血漿中グロブリンには，コレステロール，脂溶性ビタミン，副腎皮質ホルモンなどが結合する。病態時には，これら血漿タンパク質の濃度が変動する。その結果，薬物の体内動態が変動することがある。

　ヒト血漿アルブミンにおいて，結合する薬物によってタンパク分子中の結合部位が分類されている（表3）。現在，3つに分類される結合部位が知られており，それぞれ代表的薬物名を

表3　ヒト血漿アルブミン分子上の薬物結合部位

Site I （ワルファリン・サイト）	Site II （ジアゼパム・サイト）	Site III （ジギトキシン・サイト）
ワルファリン	ベンゾジアゼピン類	ジギトキシン
アザプロパゾン	エタクリン類	ジゴキシン
フロセミド	フルルビプロフェン	アセチルジギトキシン
アセノクマリン	イブプロフェン	
フェニルブタゾン	フルフェナム酸	
オキシフェンブタゾン	クロロフェノキシイソ酪酸	
スルフィンピラゾン	クロキサシリン	
インドメタシン	ジクロキサシリン	
ジクマロール		
フェニトイン		
スルファジメトキシン		
クロルプロパミド		
トルブタミド		

（粟津荘司，小泉　保　編：最新生物薬剤学，p.180，南江堂，1991）

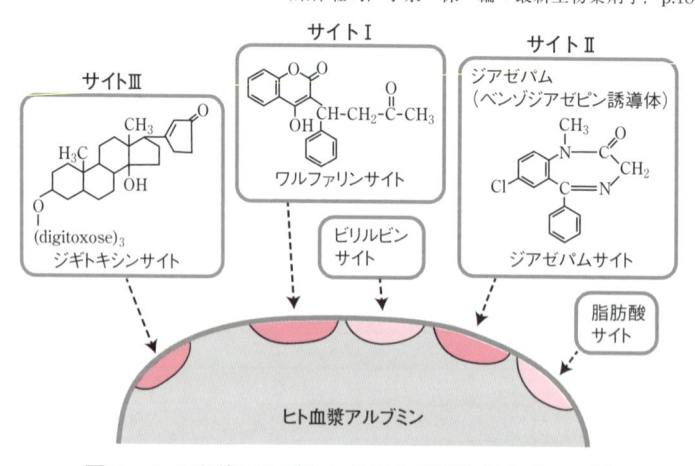

図3　ヒト血漿アルブミン分子上の薬物結合イメージ
（小田切優樹：YAKUGAKU ZASSHI, 129, 416, 2009）

冠しワルファリン・サイト（Site I），ジアゼパム・サイト（Site II），ジギトキシン・サイト（Site III）と呼ばれている（**図3**）。

　薬物の血漿タンパク結合の性質を要約すると次のようになる。

①主に血漿アルブミンとの結合による。

②結合には，水素結合，疎水的相互作用，静電的相互作用のほかファンデルワールス力が関与する。

③結合は可逆的な平衡反応である。

④結合部位は数が限られていて，薬物の結合量には限界があり飽和が生じる。

⑤同じ結合部位に異なる薬物が結合するとき，競合的置換が起こり，異なる結合部位に結合するとき非競合的置換が起こることがある。

　図4に，薬物の生体内分布に対するタンパク結合の役割を示した。分子量が 500～600 以下であれば組織の末梢毛細血管壁の細孔を通ることができるが，分子量の大きなアルブミンは通れない。したがって，タンパク結合した薬物分子は分子量が大きくなるので末梢毛細血管壁を透過しにくい。非結合形薬物のみが自由に組織や作用部位の細胞膜中を移行できるので，作用点と反応できる。また，非結合形薬物のみが代謝や排泄を受ける。しかし，タンパク結合は可逆的な平衡関係にあるので，タンパク結合によって，尿中への排泄が遅くなり，薬物は持続性をもつことにもなる。したがって，タンパク結合率の大小や投与量を高くし結合に飽和をきたしたり，併用薬物による結合阻害や非競合阻害によって非結合形薬物濃度が変動すると，薬物の分布や薬効が変化する。

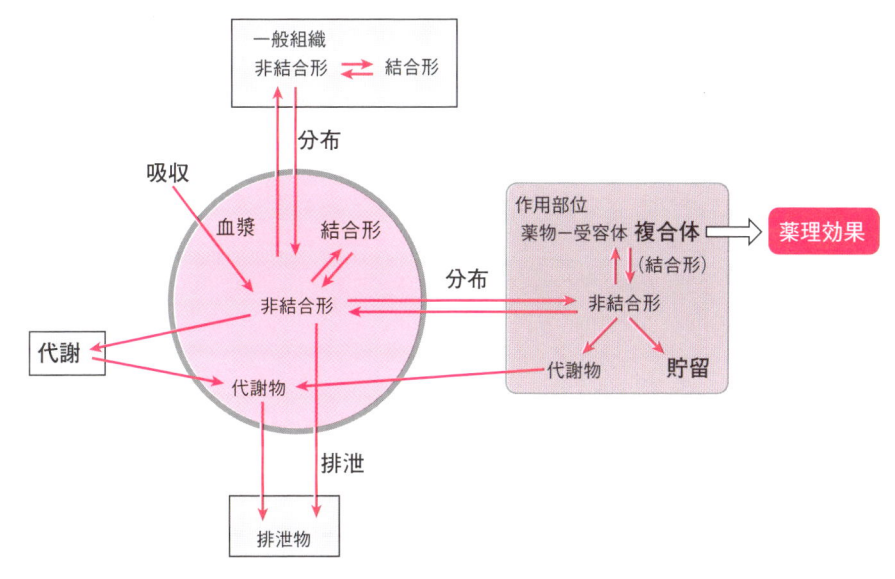

図4　タンパク結合と生体内挙動

1）タンパク結合の解析

　血漿タンパク質と薬物分子の結合は質量作用の法則に従う可逆反応である。1個のタンパク分子上に1種類の結合を生じるとした場合，その結合点がいくつあっても，それぞれが特定の薬物分子に対して同じ親和性をもつと仮定し，ある結合点が占拠された後も他の結合点に対する薬物分子の親和性には影響しないと仮定して解析する。

　いま，タンパク分子1個に薬物分子1個が結合すると仮定すると，

$$[P_f] + [D_f] \underset{}{\overset{K}{\rightleftarrows}} [P-D] \tag{1}$$

$[P_f]$：遊離形タンパク質濃度（薬物を結合していない濃度）
$[D_f]$：非結合形薬物濃度
$[P-D]$：結合形薬物濃度（薬物を結合したタンパク質濃度でもある）
K：結合定数

$$K = \frac{[P-D]}{[P_f][D_f]} \tag{2}$$

全タンパク質濃度を $[P]$ とすると，

$$[P] = [P_f] + [P-D] \tag{3}$$

全タンパク質濃度当たりの結合形薬物濃度の割合を r とするとし，これを式 (2) に代入すると，

$$r = \frac{[P-D]}{[P]} = \frac{K[D_f]}{1+K[D_f]} \tag{4}$$

ここで，タンパク質分子当たりに，同種の n 個の結合部位があるとすると，
次のラングミュア式（Langmuir 式）が得られる。

$$r = \frac{nK[D_f]}{1+K[D_f]} \qquad \text{ラングミュア式} \tag{5}$$

　グラフの縦軸に r，横軸に $[D_f]$ をプロットすると，**図5**の直接プロット（Direct Plot）のようになる。ラングミュア式を変形して両逆数プロット式とスキャチャード式が得られる。

$$\frac{1}{r} = \frac{1}{nK} \cdot \frac{1}{[D_f]} + \frac{1}{n} \qquad \text{両逆数プロット式} \tag{6}$$

$$\frac{r}{[D_f]} = nK - Kr \qquad \text{スキャチャード式} \tag{7}$$

両逆数プロット（Double Reciprocal Plot）の x 軸切片と y 軸切片から K と n を，スキャチャードプロット（Scatchard Plot）の傾きと x 軸切片から K と n をそれぞれ求めることができる。
　実験的にタンパク結合のパラメータ，K と n を求めるには，血漿中の薬物のタンパク質結合形と非結合形を分離する必要がある。方法としては，透析膜を用いた平衡透析法や限外ろ過法がある（**図6**）。平衡透析法では，薬物のような低分子物質は自由に通すがアルブミンのような高分子量のタンパク質，当然，薬物を結合したタンパク質も通さない透析膜を用いて行う。図6のように透析膜を挟んだ透析セルを用いアルブミン溶液 $[P]$（左側のセル）とその反対側のセル（右側）にある濃度の薬物溶液 $[D]$ を入れて，平衡状態になるまで放置する。すると，左側のセルの薬物濃度は $[D_f]$ ＋ $[P-D]$ となり，両セルの非結合形薬物濃度 $[D_f]$ が等しくなる。右側セルの薬物濃度を定量することによって非結合形薬物濃度 $[D_f]$ と結合形薬物濃度 $[P-D]$ を求めることができる。
　限外ろ過法では，遠心分離後，ろ液の薬物濃度を測定することにより非結合形濃度 $[D_f]$ が

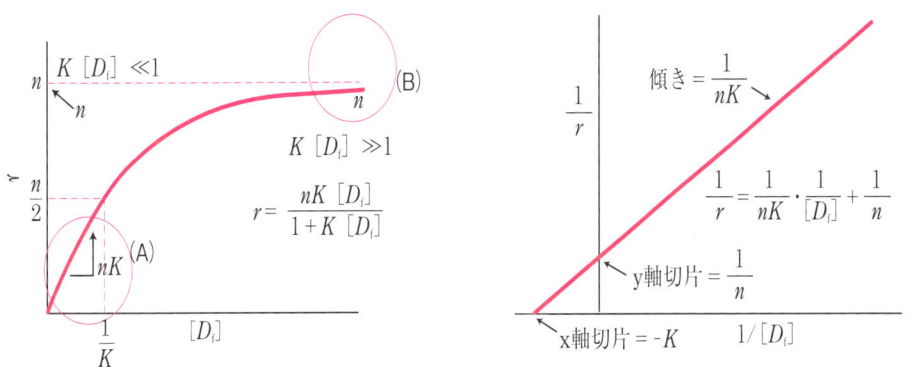

a）direct plot（結合部位が 1 種類の場合）　　b）double reciprocal plot（結合部位が 1 種類の場合）

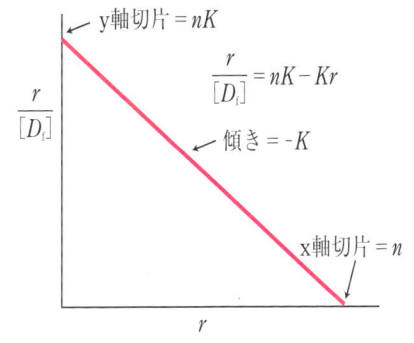

c）Scatchard plot（結合部位が 1 種類の場合）

図5　結合部位数nと結合定数Kを決定するための 3 つの作図法

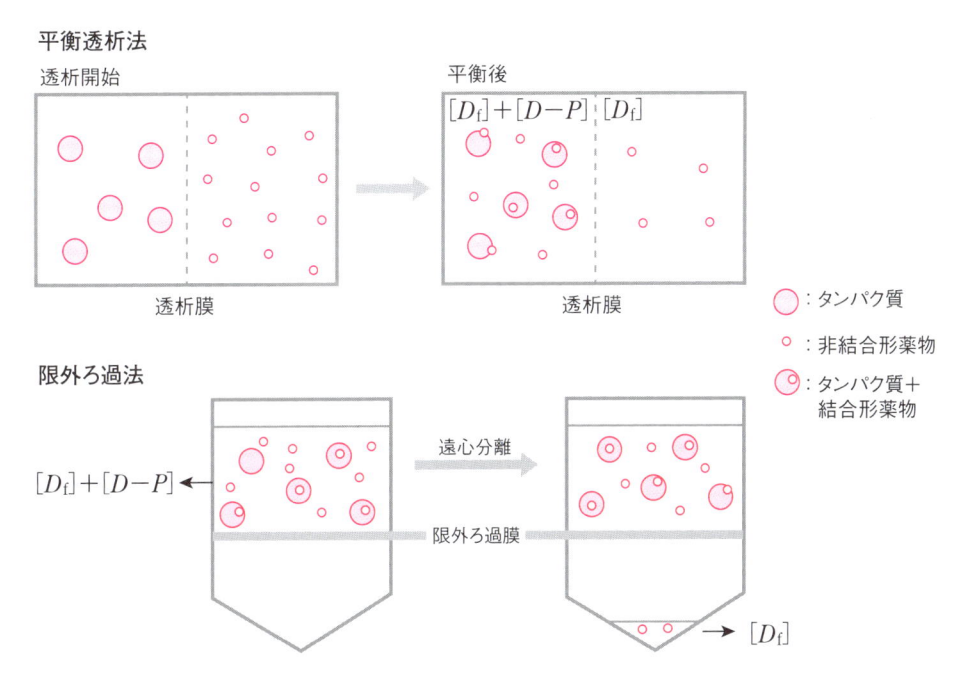

図6　平衡透析法および限外ろ過法によるタンパク結合実験法

得られる。

　種々の薬物濃度において $[D_f]$ を測定し r を求め，横軸に $[D_f]$，縦軸に r をとってプロットすると r に飽和のある曲線が得られる（図5-a）。これは Direct プロットまたは Langmuir プロットと呼ばれ，（5）式 によって解析される。血中薬物濃度の低い範囲，すなわち $[D_f]$ が小さい（$K[D_f] \ll 1$）のときには，（5）式は $r \fallingdotseq nK[D_f]$ となり，傾きは nK となる。すなわち，タンパク質1モルに結合している薬物のモル数は $[D_f]$ に比例している（図5-a の（A）の部分）。血中薬物濃度が高くなると，すなわち $K[D_f] \gg 1$ のとき，（5）式は $r \fallingdotseq n$ となり，r は n に近づき薬物のタンパク結合は飽和状態になる（図5-a の（B）の部分）。薬物のタンパク結合が強いとき，図5-a の（A）の部分の傾きが急になり大きい K 値を示す。（5）式の両辺の逆数をとった両逆数プロットでは，直線関係が得られ，切片と傾きから n と K を求めることができる。また，$r/[D_f]$ を r に対してプロットしたスキャチャードプロット（図5-c）では，傾きと x 軸切片から K と n をそれぞれ求めることができる。

　性質の異なる n 種の結合部位が存在する場合，つまり薬物に対する親和性の異なった結合部位が複数存在する場合には，r は式（8）で表される。

$$r = \sum_{i=1}^{n} \frac{niK_i[D_f]}{1+K_i[D_f]} \tag{8}$$

　　　ni：i 番目の結合部位の数
　　　K_i：i 番目の結合部位と結合する際の結合定数

　例えば，高親和性の S_1 と低親和性の S_2 の2種類の結合部位が存在する場合，スキャチャードプロットは1本の直線とはならず，図7のような2本の直線の和となる。

2）タンパク結合を変動させる要因

　前述のようにアルブミンは薬物との結合特異性が低く，多くの薬物がアルブミン分子上の共通の部位と結合する。そのため，相互にその結合部位から他の薬物を追い出そうとする競合的置換が起こる。したがって，血漿タンパクとの結合率が高い薬物 [A] が投与されている場合に，他の結合率が高い薬物 [B] を併用すると，薬物 [A] がアルブミンの結合部位から一部が置換され遊離するため血漿中の非結合形薬物 [A] 濃度が増大する。この結果，薬理効果の増強，副作用の発現に至る場合がある。

　図8-a の両逆数プロットに示すのは，ワルファリンの結合に対するフェニルブタゾンの競合的阻害である。ワルファリンとフェニルブタゾンはアルブミン分子上の同一の結合部位に結合し競合する。この場合の両逆数プロットは，直線の傾きが大きくなり結合定数 K のみが低下して，切片の結合点の数 n は変わらない。

　非競合的阻害には，遊離脂肪酸と他の薬物との相

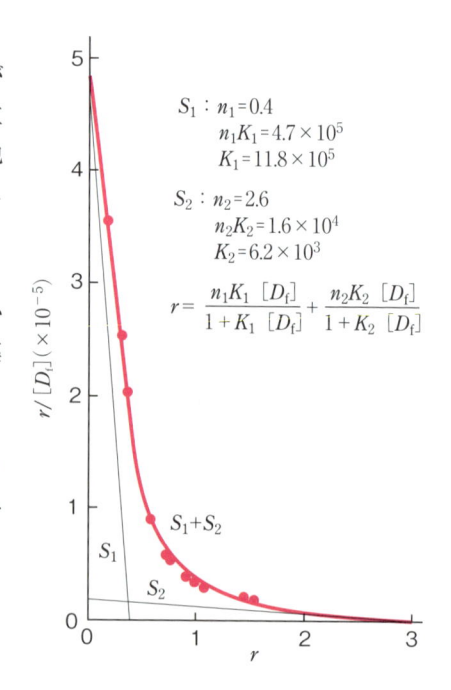

$S_1 : n_1 = 0.4$
　　　$n_1K_1 = 4.7 \times 10^5$
　　　$K_1 = 11.8 \times 10^5$

$S_2 : n_2 = 2.6$
　　　$n_2K_2 = 1.6 \times 10^4$
　　　$K_2 = 6.2 \times 10^3$

$r = \dfrac{n_1K_1\,[D_f]}{1+K_1\,[D_f]} + \dfrac{n_2K_2\,[D_f]}{1+K_2\,[D_f]}$

図7 タンパク質分子上の結合部位が2種類ある場合の Scatchard plot

互作用が知られている。例えば，ワルファリンの結合に対するクロロフェノキシイソ酪酸の阻害がある。この場合，**図8-b** のような両逆数プロットを示し，y軸の切片が大きくなり，n の数が減少する。クロロフェノキシイソ酪酸は，ワルファリンとは異なる部位に結合するが，アルブミンのミクロなコンフォメーション変化を引き起こし，その影響でワルファリンの結合に対する親和性が低下する。非競合的阻害では，薬物と併用薬物は同一の結合部位に結合しないが，それぞれの結合に対して互いに影響を及ぼし合う。

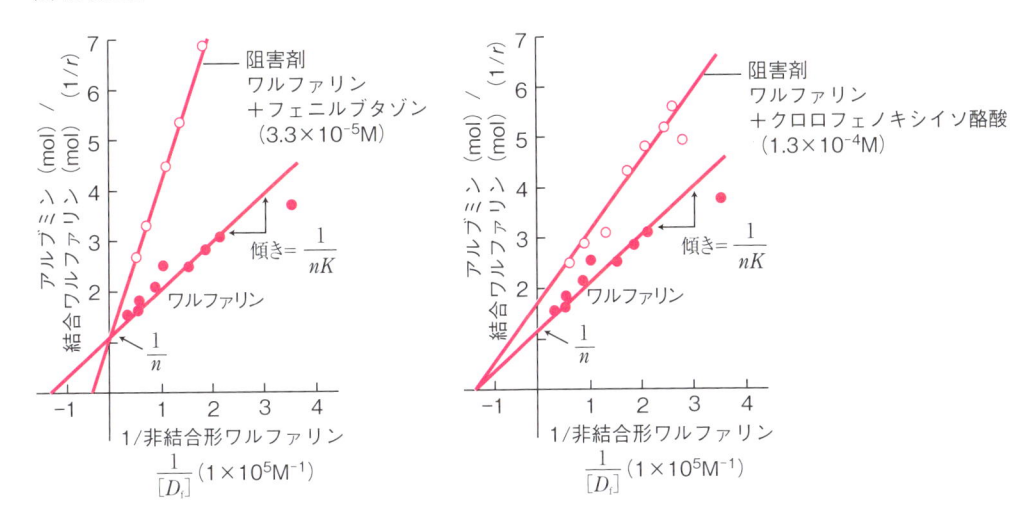

(a) 競合阻害　　　　　**(b) 非競合阻害**

図8　ワルファリンとヒト血漿アルブミンとの結合に及ぼすフェニルブタゾン(a) および
　　　クロロフェノキシイソ酪酸(b) の影響

(Solomon H.M. et al., Biochem. Pharmacol., 16, 1291, 1967)

　血漿中の遊離脂肪酸はいろいろな要因によって変動する。例えば，ヘパリンが投与されるとトリグリセリド加水分解酵素が血漿中に放出されて血漿中トリグリセリド濃度が低下するが，同時に血漿中遊離脂肪酸濃度が増大する。その結果，ジゴキシン，フェニトイン，キニジン，クロルジアゼポキシドなどの血漿アルブミンへの結合が阻害され，これらの薬物の非結合形薬物濃度が増加することが知られている。**表4** に血漿タンパク結合が関係して薬物の作用に大きな影響を及ぼすと考えられる薬物相互作用の例をまとめた。いずれも血漿タンパク結合率が高い薬物であることに注目したい。

表4　血漿タンパク結合における薬物相互作用

薬物（A）	薬物（A）の作用を増強し得る薬物（B）
アセトヘキサミド グリベンクラミド クロルプロパミド（87%） トルブタミド（96%）	アスピリン（49%），クロフィブラート（97%），スルファメチゾール（90%），フェニルブタゾン（96%）
フェニトイン（89%）	フェニルブタゾン（96%），バルプロ酸（93%），トルブタミド（96%）
メトトレキサート（58%）	アスピリン（49%），ケトプロフェン（99%），スルフイソキサゾール（91%），プロベネシド（89%）
ワルファリン（99%）	アスピリン（49%），イブプロフェン（99%），インドメタシン（90%），ケトプロフェン（99%），クロフィブラート（97%），スルファメトキサゾール（63%），スルフィンピラゾン（98%），フェニルブタゾン（96%）

（　）内の数値は結合率を示す

3）組織内での結合

　組織における薬物の分布は細胞間隙（組織間隙）と細胞内に区別される。タンパク質と薬物の結合は，血液中でのみ起こる現象ではなく，組織に移行した薬物は組織間隙中に存在するタンパク質とも結合する。例えば，細胞膜を透過しないペニシリン，セファロスポリン系抗生物質などは，組織細胞間隙液中のアルブミンと結合している。

　細胞内では，細胞内タンパク質，酸性リン脂質（特にホスファチジルセリン），DNA，チュブリンなどと結合する。イミプラミン，キニジン，プロプラノロールなどの塩基性薬物は各組織中に非常に広く分布するが，これは細胞膜成分の酸性リン脂質，特にホスファチジルセリンと静電的に結合するためである。また，抗がん剤であるアドリアマイシンやアクチノマイシンDは組織の細胞核に局在しDNAと可逆的に結合（インターカレーション）している。このアドリアマイシンやアクチノマイシンDは組織によって濃度が大きく異なるが，その原因は単位体積当たりのDNA量の違いで説明づけられる。抗腫瘍作用を有するビンカアルカロイドであるビンクリスチン，ビンブラスチンは，チュブリンに結合する。その組織分布は，組織細胞中のチュブリン濃度に対応することが知られている。テトラサイクリンはカルシウム性の骨や歯に，プロプラノロールはムコ多糖類に，ジゴキシンは細胞膜のNa^+/K^+ ATPaseに結合する。

2．分布容積

　普通成人では，体重の約60％が水，すなわち体液である。体液は細胞の内外に存在し，それぞれ細胞内液（intracellular fluid），細胞外液（extracellular fluid）と呼ばれる。細胞外液は血漿と組織間隙に存在する組織間液に分けられる。これらの体重に対する割合を表5に示す。

　吸収や静注によって循環血液中に流入し

表5　成人における体液の区分と体液量

体液の区分	体重に対する割合（%）	60 kgのヒトの体液量（L）
細胞内液	40	24
細胞外液		
血漿	4	2.4
組織間液	16	9.6
全体液量	60	36

た薬物は，血流によって種々の組織に運ばれて分布するので，薬物は血漿，組織間隙液の細胞外液と組織細胞内液に溶けて存在する。薬物の性質により薬物が分布するスペースは異なる。薬物が全身にどの程度分布するかを血中濃度を基準として表すパラメータを分布容積（volume of distribution, V_d）といい，次式に従って計算される。

$$V_d = \frac{X}{C_p} \qquad\qquad (9)$$

X：体内に残存する薬物量，C_p：血漿中薬物濃度

分布容積V_dは，見かけ上，体内に存在する薬物がすべて血漿中濃度と同じ濃度で分布しているとして換算した容積である。分布容積という名前から，V_dを薬物の分布している組織の実容積と考えるのは間違いである。薬物が組織中の生体成分と結合するなどして，ある組織への分布が高い場合，組織に分布すればするほどC_pは小さくなり，（9）式で求められるV_dは大きくなる。

　血漿中薬物濃度を基準として，薬物の組織移行性を組織ごとに定量的に表した値として，組織-血液間分配係数K_pがある。定常状態においてK_p値は，組織中薬物濃度C_tと血漿中（正

確には静脈血中）薬物濃度 C_p の比として（10）式によって表される。

$$K_\mathrm{p} = \frac{C_\mathrm{t}}{C_\mathrm{p}} \tag{10}$$

また，組織と血液との間では非結合形薬物のみが自由に行き来できるので，定常状態では両者間で非結合形薬物濃度が等しくなるという仮定を用いると，

$$f_\mathrm{p} \cdot C_\mathrm{p} = f_\mathrm{t} \cdot C_\mathrm{t} \tag{11}$$

の関係から次式となる。

$$K_\mathrm{p} = \frac{f_\mathrm{p}}{f_\mathrm{t}} \tag{12}$$

ただし，f_p, f_t はそれぞれ血漿中，組織中のタンパク非結合形分率を表す。

　見かけの分布容積について生理学的に考えてみよう。図9に示したように，薬物は主に体内の2つの画分，血液，細胞外液を中心とする画分と細胞内液に分布すると考えられる。なお，この2つの画分は細胞膜で仕切られている。

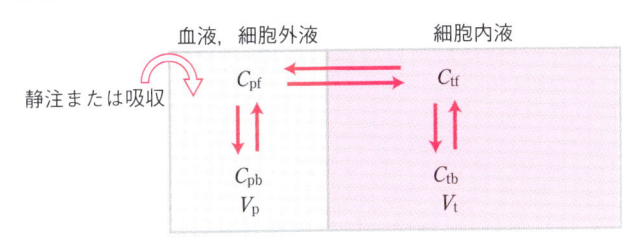

図9　体内での薬物分布と分布容積

C_pf：血漿中の遊離形濃度
C_pb：血漿中の結合形濃度
C_tf：組織中の遊離形濃度
C_tb：組織中の結合形濃度

　血管外に投与された薬物は，血液中に到達し，さらに細胞膜を通過していずれ両画分間で平衡が成立する。薬物の一部は血液中でアルブミンなどと結合し，遊離形と平衡になる。また，細胞内においても同様に組織の脂質やタンパクと結合し，遊離形と平衡になる。なお，当然，遊離形のみが細胞膜を通過できる。

$$X = X_\mathrm{p} + X_\mathrm{t} \tag{13}$$

となる。（X_p：血液を中心とする画分と細胞内液中の薬物量，X_t：細胞外液を中心とする画分と細胞内液中の薬物量）。

　ここで，血中の総濃度を C_p，細胞内（組織中）の総濃度を C_t，さらに前者の実容量を V_p，後者の実容量を V_t とおくと，

　体内全薬物量 = 血液中の薬物量 + 組織中の薬物量

$$X = V_\mathrm{p} C_\mathrm{p} + V_\mathrm{t} C_\mathrm{t} \tag{14}$$

見かけの分布容量 V は X/C_p であるので，

$$V = V_\mathrm{p} + \frac{C_\mathrm{t}}{C_\mathrm{p}} V_\mathrm{t}$$

となる。細胞膜を隔てた遊離形薬物濃度は等しい（$f_\mathrm{p} \cdot C_\mathrm{p} = f_\mathrm{t} \cdot C_\mathrm{t}$）ので

$$V = V_p + \frac{f_p}{f_t} V_t \tag{15}$$

式（15）に基づいた f_p および f_t と分布容積の関係を図10に示す。血中でのタンパク結合率が小さい（f_p が大きい）ほど，また組織での結合率が大きい（f_t が小さい）ほど薬物の分布容積が大きいことがわかる。f_t が0に近づくと，分布容積は急激に大きくなる。つまり，組織に移行した後に，組織内でのタンパク結合率の高い薬物が極端に大きい分布容積を示すことを意味している。

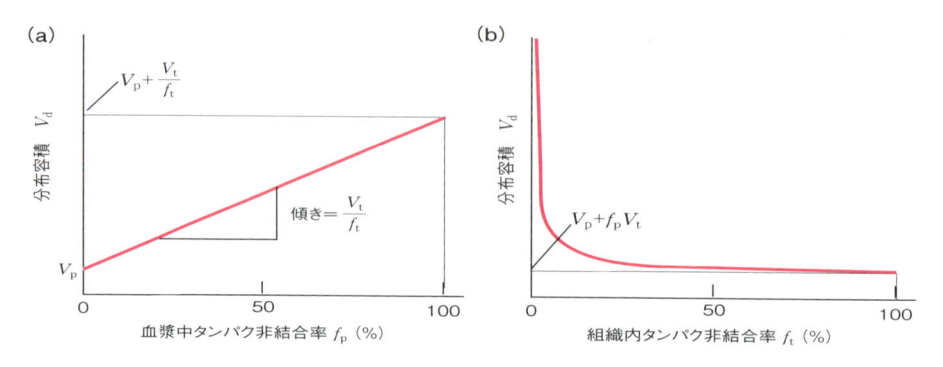

図10　薬物のタンパク非結合率と分布容積の関係
（a）血漿中タンパク非結合率と分布容積との関係（f_t が一定の場合）
（b）組織内タンパク非結合率と分布容積との関係（f_p が一定の場合）

　表6に分布容積（V_d）の大きさに基づく薬物の分類を示す。色素 エバンスブルーは体内で代謝が少なく，血漿アルブミンとほとんど完全に結合し，排泄されたり血管から浸み出すことが少ない物質である。つまり，式（15）における f_p が0である。エバンスブルーを静注して十数分後には定常状態が得られるので，血漿中濃度を測定し V_d を求めると，これがほぼその人の血漿量（60 kg のヒトで2.4 L）を示すことになる。これに対して重水（D_2O）を静注するとき，約1時間で定常状態に達するので，この値から V_d を求めると，体重の約60%に相当する液量（60 kg のヒトで36 L）として得られる。D_2O は水であるので，その V_d 値は，細胞内液，血漿そして組織間液などすべてを含む全体液量を示すことになる。アンチピリンやカフェインは血中・組織におけるタンパク結合率が小さく生体膜透過性も良好であるため体液全体に均一に分布する。したがって，それらの V_d 値は体液の総体積（$V_p + V_t$）に等しい。

　このような計算からすると薬物の V_d は，体重60 kg の大人では最低2.4 L から最高36 L の間に得られることを意味するが，実際にはこうはならない。実際の薬物では V_d が2.4 L 以上の値となって得られ，その上限は必ずしも36 L とは限らない。なぜなら，次のような要因によって，薬物は必ずしも D_2O のように均一に分布しないからである。

①血漿中タンパク結合

②組織中タンパク結合

③ある特定組織への局在化

　表6にいくつかの薬物の V_d 値を掲げたが，血漿タンパク質とほとんど結合せず体液中に均一に分布するアンチピリンの値は36 L，逆に血漿タンパク質と極めて高い結合性を示すフェニルブタゾンは大部分が血漿中に存在し，V_d は10〜12 L と小さな値になる。このように，V_d は薬物の血管外への移行性の指標となる値であり，その大小関係によって薬物間の分布性

表6　分布容積（V_d）の大きさに基づく薬物の分類

薬物名	分布容積	体内分布における特徴
エバンスブルー インドシアニングリーン	$V_d ≒$ 血漿容積 （約 2.4 L）*	血漿タンパク質との結合性が強く，ほとんど血漿中にのみ存在する。
ジクマロール バルプロ酸 フェニルブタゾン フェニトイン イヌリン	$V_d ≒$ 総細胞外液量 血漿＋細胞間液 （約 10 ～ 12 L）*	血漿中から細胞外スペースへと分布するが，細胞膜の透過性が低い。
アンチピリン カフェイン エタノール （重水）	$V_d ≒$ 全体液量 （約 36 L）*	細胞膜の透過性が高く，細胞内を含めて全体液中へと分布する。
チオペンタール アミオダロン イミプラミン キニジン ジゴキシン	$V_d >$ 全体液量	チオペンタール，アミオダロンは脂溶性が高く，脂肪組織に分布する。 イミプラミン，キニジンなどの塩基性薬物は細胞膜成分の一種である酸性リン脂質のホスファチジルセリンと静電的に結合するため各組織に多く分布する。 ジゴキシンは細胞膜に存在する Na^+/K^+ − ATPase に特異的に結合するため，この酵素の発現量の多い心筋や骨格筋に高濃度に分布する。

＊健康成人男子（体重 60 kg）における値を示す。

の違いを評価することのできるパラメータである。

3．リンパ管系移行

　投与された薬物のうち，多くのものは体循環に入った後，標的細胞に到達し薬効を発現するが，循環系には血液系循環のほかにリンパ液系循環が存在する。一般には薬物の生体内移行は血液系循環の寄与が圧倒的に大きいが，リンパ管系への薬物移行も次のような場合重要である。

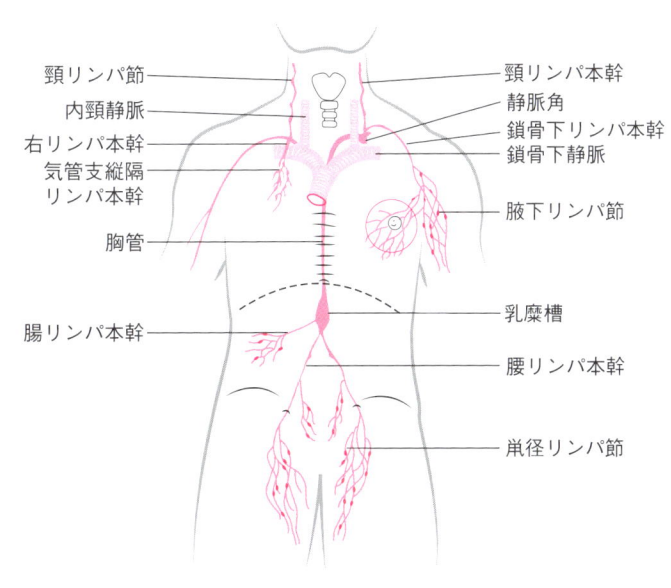

図11　全体のリンパ系

（青木：人体解剖学ノート改訂 5 版，p126　金芳堂，1998）

それは主に，

①感染症，炎症，がん転移などによるリンパ系，またはその周辺の病巣に薬物を移行させる場合

②投与した薬物の移行経路のうち，肝臓通過による薬物代謝を回避する経路としての重要性である。

リンパ系はリンパ球とリンパ器官からなり，リンパ器官にはリンパ球を生産する1次リンパ器官（胸腺，骨髄）と2次リンパ器官（脾臓，リンパ節，腸パイエル板など）とに分けられる。**図11**は哺乳動物一般における体循環系とリンパ管系を簡略化して示したものである。リンパ液の流れは，末梢組織の毛細リンパ管から発し，これが次第に集まって中央部に進み，大部分のリンパ液は胸管に流入する。リンパ管には弁があって逆流は防がれ，組織間隙からリンパ管，ついで静脈へと一方的な流れとなっている。血管系がどの組織においても動脈と静脈がゆきわたり，絶えず全身を往復することができるのとは対照的である。1日のリンパ流の総量はヒトで約1〜2Lといわれている。

リンパ管系への物質の移行経路は投与法によって違ったものになってくる。**図12**は各投与経路によるその後の移行方向の関係を簡単に示したものである。リンパ管への薬物の移動に注目すると，

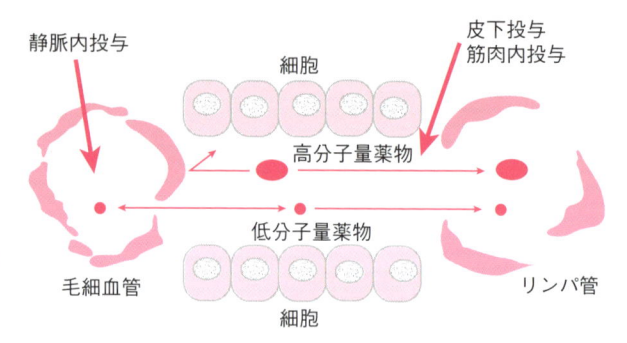

図12　投与経路と血液−リンパ管移行性

①静脈内注射の場合，投与全量が血液中に入った後，組織間隙に入り，次にリンパ管内へ移行する。その移行性を決定するのは，薬物の分子量である。低分子薬物については，毛細血管透過性と毛細リンパ管壁透過性とのあいだに顕著な相違がないため，その大部分が流速の速い血管系に移行する。一方，高分子物質については毛細血管壁の透過性が顕著に低いため，相対的に毛細リンパ管透過性が良好となり，リンパ管系への移行量が多くなる。

②筋肉内注射，皮下注射，その他組織間隙中に投与された場合には，そこから血管，リンパ管にふり分けられる。低分子量薬物は組織間隙液から毛細血管へ移行するが，分子量が約5,000を境として大きい分子は組織間隙からリンパ管へ移行する傾向がある。リンパ管を経由した胸管リンパ管より血液循環に移行するので，リンパ管系に移行した高分子量薬物もやがて血流中に出現する。

③経口投与の場合，食物に含まれる脂肪の多くが胆汁と膵液によりキロミクロンとなりリンパ管から吸収されるが，脂溶性の極めて高い薬物が食後に投与されると，キロミクロンに取り込まれリンパ管から吸収され胸管リンパから大静脈に合流する。この場合，肝初回通過効果を受けないことになる。インドメタシンファルネシルは，高脂肪食摂取後に服用すると吸収が増大し治療効果が得られるが，空腹時に服用すると吸収が低下するので，十分な治療効果が得られない場合がある。インドメタシンファルネシルは脂溶性が高く，消化管内でミセル化後キロミクロンに取り込まれてリンパ系を経て血液中に移行すると考えられる。ミセル化のためには胆汁の存在が必要であり，食事をとらない条件のもとでは，胆汁の分泌量が少ないため，経口投与後の血液中への移行量は極めて低いと考えられる。

４．脳への分布

　催眠薬，鎮静薬，鎮痛薬などの中枢神経系に作用する薬物は，すべて脳内に移行する必要がある。中枢およびその液には血液，脳組織，脳脊髄液の３者に区分される（**図13**）。薬物が血液から脳へ移行する際には，図13に示すように直接的に血液から脳へ移行する経路と，血液から脳脊髄液（cerebrospinal fluid，CSF）に移行し，間接的に CSF より脳へ移行する２種類の経路がある。それぞれの間には，血液脳関門（blood-brain barrier，BBB）と血液脳脊髄液関門（blood-cerebrospinal fluid barrier，BCSFB）と脳脊髄液‐脳関門（cerebrospinal fluid-brain barrier，CSFBB）があり，薬物の透過が制御されている。

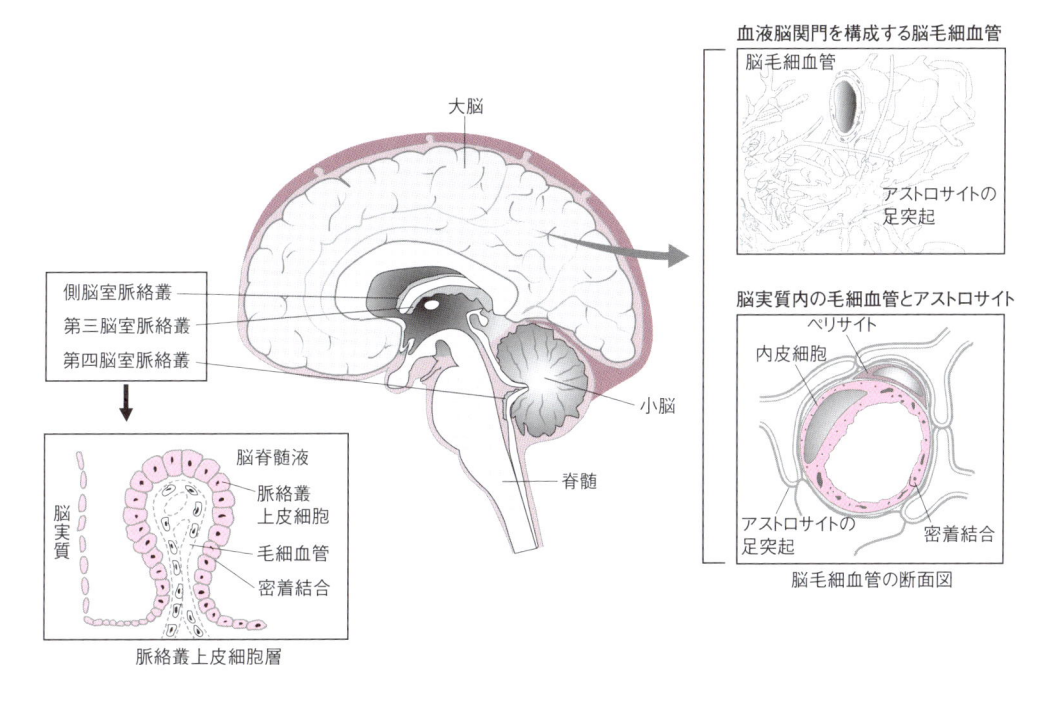

大脳

血液脳関門を構成する脳毛細血管
脳毛細血管
アストロサイトの足突起

脳実質内の毛細血管とアストロサイト
ペリサイト
内皮細胞
アストロサイトの足突起
密着結合
脳毛細血管の断面図

側脳室脈絡叢
第三脳室脈絡叢
第四脳室脈絡叢

小脳

脊髄

脳脊髄液
脈絡叢上皮細胞
毛細血管
密着結合
脳実質
脈絡叢上皮細胞層

図13　脳の断面と血液脳関門および血液脳脊髄液関門

１）血液脳関門

　血液脳関門を形成する内皮細胞は，互いに連続した密着結合（tight junction）によって強固に結ばれており，薬物が脳内に侵入する経路はこの結合のためむしろ細胞を通り抜けることになる。

　血液脳関門は薬物の透過に対して脂質膜の役割をしており，親油性すなわち油水分配係数の高い薬物が受動拡散により移行する（**図14-a**）。すなわち，酸性薬物および塩基性薬物にあっては脳毛細血管血液中の非イオン形分子が両関門を透過し，その速度は油水分配係数に比例する（pH‐分配仮説）。分配係数の大きさや非イオン形分率が同じであっても，一般に血漿タンパク質と結合していない非結合形分子の多い方が脳内に移行しやすい。

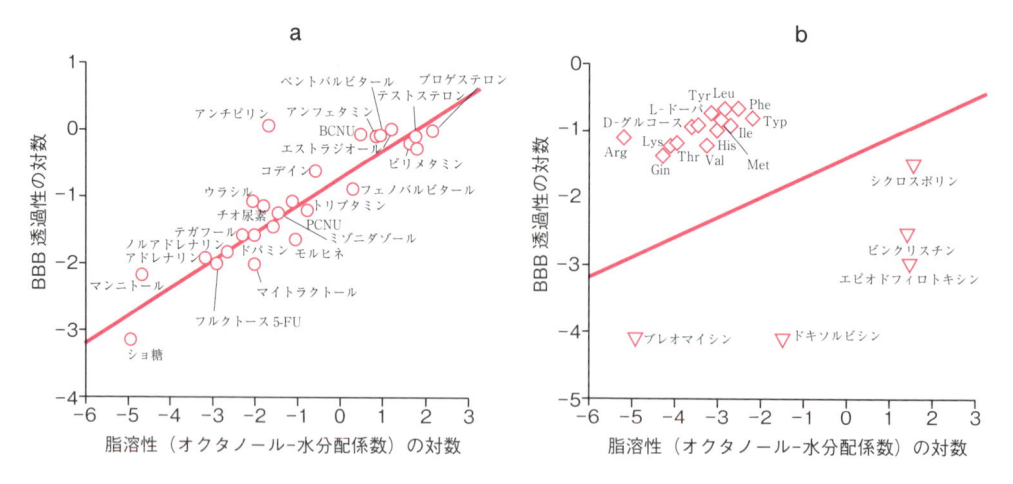

図14　薬物の血液脳関門透過速度とオクタノール/水間分配係数の関係

a．見かけ上受動拡散に従う薬物

b．直線の上方は担体を介して脳に取り込まれる薬物，下方は脳から汲み出される薬物。エピオドフィロトキシンとブレオマイシン以外はP-糖タンパク質によって汲み出されることが分かっている。

（寺崎哲也ほか：Current Therapy 12：146，1994）

　血液脳関門には，図15に示すような，種々の担体輸送系（トランスポーター）が発現しており，脳内にこれら栄養物質を効率よく供給している。最近，脳内から血液への薬物の排出について，P-糖タンパク質が見出され，血液脳関門として機能していることが明らかにされた。図14-bに示すように，それらの基質となる物質の透過性は分配係数との相関が認められない。

①グルコース輸送系

　脳組織が必要とするエネルギー源のグルコースは，グルコーストランスポーターGLUT1により脳内に輸送される。GLUT1はエネルギーを消費しない促進拡散で脳毛細血管の血液側細胞膜および脳組織側細胞膜の両方にある。脳が消費する大量のエネルギーを考えると，血液から脳に向けてグルコースの濃度勾配が存在すると考えられるため非常に合理的である。

②アミノ酸輸送系と薬物の脳内移行

　アミノ酸輸送系には，基質となるアミノ酸の荷電やサイズによっていくつかの異なるトランスポーターが存在している。このうち，フェニルアラニン，トリプトファン，ロイシンなどの分子量が大きい中性アミノ酸を輸送するトランスポーターLAT1があり，レボドパ，バクロフェン，メルファランなどの薬物を効率よく脳内に輸送する。

　パーキンソン病は脳中のドパミン欠乏に由来するものであり，その治療にはドパミンを補給することが必要である。しかし，ドパミンは生理的pH領域でイオン形であり，極性が高く血液脳関門を透過しない。そこで，レボドパの形で投与するが，レボドパはアミノ酸の能動輸送系により中枢に取り込まれた後脱炭酸されて，ドパミンとなり治療効果を発揮する。このようなレボドパは，プロドラッグ（prodrug）といわれる（図16）。

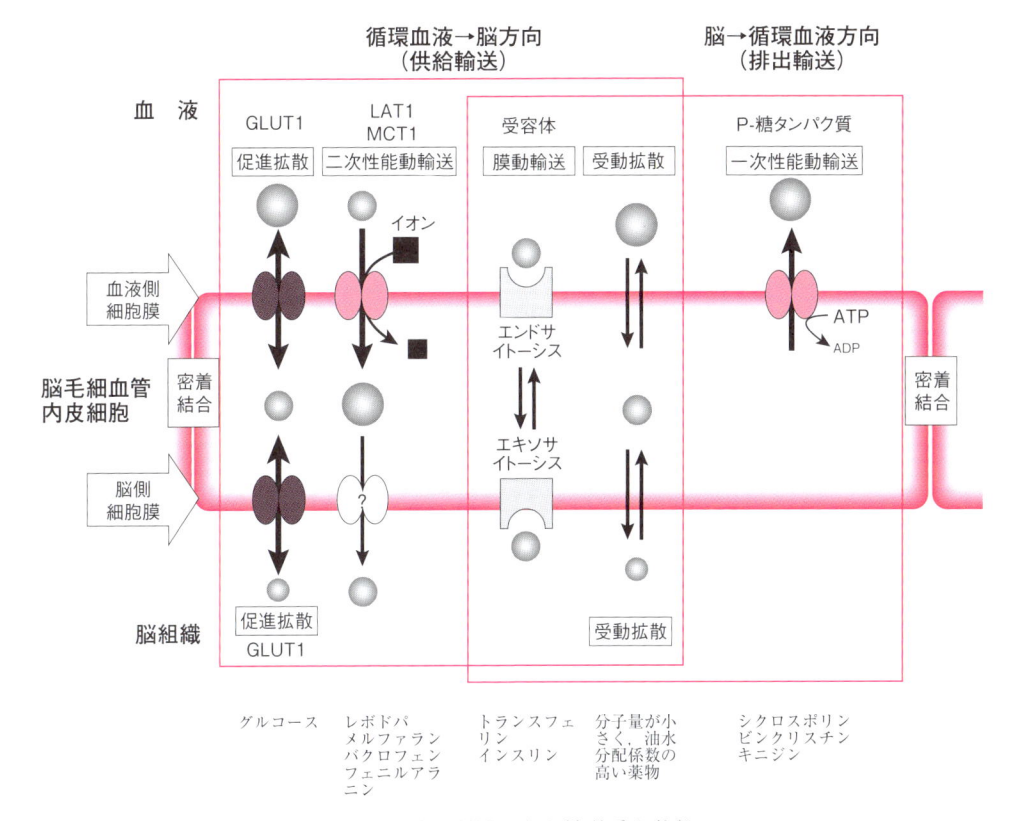

循環血液→脳方向
（供給輸送）

脳→循環血液方向
（排出輸送）

図15　血液脳関門の主な輸送系と薬物

GLUT1 ：グルコーストランスポーター
LAT1 ：L-アミノ酸トランスポーター
MCT1 ：モノカルボン酸トランスポーター

③膜動輸送（トランスサイトーシス）

　インスリンや鉄を輸送するトランスフェリンなどを輸送する受容体を介したトランスサイトーシス（膜動輸送系）が存在する。血液側細胞膜で受容体がペプチドやタンパク質と結合し，エンドサイトーシスにより細胞内に輸送する。その後，ペプチドやタンパク質は細胞内を移動し，脳細胞側の細胞膜でエキソサイトーシスされて脳組織の細胞外液に輸送される。

④P-糖タンパク質

　脳毛細血管内皮細胞の血管側細胞膜には，P-糖タンパク質が発現しており，シクロスポリン，ビンクリスチン，ドキソルビシン，キニジンなどの脂溶性の高い薬物を脳内から血液中へ能動

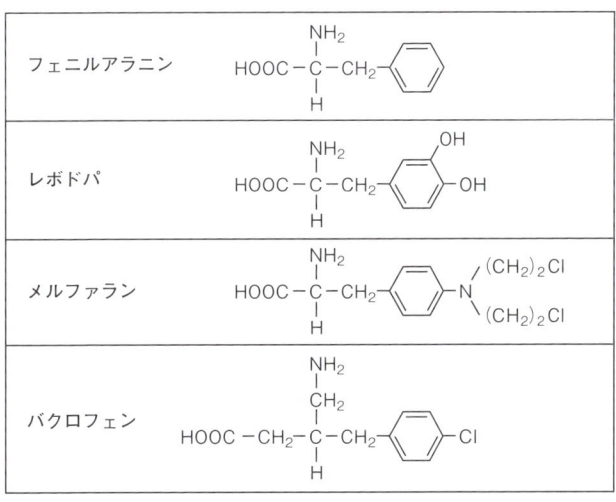

図16　アミノ酸の特殊輸送系によって脳に移行する薬物

フェニルアラニン	
レボドパ	
メルファラン	
バクロフェン	

的に排出している（図 14-b）。そのため，これらの薬物は大きな分配係数を示すにもかかわらず，見かけ上脳への移行性は低い。P-糖タンパク質のノックアウトマウスにビンブラスチン，ジゴキシン，シクロスポリンを投与した場合，正常なマウスに比べてそれら薬物の脳内濃度が顕著に高くなることからも，P-糖タンパク質が異物の侵入から脳を守るバリアーとして働いていることが明らかである。

2）血液脳脊髄液関門

　薬物の脳への移行経路として，血液脳関門のほかに脳脊髄液を介する血液脳脊髄液関門（BCSFB）がある。血液脳脊髄液関門では，血管内皮には開口部があり薬物は容易に間質（stroma）に透過できるが関門の働きをしている，脈絡叢（choroid plexus）と呼ばれる上皮細胞が密着結合によってお互いに強固に結合している。したがって，薬物の脂溶性と分子量が血液脳脊髄液関門の透過性を決定する要因となる。

　BCSFB にはビタミン C, デオキシリボヌクレオシド，葉酸，ビタミン B_6 などの内因性物質を運ぶトランスポーターが存在する。ベンジルペニシリンなどの β ラクタム系抗菌薬は，脈絡叢上皮細胞の脳脊髄液側膜に存在する有機アニオン輸送系によって血液方向に排出される。

　このように，両関門での物質の透過は経細胞的に行われるが，血液脳関門の表面積は血液脳脊髄液関門の約 5,000 倍もあるので，薬物の脳への分布に対する血液脳脊髄液関門の寄与は小さい。したがって，血液脳関門の透過性によって，薬物の脳への分布特性が決定される。

5．胎盤関門

　妊婦に投与された薬物は母体の体循環に入り，胎盤を通して胎児に移行する。母体の循環系と胎児の循環系の間には胎盤関門（placental barrier）と呼ばれる関門がある。この関門は母体と胎児の間での内因性物質や薬物の交換を調節する役目のほか，性腺刺激ホルモン，エストロゲン，プロゲステロンの合成や代謝を行っている。ヒト胎盤内では，胎児側から絨毛が突出し，その外側は母体血で満たされている。母体血と胎児血は胎盤によって完全に隔てられている。胎児側から突出した絨毛を構成する多核細胞のシンシチオトロホブラスト細胞は，母体血側を刷子縁膜，胎児血側を側底膜とした上皮細胞からなり，その内部に胎児の血管が走っている（図 17）。シンシチオトロホブラスト細胞が母体-胎児間の物質輸送を制御している。

　①ほとんどの薬物は受動拡散によって胎盤を通過するので，薬物の脂溶性と分子量が重要である。

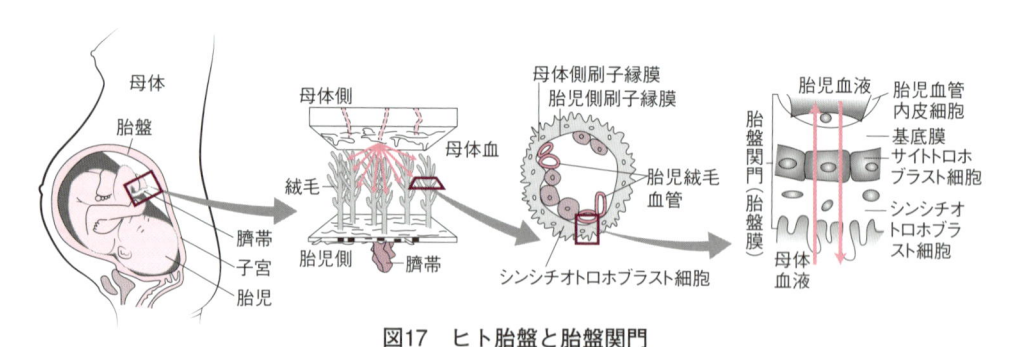

図17　ヒト胎盤と胎盤関門

（コンパス　生物薬剤学　岩城正宏、伊藤智夫　南江堂より引用）

②透過はpH‐分配仮説に従う。非イオン形で脂溶性の高い薬物ほどよく胎盤を通過する。例えば，脂溶性吸入麻酔薬，ステロイド類，チオペンタール，リドカイン，プロカインなどは速やかに胎盤を通過する。

③水溶性で分子量が1,000を超えるような薬物は透過が困難である。

④母体中で血漿タンパクと結合した薬物は胎児に移行しない。

⑤胎盤関門にはP‐糖タンパク質（MDR1, ABCB1)が発現しており，ビンクリスチンなどの薬物の胎児移行を制限している。

〈参考にした図書〉

パワーブック生物薬剤学	後藤　茂・金尾義治・森本一洋	廣川書店
新しい図解薬剤学	森本雍憲　他	南山堂
生物薬剤学	南原利夫	エルゼビアサイエンス　ミクス
生物薬剤学	林　正弘・谷川原祐介	南江堂
コンパス　生物薬剤学	岩城正宏, 伊藤智夫	南江堂

練習問題 国家試験過去問題

問1 ある薬物のアルブミンに対する結合定数を，半透膜の袋を用いた平衡透析法により測定した。袋の内液中のアルブミン濃度を 2.4 mmol/L，外液中の薬物初濃度を 1.0 mmol/L とし，平衡状態に達したときの外液中の薬物濃度を測定したところ，0.3 mmol/L であった。薬物の結合定数K（L/mmol）を求めなさい。ただし，アルブミン 1 分子当たりの薬物の結合部位数を 1 とする。また，内液および外液の容積は同じで，薬物もアルブミンも容器や膜に吸着しないものとする。

（第90回国試　問154）

問2 ある薬物のアルブミンへの結合定数は 10（μ mol/L）－ 1，結合部位数は 2 である。この薬物のアルブミン結合に関する Scatchard プロットを実線で表し，結合が競合的に阻害された場合を点線で表すとき，正しい図はどれか。1 つ選べ。ただし，図中の r はアルブミン 1 分子あたりに結合している薬物の分子数を，［Df］（μ mol/L）は非結合形薬物濃度を示す。

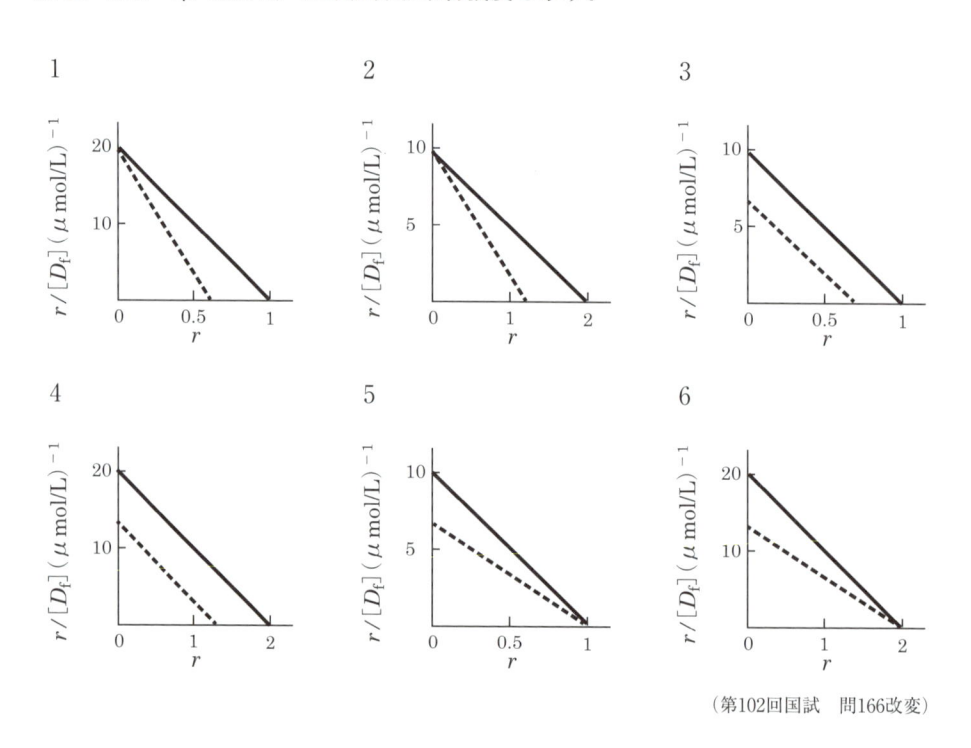

（第102回国試　問166改変）

問3	薬物 A の血中たん白非結合率（f_b）は 0.02 で，定速静脈内投与によって定常状態に達したときの血中全薬物濃度は 2 μg/mL であった。この状態で薬物 B を併用し両薬物ともに定常状態になったとき，薬物 A の f_b は，0.06 に上昇し，その血中全薬物濃度は 0.67 μg/mL となった。薬物 A の薬理効果は血中非結合形薬物濃度に比例し，薬物 A と薬物 B の間には薬理学的相互作用はない。薬物 B を併用することによって，薬物 A の薬理効果はどのように変化すると予測されるか。

1　1/5 に減少する。
2　1/3 に減少する。
3　ほとんど変化しない。
4　1/5 だけ増加する。
5　1/3 だけ増加する。

（第85回国試　問165）

問4	薬物の組織分布に関する記述のうち，正しいのはどれか。**2つ**選べ。

1　組織移行性の大きい薬物の分布容積は，血漿容積に近い値となる。
2　組織成分との結合が強い薬物の分布容積は，総体液量を超えることがある。
3　薬物の組織分布が平衡に達すると，血漿中と組織中の非結合形分率は等しくなる。
4　組織中非結合形分率に対する血漿中非結合形分率の比が大きい薬物ほど，分布容積は大きい。
5　炎症性疾患時にはα_1-酸性糖タンパク質の血漿中濃度が低下し，塩基性薬物の分布容積が増大する。

（第101回国試　問167）

問 5　薬物の血漿タンパク結合，組織結合及び分布容積に関する記述のうち，誤っているのはどれか。**2つ**選べ。ただし，定常状態における血漿中非結合形薬物濃度と組織中非結合形薬物濃度は等しいものとする。

1　血漿タンパク結合の変動が分布容積に及ぼす影響は，組織結合性が大きい薬物ほど顕著である。
2　薬物の血漿中濃度に対する組織中濃度の比は，組織中非結合形分率に対する血漿中非結合形分率の比に等しい。
3　体重1 kg あたりの分布容積が0.6 Lの薬物は，血漿を含む細胞外液に主に分布する。
4　血漿タンパク結合率が著しく高く，組織結合は無視できるほど低い薬物の分布容積は，血漿容積に近似できる。
5　分布容積は，体内薬物量を組織中薬物濃度で除することで得られる。

（第103回国試　問168）

問 6　分布容積が最も大きいのはどれか。**1つ**選べ。

1　アミオダロン
2　バンコマイシン
3　ヘパリン
4　リチウム
5　ワルファリン

（第103回国試　問43）

問7 図は分子量 400 以下の薬物の血液脳関門透過速度と n- オクタノール／水分配係数の関係を示したものである。図中の薬物に関する記述のうち，正しいのはどれか。**2つ**選べ。ただし，B 群の薬物は血液脳関門透過速度と分配係数の間に，図に示す直線関係がみられた。

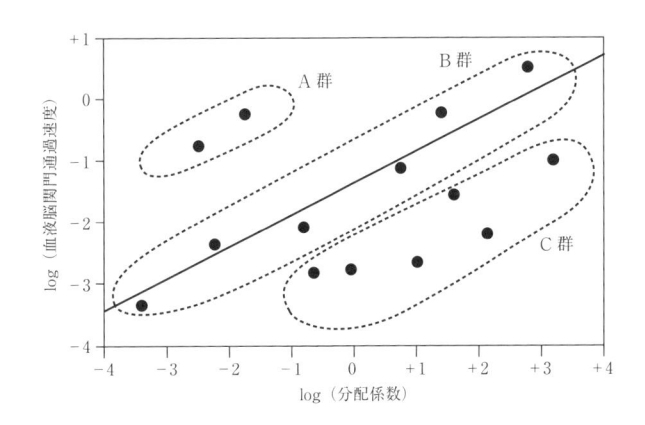

1　A 群の薬物は，毛細血管内皮細胞から血中へ能動的に排出される可能性が高い。

2　B 群の薬物は，受動拡散によって血液脳関門を透過する可能性が高い。

3　C 群の薬物は，輸送系に認識されて血液脳関門を透過する可能性が高い。

4　A 群に属する薬物にはレボドパがある。

（第92回国試　問153と第99回国試　問269　）

問8 血液脳関門に関する記述のうち，正しいのはどれか。**2つ**選べ。

1　血液脳関門の実体は，脈絡叢上皮細胞である。

2　分子量の大きな薬物は，血液脳関門を透過しやすい。

3　血液脳関門には種々の栄養物質の輸送系が存在し，一部の薬物はこの輸送系によって脳内へ分布する。

4　薬物の水溶性が高いほど，単純拡散による脳への移行性は大きい。

5　脳毛細血管内皮細胞に存在する P- 糖タンパク質は，一部の薬物の脳内移行を妨げている。

（第98回国試　問168）

| 問 9 | 血液脳脊髄液関門の実体を形成している細胞はどれか。**1つ**選べ。 |

1　神経細胞　　　2　毛細血管内皮細胞　　　3　脈絡叢上皮細胞
4　アストロサイト　　　5　周皮細胞

（第100回国試　問42）

| 問 10 | 76歳男性。1年ほど前から安静時に手足の震えや硬直が認められ，パーキンソン病と診断された。現在までレボドパ・ベンセラジド配合錠が処 |

方され，症状は改善されている。

　レボドパと，その薬効増強を目的として配合されているベンセラジドに関する記述として，正しいのはどれか。**2つ**選べ。

1　レボドパは，主にアミノ酸トランスポーター LAT1 により脳内に移行する。
2　レボドパは，主に単純拡散により脳内に移行する。
3　ベンセラジドは，主にモノアミン輸送系により脳内に移行する。
4　ベンセラジドは，脳におけるレボドパからドパミンへの代謝を阻害する。
5　ベンセラジドは，末梢組織におけるレボドパからドパミンへの代謝を阻害する。

（第102回国試　問270 改変）

第 4 章 代謝

Key Words

薬物代謝，活性代謝物，第Ⅰ相反応，第Ⅱ相反応，シトクロムP450（CYP），抱合酵素，
CYP3A4，腸内細菌，酵素誘導，酵素阻害

POINTS

- 薬物代謝とは薬物の構造が，生体内の酵素により化学変化することをいう。

- 薬物代謝には極性官能基が生じる第Ⅰ相反応と，官能基に生体内極性成分が化学結合する第Ⅱ相反応（抱合反応）がある。

- 第Ⅰ相反応には酸化，還元，加水分解反応がある。

- 第Ⅱ相反応にはグルクロン酸抱合，硫酸抱合，アセチル抱合，アミノ酸抱合，グルタチオン抱合などがある。

- 通常，薬物代謝反応により脂溶性薬物の極性が増し，薬理活性の低下，排泄の増大が起こる（解毒）。しかし，活性代謝物が生成し，薬理活性が増大する場合もある（代謝的活性化）。

- 肝臓は薬物代謝酵素活性が高いこと，容積が大きいことなどから薬物代謝の主要な部位である。

- 肝小胞体に局在するシトクロム P450（CYP）が薬物酸化反応の主要な酵素である。

- CYP はヘム鉄を含むタンパク質で多数の分子種が存在するが，ヒトで重要なのは CYP1A2，CYP2C9，CYP2C19，CYP2D6，CYP3A4 の 5 種類である。

- ヘム鉄にイミダゾール，トリアゾール系薬物が配位結合すると CYP の働きが阻害され，併用薬の代謝が妨げられ，その薬効が増強する。

- 同一の CYP 分子種を複数の薬物が競合することにより，薬物相互作用を生じる。

- リファンピシン，フェノバルビタール，カルバマゼピンなどで薬物代謝酵素が誘導されると代謝が活性化され，その併用薬の薬効が減弱する。

Ⅰ　薬物分子の体内での化学変化とそれが起こる部位

1．薬物代謝とは

　経口投与された薬物は吸収過程を経て循環血液に入り，体内の臓器・組織に分布する。標的組織に移行した薬物は薬理作用を発現する。その間，薬物は未変化体のままあるいは化学構造

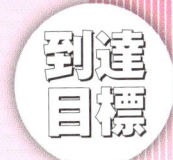

1. 代表的な薬物代謝酵素を列挙し，その代謝反応が起こる組織ならびに細胞内小器官，反応様式について説明できる。
2. 薬物代謝の第I相反応（酸化・還元・加水分解），第II相反応（抱合）について，例を挙げて説明できる。
3. 代表的な薬物代謝酵素（分子種）により代謝される薬物を列挙できる。
4. プロドラッグと活性代謝物について，例を挙げて説明できる。
5. 薬物代謝酵素の阻害および誘導のメカニズムと，それらに関連して起こる相互作用について，例を挙げて説明できる。

の変換を受け尿中，胆汁中に排泄される。ここで，薬物代謝とは，薬物の構造が生体内の酵素反応により様々な様式で化学変化することであり，ほとんどが水溶性を増加する反応である（アセチル抱合，メチル抱合は逆に水溶性が低下する）。

2．薬物代謝部位

　薬物代謝酵素は体内のほとんどの臓器・組織に分布するが，多くの脂溶性薬物に対する主要代謝臓器は，高い活性と大きな容積をもつ肝臓である。肝臓以外の組織では，小腸や腸内細菌における薬物代謝が重要な場合がある。例えば，経口投与されたミダゾラム，ニフェジピン，シクロスポリンなどは循環血中に到達する前に小腸粘膜で容易に代謝されてしまう。小腸の薬物代謝活性は肝臓に比べると低いが，経口投与後最初に曝露する小腸粘膜内の薬物濃度は高いので代謝量が多くなる。潰瘍性大腸炎治療薬のサラゾスルファピリジンは，腸内細菌により還元的な代謝を受け活性代謝物の 5-アミノサリチル酸を生成する（p. 102 参照）。肝臓に比べ活性は低いが，肺，腎臓，脳，皮膚，胎盤などにも薬物代謝酵素は存在する。しかし，代謝による体内からの薬物除去を考えるとき，主たる代謝臓器は肝臓であるといえる。

3．薬物代謝酵素の細胞内局在性

　肝臓は栄養物質の処理，貯蔵，体液や血液量の調節，胆汁の分泌，細網内皮系細胞による身体防御作用など，生体に重要な機能を兼ね備えている。図1に肝細胞の構造模式図を示す。肝細胞膜を機械的に破砕（ホモジネート）して細胞内のオルガネラを遠心で分画する方法を図2

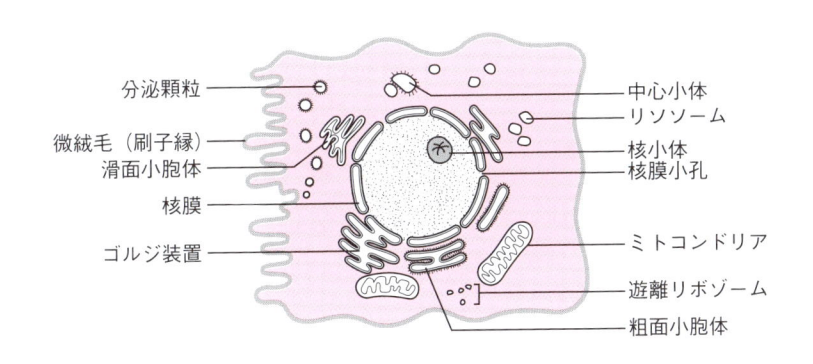

図1　細胞の構造模式図

に示す。得られるミトコンドリア画分，$9,000 \times g$ 上清画分（S-9 画分），ミクロソーム画分，可溶性画分を用い，*in vitro* で個々の薬物の代謝反応機構を検討する。薬物の代謝に関わっている酵素の多くは，ミクロソーム画分や可溶性画分に存在する（p.94 表2 参照）。

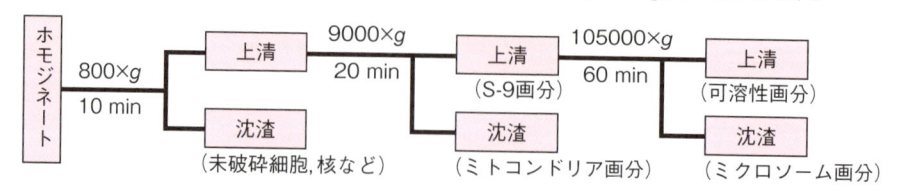

図2　細胞内オルガネラの遠心分画法

II　薬物代謝が薬効に及ぼす影響

　薬物は生体にとって異物であり，体内から除去する必要がある。脂溶性の高い薬物は血液中から体内組織に容易に移行しそこに留まりやすく，また糸球体ろ過後尿細管で再吸収されやすいので，体内に長く滞留する性質を示す。生体が薬物を除去する方法には排泄と代謝という2つの過程があり，薬物代謝の意義は脂溶性薬物の水溶性を増すことにより，組織滞留性を低下させ尿中排泄や胆汁排泄を増大することにある。また，代謝により薬物の構造が変化し水溶性が増大する（極性化する）と，標的受容体，酵素，チャネルなどとの相互作用が減弱し薬理作用が失われることがある。このように，代謝により多くの薬物の薬効が消失することから，生体は薬物に長期間曝露されないようにする一種の防御機構を備えていることになる。

　従来，薬物代謝は解毒反応とみられてきた。事実，代謝により薬理作用や毒性が減弱することが多く，それを解毒という。しかし，一方では代謝により不活性体から活性体が生成される薬物，薬理作用が増強あるいは質的に変化する薬物，毒性が発現する薬物も多数知られている

表1　活性化あるいは薬理作用の質的変化を伴う主な薬物代謝反応例

	元の薬物	代謝物（作用）	代謝様式
不活性薬物から活性代謝物の生成	アセトアニリド	アセトアミノフェン（解熱鎮痛薬）	芳香環水酸化
	フェナセチン	アセトアミノフェン（解熱鎮痛薬）	*O*-脱エチル化（p.100）
	6-メチルチオプリン	6-メルカプトプリン（代謝拮抗薬）	*S*-脱メチル化
	プロントジル	スルファニルアミド（抗菌薬）	アゾ基の還元（p.95）
	抱水クロラール	トリクロロエタノール（催眠薬）	アルデヒド還元
	ロキソプロフェン	*trans*-アルコール体（抗炎症薬）	ケトン還元
	ノルモルヒネ	モルヒネ（鎮痛薬）	メチル抱合
薬理作用の増強または質的変化	プリミドン	フェノバルビタール（活性代謝物）	水酸化
	フェニルブタゾン	オキシフェンブタゾン（作用増強）	芳香環水酸化
	コデイン（鎮痛薬）	モルヒネ（作用増強）	*O*-脱メチル化
	イミプラミン（5-HT 取り込み阻害薬）	デシプラミン（ノルアドレナリン取り込み阻害薬）	*N*-脱メチル化
	ジアゼパム（トランキライザー）	オキサゼパム（抗痙れん薬）	*N*-脱メチル化と水酸化（p.100-101）
	イプロニアジド（抗うつ薬）	イソニアジド（抗結核薬）	*N*-脱イソプロピル化
	テルフェナジン（抗ヒスタミン薬）	フェキソフェナジン（活性代謝物）	メチル基酸化
	チオペンタール（麻酔,抗痙れん薬）	ペントバルビタール（催眠薬）	脱硫
	サラゾスルファピリジン	5-アミノサリチル酸（抗炎症薬）	アゾ基の還元（p.102）
	アセトヘキサミド（抗糖尿病薬）	ヒドロキシヘキサミド（作用増強）	ケトン還元
	モルヒネ（鎮痛薬）	モルヒネ-6-グルクロニド（作用保持）	グルクロン酸抱合

（表1）。このような現象を代謝的活性化と呼ぶ。代謝的活性化には種々の反応が関わるが，脱アルキル化，アゾ基の還元，芳香環の水酸化などが比較的多いようである。

Ⅲ　薬物代謝様式とそれに関わる代表的な酵素

薬物代謝様式は第Ⅰ相反応と第Ⅱ相反応に大別される。第Ⅰ相反応は酸化，還元および加水分解反応により，-OH基，-COOH基，-NH$_2$基，-SH基などの官能基が導入あるいは露出する（エステル，アミドの加水分解あるいは脱アルキル化などにより修飾されていたもとの官能基が再び現れる）反応である。代表的な第Ⅰ相反応の薬物代謝様式とそれに関わる主な酵素を表2，3，4に示す。第Ⅰ相代謝反応で生じた，または薬物が本来有している，-OH基，-COOH基，-NH$_2$基，-SH基などの官能基に，グルクロン酸，硫酸，グルタチオン，アミノ酸などの生体内極性物質が，種々の転移酵素（抱合酵素）の作用により共有結合する反応を第Ⅱ相反応（抱合反応）という（表5）。

1．第Ⅰ相反応

（1）酸化反応（表2）

脂溶性薬物に最も一般的に起こる酸化反応は，NADPHと分子状酸素を要求し薬物に酸素原子を1個導入する反応であり，ミクロソーム画分局在性のシトクロムP450（CYP）により行われる。求核性の高い窒素原子や硫黄原子を有する薬物は，ミクロソームに局在するもう1つの酸化酵素であるフラビン含有モノオキシゲナーゼ（FMO）により N-オキシド体，S-オキシド体に酸化される。この反応にも補酵素としてNADPHが要求される。可溶性画分に存在するアルコール脱水素酵素（ADH）やアルデヒド脱水素酵素（ALDH），ミトコンドリア外膜に局在するモノアミン酸化酵素（MAO）などが薬物の酸化に関わることもある。

1）シトクロムP450（CYP）による主な酸化反応

CYPは，今日臨床で使われている医薬品の約80%の代謝に関与しているといわれ，以下に示すように，様々な酸化反応や一部還元反応も触媒する。

アルキル側鎖の水酸化：アルキル側鎖が代謝部位であれば，末端の炭素で起こるω酸化により第一級アルコール体，および末端から1つ内側の炭素で起こるω-1酸化により第二級アルコール体が生成する。第一級アルコール基はADHにより，さらにカルボン酸体へ代謝される。

芳香環の水酸化：二重結合に酸化反応が起これば通常化学反応性に富むエポキシド体が生成する。芳香環のエポキシドはアレンオキシドといわれ，不安定で結果的にフェノール性水酸基が導入される。また，エポキシドはエポキシドヒドロラーゼ（EH）によりジヒドロジオール体に変換される。

O-，S-，N-脱アルキル化反応：脱アルキル化反応は，O-，S-および N-原子に結合したアルキル基が脱離する反応である。その初発反応はヘテロ原子に隣接するα炭素のCYPによる水酸化反応であるが，生成する中間体が不安定なため分解し，-OH基，-SH基，-NH-基，-NH$_2$基が露出し，同時に対応するアルデヒド体が生成する。

Nの酸化（ヒドロキシ化，オキシド化）：第一級，第二級アミンはCYPによりヒドロキシアミン体となる。ヒドロキシアミン体は変異原性，発がん性，メトヘモグロビン血症などの毒性

表 2 　薬物の主な酸化様式と関与する酵素

酸化様式		反応式	酵素	局在性
アルキル側鎖の水酸化		$RCH_2CH_2CH_3 \rightarrow RCH_2CH_2CH_2OH$ 　ω酸化 第一級アルコール体 $\searrow RCH_2CH(OH)CH_3$ 　ω−1酸化 第二級アルコール体	CYP	ミクロソーム画分
芳香環の水酸化		アレン → アレンオキシド（エポキシド体） → trans-ジヒドロジオール	CYP EH	ミクロソーム画分 ミクロソーム画分，可溶性画分
O-脱アルキル化		$ROCH_2R' \rightarrow [R-OCHR'] \rightarrow R-OH + R'CHO$ ヘテロ原子 α　　　　OH　　　アルデヒド体 （R'＝Hのとき脱メチル化）	CYP	ミクロソーム画分
S-脱アルキル化		$RSCH_2R' \rightarrow [R-SCHR'] \rightarrow R-SH + R'CHO$ ヘテロ原子 α　　　　OH　　　アルデヒド体	CYP	ミクロソーム画分
N-脱アルキル化		$R-N\overset{CH_2R'}{\underset{CH_2R''}{}} \rightarrow [R-N\overset{CH(OH)R'}{\underset{CH_2R''}{}}] \rightarrow R-NHCH_2R'' +R'CHO$ ヘテロ原子　　　　　　　　　　　　アルデヒド体	CYP	ミクロソーム画分
エポキシド化		$RCH=CHR' \rightarrow RCH-CHR'$ 　　　　　　　　　　　　_O_	CYP	ミクロソーム画分
N-ヒドロキシ化	一級アミン	$R-NH_2 \rightarrow R-NHOH$ ヒドロキシアミン体	CYP	ミクロソーム画分
N-ヒドロキシ化	二級アミン	$R-NHR' \rightarrow R-N(OH)-R'$ ヒドロキシアミン体	CYP, FMO	ミクロソーム画分
N-オキシド化	三級アミン	$(R'', R', R)-N \rightarrow (R'', R', R)-N=O$	FMO	ミクロソーム画分
S-オキシド化		$R-S-R' \rightarrow R-\overset{O}{\underset{}{S}}-R' \rightarrow R-\overset{O}{\underset{O}{S}}-R'$ スルフィド　　　スルホキシド　　　スルホン酸	CYP, FMO	ミクロソーム画分
脱硫化		$\overset{R}{\underset{R'}{}}X=S \rightarrow \overset{R}{\underset{R'}{}}X=O$ 　（X＝C, P）	CYP（一部FMO）	ミクロソーム画分
アルコールの酸化		$R-CH_2OH \rightarrow R-CHO$	ADH	可溶性画分
アルデヒドの酸化		$R-CHO \rightarrow R-COOH$	ALDH, AO（一部CYP〔MALDO〕）	可溶性画分 （ミクロソーム画分）
酸化的脱アミノ化		$R-CH_2NH_2 \rightarrow R-CHO + NH_3$	MAO	ミトコンドリア画分

CYP：シトクロムP450，EH：エポキシドヒドロラーゼ，FMO：フラビン含有モノオキシゲナーゼ，
ADH：アルコール脱水素酵素，ALDH：アルデヒド脱水素酵素，AO：アルデヒド酸化酵素，
MALDO：ミクロソームアルデヒド酸化酵素，MAO：モノアミン酸化酵素

を現すことがある。メトヘモグロビンとは，ヘモグロビンの 2 価の鉄が酸化されて 3 価の鉄に変化したもので，酸素が結合できない状態のヘモグロビンのことをいう。第二級アミンの酸化には FMO も関与する。第三級アミンは CYP の関与はほとんどなく，大半は FMO により N-オキシド体となる。

　Sの酸化（オキシド化）：求核性の強い硫黄原子の酸化には CYP あるいは FMO が関与し，スルフィドはスルホキシドを，スルホキシドはスルホン酸を生成する。前者は可逆的，後者は不可逆的反応である。

2）シトクロム P450（CYP）以外の酵素による主な酸化反応

　アルコールの酸化：脂肪族第一級，第二級および脂環式アルコール，ジオール体など多くのアルコール類が，可溶性画分に存在するアルコール脱水素酵素（ADH）により，対応するアルデヒドあるいはケトンに酸化される。反応は可逆的で NAD^+ が補酵素として使われ，ピラゾールで阻害される。エタノールの酸化にミクロソームの CYP2E1 も関与するが，要求される補酵素は NADPH であり，エタノールやイソニアジドにより誘導される。

　アルデヒドの酸化：酸化的脱アミノ化あるいはアルコールの酸化で生成したアルデヒドは，可溶性画分に存在するアルデヒド脱水素酵素（ALDH）により，不可逆的にカルボン酸に酸化される。アルデヒドの酸化には，可溶性画分のアルデヒド酸化酵素（AO）や一部の CYP〔ミクロソームの CYP（MALDO）〕も関与する。

　酸化的脱アミノ化：カテコールアミン，インドールアミンなどの第一級アミノ基は，ミトコンドリア外膜に局在するモノアミン酸化酵素（MAO）により酸化的脱アミノ化を受け，アルデヒドを生成する。

（2）還元反応（表3）

　アゾ基の還元：アゾ基は CYP，NADPH-P450 還元酵素，DT-ジアホラーゼ，腸内細菌により還元され，2つの第一級アミンに開裂される。例えば，プロントジルは，NADPH-P450 還元酵素および腸内細菌のアゾ還元酵素により還元され，活性代謝物であるスルファニルアミドを生成する。この発見はサルファ剤開発の端緒となった。

プロントジル 　　　　　　1, 2, 4-トリアミノベンゼン 　　　スルファニルアミド（活性代謝物）

　ニトロ基の還元：芳香族ニトロ化合物は，ニトロソ体，ヒドロキシアミン体を経て最終的にアミンに還元される。この反応には，ミクロソームの CYP，NADPH-P450 還元酵素，可溶性画分のキサンチン酸化酵素（XO），アルデヒド酸化酵素（AO），腸内細菌などが関与する。

表3　薬物の主な還元様式と関与する酵素

還元様式	反応式	酵素	局在性
アゾ基の還元	$R-N=N-R' \longrightarrow R-NH_2 + R'-NH_2$ 第一級アミン　第一級アミン	CYP NADPH-P450還元酵素 DT-ジアホラーゼ 腸内細菌	ミクロソーム画分 ミクロソーム画分 可溶性分画
ニトロ基の還元	$R-NO_2 \longrightarrow R-N=O \longrightarrow R-NHOH$ ニトロソ体　　ヒドロキシルアミン体	CYP NADPH-P450還元酵素 キサンチン酸化酵素（XO） アルデヒド酸化酵素（AO） 腸内細菌	ミクロソーム画分 ミクロソーム画分 可溶性画分 可溶性画分
アルデヒドの還元	$R-CHO \longrightarrow R-CH_2OH$	ALDH アルデヒド還元酵素	可溶性画分 可溶性画分
ケトンの還元	$\begin{smallmatrix}R\\R'\end{smallmatrix}C=O \longrightarrow \begin{smallmatrix}R\\R'\end{smallmatrix}CHOH$	ADH ケトン還元酵素	可溶性画分 可溶性画分
キノンの還元	$O=\bigcirc=O \longrightarrow HO-\bigcirc-OH$	DT-ジアホラーゼ	可溶性画分
N-オキシドの還元	$(R'', R', R)-N=O \longrightarrow (R'', R', R)-N$	CYP	ミクロソーム画分

CYP は *in vitro* でアゾ基，ニトロ基の還元を行うが，酸素により阻害されることから，生体内での詳細は不明である。

アルデヒド，ケトンの還元：アルデヒドは ALDH によりカルボン酸に酸化される経路が主であるが，ADH，アルデヒド還元酵素，ケトン還元酵素などにより，アルコールに還元される経路も存在する。ケトンは，ADH やケトン還元酵素により還元され，第二級アルコール体を生成する。

（3）加水分解反応（表4）

エステル，アミドは安定性や吸収性の改善あるいは副作用の軽減を目的に親化合物のプロドラッグとして生体に投与されることが多い。それらは，体内でカルボキシエステラーゼ（CES）の作用により加水分解され，-COOH 基，-OH 基，-NH$_2$ 基を生成し，薬理作用を発揮する。

表4　薬物の主な加水分解様式と関与する酵素

加水分解様式	反応式	酵素	局在性
エステル加水分解	R-COOR′ ⟶ R-COOH + R′-OH	カルボキシエステラーゼ（CES）	ミクロソーム画分 可溶性画分
アミド加水分解	R-CONHR′ ⟶ R-COOH + R′-NH$_2$	カルボキシエステラーゼ（CES）	ミクロソーム画分 可溶性画分
エポキシド加水分解	R-CH-CH-R′ ⟶ R-CH-CH-R′ (O) (OH OH)	エポキシドヒドロラーゼ（EH）	ミクロソーム画分 可溶性画分
グルクロン酸抱合体加水分解	(構造式) + RXH	β-グルクロニダーゼ 腸内細菌	リソソーム画分
ペプチド加水分解	R-CONHR′ ⟶ R-COOH + R′-NH$_2$	ペプチダーゼ	可溶性画分

2．第Ⅱ相反応

官能基に，グルクロン酸，硫酸，アミノ酸などの生体内極性物質が共有結合する第Ⅱ相反応（抱合反応）により（**表5**），薬物の極性がさらに増し，尿あるいは胆汁中に排泄されやすくなる。グルクロン酸抱合，硫酸抱合，グルタチオン抱合などでは，分子量が増大すること，有機アニオン輸送担体の基質になることも胆汁中排泄に有利な点と考えられている。抱合反応が起こるためには，薬物分子と生体極性分子のどちらかが活性化される必要がある。

グルクロン酸抱合：薬物のみならず種々の内因性物質に対しても重要な抱合反応である。ミクロソームに局在する UDP-グルクロン酸転移酵素（UGT）の触媒により，UDP-グルクロン酸（UDPGA）として活性化されたグルクロン酸が，-OH 基，-COOH 基，-NH$_2$ 基などの官能基に結合する。-COOH 基に反応が起これはエステル型グルクロニドが，-OH 基に起これはエーテル型グルクロニドが生成する。前者は後者に比べ安定性が悪く，生体高分子と結合して毒性を現す可能性が示唆されている。胆汁に排泄されたグルクロン酸抱合体は腸内細菌のβ-グルクロニダーゼにより加水分解（脱抱合）され，遊離された脂溶性の親化合物が腸管から再吸収されることがある。これを腸肝循環という。ヒトやサルにおいてはフェニル

ブタゾンが *C*-グルクロニドを生成する。*C*-グルクロニドはエーテル結合ではないため，*β*-グルクロニダーゼで加水分解されにくい。通常，グルクロン酸抱合により薬理活性は消失するが，モルヒネ-6-グルクロニド（エーテル型グルクロニド）は鎮痛作用を保持する珍しい例である。

フェニルブタゾングルクロニド
（*C*-グルクロニド）

モルヒネ-6-グルクロニド
（エーテル型グルクロニド）

硫酸抱合：硫酸抱合は -OH 基，-NH$_2$ 基などにおいてもみられるが，フェノール性水酸基に対してより起こりやすい抱合反応で，反応には活性硫酸（PAPS）が必要とされる。硫酸抱合を受ける薬物はグルクロン酸抱合も受けるので，これら2つの抱合反応は競合する可能性があるが，基質の濃度が低いときは硫酸抱合，高くなるとグルクロン酸抱合が優先することが多い。

アミノ酸抱合：芳香環を有するカルボン酸は，グリシン，グルタミン，タウリンなどとアミド結合を形成し，アミノ酸抱合体として排泄される。反応はミトコンドリアに局在するアミノ酸 *N*-アシル転移酵素により触媒される。生体極性成分が活性化されるグルクロン酸抱合，硫酸抱合，アセチル抱合などと異なり，アミノ酸抱合では薬物が CoA-チオエステルとして活性化される。利用されるアミノ酸は，安息香酸ではグリシンであるが，フェニル酢酸ではグルタミンであり，薬物のカルボン酸構造により異なる。

表5　薬物の主な抱合様式と関与する酵素

抱合反応様式	抱合を受ける官能基	活性供与体と反応例		酵素名	局在性
グルクロン酸抱合	-OH, -COOH, -NH$_2$, -SH,	$R-OH \xrightarrow[\text{UDPGA}]{\text{UDP}} R-OC_6H_9C_6$		UDP-グルクロン酸転移酵素（UGT）	ミクロソーム画分
硫酸抱合	-OH, Ar-NH$_2$	$R-OH \xrightarrow[\text{PAPS}]{\text{PAP}} R-OSO_3H$		硫酸転移酵素（SULT）	可溶性画分
アミノ酸抱合	Ar-COOH	$Ar-COOH \xrightarrow[\text{CoASH,ATP,H}_2\text{NCH}_2\text{COOH}]{\text{PPi,AMP,CoASH}} Ar-CONHCH_2COO104H$		アミノ酸*N*-アシル転移酵素	ミトコンドリア画分
アセチル抱合	Ar-NH$_2$ Ar-SO$_2$NH$_2$	$Ar-NH_2 \xrightarrow[\text{CH}_3\text{COSCoA}]{\text{CoASH}} Ar-NHCOCH_3$		アセチル転移酵素（NAT）105	可溶性画分
メチル抱合	-OH, -NH$_2$, -SH	$-SH \xrightarrow[\text{SAM}]{\textit{S}-\text{アデノシルホモシステイン}} -SCH_3$		メチル転移酵素	可溶性画分
グルタチオン抱合	活性なハロゲン，ニトロ基をもつ芳香族化合物，エポキシド	$R-X \xrightarrow{\text{GSH}} R-S-CH_2CH$	CONHCH$_2$COOH ／ NHCOCH$_2$CH$_2$CHCOOH ／ NH$_2$	グルタチオン*S*-転移酵素（GST）	可溶性画分

UDPGA：UDP-グルクロン酸，PAPS：3'-ホスホアデノシン-5'-ホスホ硫酸，SAM：*S*-アデノシルメチオニン

アセチル抱合：アセチル抱合は芳香族アミン，スルホンアミド，ヒドラジンなどのアミノ基がアセチル化される反応で，活性化分子種としてアセチル CoA が必要である。反応は，可溶性画分に存在する N-アセチル転移酵素（NAT）により触媒される。アセチル抱合やカテコールに起こるメチル抱合により薬物の極性がむしろ低下するが，これらの抱合反応は化学反応性に富む薬物から生体を防御する機構として重要と考えられる。

メチル抱合：メチル抱合は，カテコール化合物，6-メルカプトプリン，チオール基，ニコチンアミドなどに，N-アデノシルメチオニンとして活性化されたメチル基が種々のメチル転移酵素により転移される反応である。他の抱合反応とは異なりメチル抱合もアセチル抱合と同様に水溶性が低下する。

グルタチオン抱合：すでに活性化状態にある反応性の高い求核性のニトロ化合物，ハロゲン化合物，エポキシド，α，β-不飽和カルボニル化合物などに，トリペプチドのグルタチオンが結合する反応で，可溶性画分に局在するグルタチオン S-転移酵素（GST）により触媒される。グルタチオン抱合体は，さらにアミド結合の加水分解と N-アセチル化反応を受け，最終的に N-アセチルシステイン抱合体（メルカプツール酸）となって主に尿中に排泄される。

Ⅳ　シトクロム P450（CYP）による薬物酸化

1．CYPの構造

シトクロム P450（CYP）は，肝臓の小胞体に多く存在する分子量が約 50,000 のヘムタンパク質である。ヘムタンパク質とはヘムとタンパク質が結合した色素タンパク質の1種であり，ヘモグロビン，ミオグロビン，カタラーゼ，ペルオキシダーゼなどがある。CYPの特徴の1つは，活性中心にヘム鉄を有することである（図3）。ヘム鉄の第6配位座に分子状酸素が配位し，ヘム鉄に電子が伝達され分子状酸素が活性化される。ヘム鉄の第6配位座に他の物質が配位すると，酸素の活性化が行われなくなり酸化反応は阻害される。シ

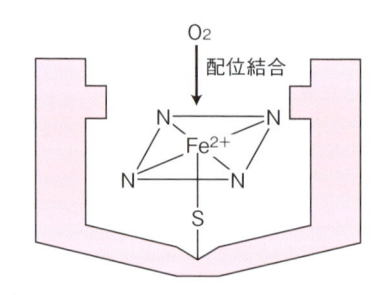

図3　CYPの構造模式図
（よくわかる薬物相互作用，水柿道直，
高柳元明監修，p14，廣川書店，2001）

トクロム P450（CYP）の名前の由来は，還元型 CYP（Fe^{2+}）が一酸化炭素と結合すると 450 nm に吸収極大を示すためである。

2．CYPの性質

①分子多様性：CYP は，ステロイドホルモン，脂溶性ビタミンなど生理活性物質の生合成に関与する生体成分合成型と，生体外物質を代謝する薬物代謝型に大きく分類される。薬物代謝型には多数の分子種が存在しスーパーファミリーを形成している。これを分子多様性といい，各分子種は CYP3A4 のように表記される。ここで，アミノ酸組成が 40% 以上の相同性を有する CYP は1つの群（ファミリー）にまとめられ最初のアラビア数字で表される。55% 以上の相同性を有するものは亜群（サブファミリー）に分類され，アルファベットで表示される。1

つの群に2つ以上の亜群があるときはアルファベット順にし，1つの亜群に複数の分子種があるときはアラビア数字を添えて示す。

　ヒトにおいて薬物の代謝に関与する代表的な CYP 分子種として，CYP1A2，CYP2C9，CYP2C19，CYP2D6，CYP3A4 の5種類があり，これらの CYP で95%以上の医薬品の酸化が行われる。ヒト肝全 CYP 中に占める各 CYP 分子種の割合と各 CYP 分子種が代謝する医薬品の割合を**図4**に示す。CYP2D6 の発現率は低いが，代謝する医薬品の数は多い。肝臓以外では小腸の CYP3A4 が，経口投与された薬物と食物との相互作用，あるいは同時に経口服用する併用薬との相互作用の観点から重要である。

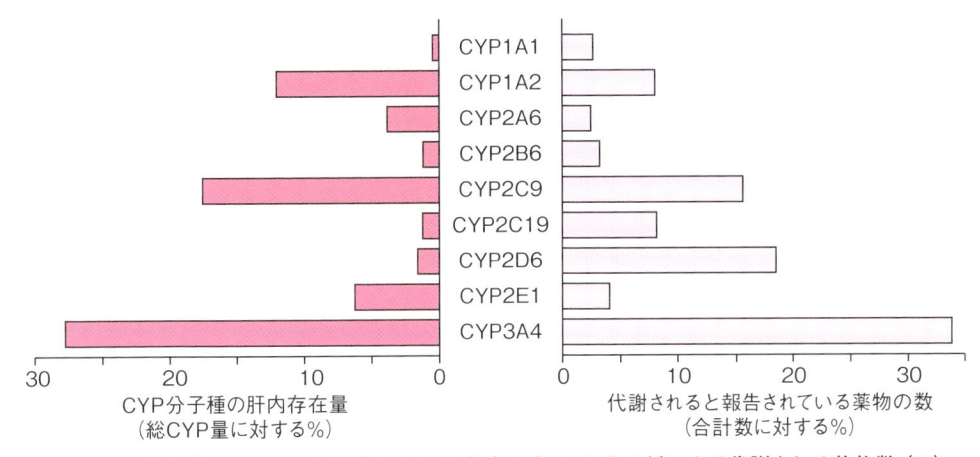

図4　ヒト肝組織中のCYP分子種の存在量 (%) と各CYP分子種により代謝される薬物数 (%)

(島田　力，薬物動態, 15, 35, 1995)

　②**低い基質特異性**：生体成分合成型 CYP は高い基質特異性を示すのに対して，薬物代謝型 CYP の基質特異性は極めて低いという特徴を有する。そのため，複数の薬物が同一 CYP 分子種により酸化される，複数の CYP 分子種が同一薬物の酸化に関わる，同一 CYP 分子種が同一薬物の異なる部位を代謝する，などの特性が出てくる。ある薬物の代謝に単一の分子種しか関与しないとき，CYP の低い基質特異性は薬物・薬物相互作用を起こす原因となる。

　③**誘導および阻害**：種々の要因で CYP 活性が増大し薬効が低下する誘導現象が，また CYP 活性が低下し薬効が増大する阻害現象が起こり，臨床で問題となることがある。

　④**遺伝多型**：遺伝的に CYP 活性が低い個体群あるいは全く欠損している個体群が存在し，薬物の副作用発現率が高くなり，医薬品の適正使用における重要な注意点となっている。

3.　CYPによる薬物酸化様式

　CYP による薬物酸化反応機構を**図5**に示す。概略すると，①まず，ヘム鉄が3価状態の CYP（Fe^{3+}）に薬物（RH）が結合する，② NADPH-シトクロム P450 還元酵素を介し NADPH から1番目の電子がヘム鉄に伝達され2価に還元される，③ヘム鉄の第6配位座に分子状酸素が配位する，④2番目の電子により酸素分子が活性化される，⑤1個の酸素原子が薬物に導入され，もう1個の酸素原子が還元され水となって，CYP は元の酸化型（Fe^{3+}）に戻る。この一連の薬物酸化反応は，一原子酸素添加反応（モノオキシゲネーション）と呼ばれ，次のような一般式で表される。なお，還元型 CYP（Fe^{2+}）・RH 複合体（②）の状態で薬物の還元

反応が起こることがある。

$$RH + O_2 + NADPH + H^+ \rightarrow ROH + H_2O + NADP^+$$

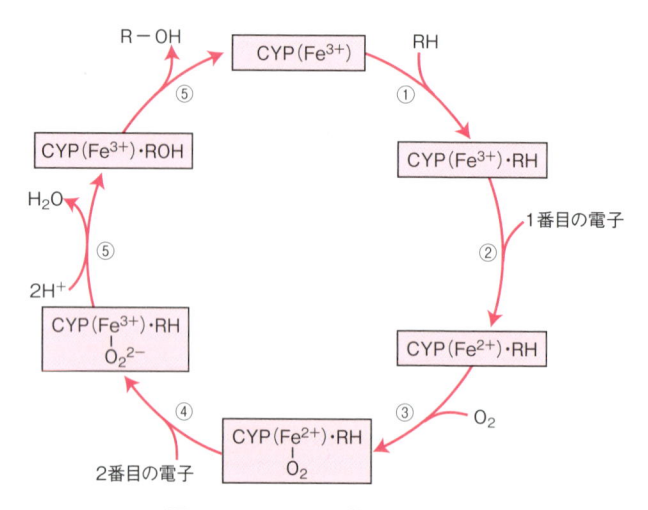

図 5　CYPによる薬物の酸化機構

1番目の電子はNADPH-P450還元酵素に，2番目の電子はNADPH-P450還元酵素またはシトクロムb5に由来する。

V　薬物の代謝反応例

代表的な薬物代謝反応例を以下に示す。

フェナセチンの代謝：解熱鎮痛薬であるフェナセチンのヒト尿中主代謝物は，CYP1A2 により O-脱エチル化を受け生成する活性代謝物のアセトアミノフェンとそのグルクロン酸および硫酸抱合体で，投与量の 80〜90％に達する。第 I 相反応と第 II 相反応が連続的に起こって最終的に尿中へ排泄されることがわかる。アミド結合の開裂により生成する p-フェネチジンは，さらに酸化され反応性の高い N-ヒドロキシアミン体となりメトヘモグロビン血症の原因となる。アセトアミノフェンを多量投与すると，抱合反応系が飽和され CYP による N-水酸化を経て，反応性に富む活性中間体（N-アセチル-p-ベンゾキノンイミン）が生成し肝障害が起こる。アセトアミノフェンはアセトアニリドの活性代謝物でもある。

ジアゼパムの代謝：ベンゾジアゼピン系精神安定薬，抗痙れん薬，抗不安薬のジアゼパムは，メチレン部の水酸化（CYP3A4）によりテマゼパムに代謝，またN-脱メチル化（CYP2C19）によ

りデスメチルジアゼパム，続けて水酸化反応（CYP3A4）でオキサゼパムが生成する。3つの代謝物はいずれも薬理活性を有する。

プロプラノロールの代謝：β-アドレナリン受容体遮断作用を有し，狭心症，高血圧，不整脈の治療薬であるプロプラノロール（Ⅰ）の代謝経路はかなり複雑である。ナフタレン環の4位が CYP2D6 により水酸化され，親化合物より強い薬理作用を有する活性代謝物の 4-ヒドロキシプロプラノロール（Ⅱ）が生成する。一方，側鎖が CYP1A2，CYP2C19 により N-脱イソプロピル化を受け，N-デスイソプロピルプロプラノロール（Ⅲ）が生成する。このとき，同時にプロピオンアルデヒドが生成する。N-脱アルキル体（Ⅲ）は，次いで MAO により中間のアルデヒド体（Ⅳ）に酸化され，アルデヒド体は ALDH によりさらにナフトキシ乳酸（Ⅴ）

に酸化される。プロプラノロールは水酸化反応に加え，それ自身にグルクロン酸抱合反応が，また4位水酸化体に硫酸抱合とグルクロン酸抱合反応が起こる。プロプラノロールは，多彩な代謝反応を受け多数の代謝物が生成する例である。

クロルプロマジンの代謝：抗精神病薬のクロルプロマジンはほぼ完全に肝で代謝される。フェノチアジン環の硫黄原子が FMO により酸化されて S-オキシド体になるほかに，芳香環の水酸化とその抱合，側鎖アミンの N-オキシドと N-脱メチル化による代謝など多くの代謝経路が存在する。それらの組合せにより，ヒト尿中に抱合体を含め 20 ～ 30 個の代謝物が排泄される。

イブプロフェンの代謝：アルキル側鎖が水酸化される例として，酸性抗炎症薬であるイブプロフェンが，CYP によりイソブチル基の ω-1 位，ω-2 位で水酸化される反応がある。ω-1 水酸化体はさらにカルボン酸体まで代謝され尿中に排泄される。ラット，イヌでは ω-2 水酸化体の排泄率が高いが，ヒトでは ω-1 酸化が優先するという種差がみられる。

サラゾスルファピリジンの代謝：潰瘍性大腸炎治療薬であるサラゾスルファピリジンは，経口投与後小腸からあまり吸収されず大腸に到達し，腸内細菌でアゾ基が還元され 5-アミノサリチル酸（5-ASA）となり抗炎症効果を発揮する大腸指向性プロドラッグである。スルファピリジンはイソニアジドと同様にアミノ基がアセチル化を受ける。

ロキソプロフェンの代謝：2-アリルプロピオン酸系抗炎症薬であるロキソプロフェンは，親化合物の形で消化管から吸収された後に，体内で5員環ケトンが立体選択的に活性代謝物の $trans$-アルコール体に還元される。活性体の生成には，2-アリルプロピオン酸側鎖の R 配位が一方的に S 配位へ反転するキラル変換反応も関与する。COX 阻害活性は，R 体よりも S 体の方が強い。また，S 配位が R 配位への反転する反応は起こらない。

ロキソプロフェン　→（ケトン還元／キラル変換）→　*trans*-アルコール体（活性代謝物）

イソニアジドの代謝：抗結核薬イソニアジドは主にアセチル抱合を受け不活性化される。反応は *N*-アセチル転移酵素2（NAT2）により触媒されるが，その酵素活性が高い個体群（rapid acetylator）と低い個体群（slow acetylator）が存在し，低い個体群では多発性神経炎や全身性エリテマトーデスが起こりやすい（p.115 参照）。

イソニアジド　→ NAT2（CH₃COSCoA／CoASH）→　*N*-アセチルイソニアジド

その他の薬物：消化管からの吸収が良好で，肝臓において CYP により代謝され尿中に排泄される薬物例として，ワルファリン，フェニトイン，トルブタミドなどがある。ニフェジピンなどのジヒドロピリジン系カルシウム拮抗薬は CYP3A4 により酸化されピリジン体を生成する。抗腫瘍薬イリノテカンは副作用軽減を目的としたエステル型プロドラッグで，静注投与後主に肝臓のカルボキシエステラーゼ（CES）により加水分解され活性体の SN-38 を生成する。

ワルファリン
*R*体：6, 7, 8位-水酸化（CYP1A2）
*S*体：7位-水酸化（CYP2C9）

フェニトイン

トルブタミド　→ CYP2C8/9 →　ヒドロキシメチル体　→　（R=-SO₂NHCONHCH₂CH₂CH₂CH₃）

ニフェジピン　→ 芳香環化 CYP3A4 →　ピリジン体

イリノテカン塩酸塩水和物（HCl·3H₂O）　エステル加水分解

Ⅵ　薬物代謝酵素の外的変動要因：酵素誘導および酵素阻害

薬物の薬効は多くの場合，血中薬物濃度と密接に相関する。血中濃度は，薬物の吸収，分布，

代謝，排泄のいずれの過程によっても影響されるが，そのなかでも特に代謝が重要な因子であることを示す報告が多い。したがって，薬物代謝酵素に変動を及ぼす外的および内的要因は薬理作用に大きく影響することになり，それらを理解することは薬物治療を考えるうえで重要である。代謝過程における薬物相互作用の約95％にCYPが関与し，その70％が酵素阻害によるといわれている。ここでは，主としてCYPの誘導と阻害について述べる。各CYP分子種の基質となる薬物，誘導薬，阻害薬を表6にまとめた。

表6　主なCYP分子種とその基質，誘導薬，阻害薬

CYP	基質	誘導薬	阻害薬
1A2	カフェイン フェナセチン テオフィリン (R)－ワルファリン プロプラノロール	オメプラゾール 喫煙 カルバマゼピン リトナビル	ニューキノロン： 　ノルフロキサシン，エノキサシン，シプロフロキサシン フルボキサミン イミプラミン
2C9	ジクロフェナク フェニトイン トルブタミド (S)－ワルファリン イブプロフェン	フェノバルビタール リファンピシン フェニトイン カルバマゼピン	フルバスタチン アミオダロン スルファメトキサゾール イソニアジド リトナビル
2C19	(S)－メフェニトイン オメプラゾール ジアゼパム プロプラノロール アミトリプチリン		オメプラゾール アミオダロン フルボキサミン カルバマゼピン
2D6	デブリソキン プロパフェノン スパルテイン ノルトリプチリン ブフラロール プロプラノロール コデイン デシプラミン メトプロロール	未だ知られていない	キニジン プロパフェノン ハロペリドール イミプラミン シメチジン アミオダロン ジルチアゼム クロザピン
2E1	クロルゾキサゾン イソフルラン エチルアルコール	アルコール イソニアジド	クロルゾキサゾン
3A4/5	ニフェジピン リドカイン ジアゼパム テストステロン ミダゾラム テルフェナジン クラリスロマイシン ジソピラミド (R)－ワルファリン ベラパミル エリスロマイシン カルバマゼピン トリアゾラム アミオダロン シクロスポリン	リファンピシン フェノバルビタール フェニトイン カルバマゼピン デキサメタゾン タキソール セントジョーンズワート（セイヨウオトギリソウ）	アゾール系抗真菌薬： 　ケトコナゾール，イトラコナゾール，フルコナゾール マクロライド系抗生物質： 　エリスロマイシン，クラリスロマイシン，トリアセチルオレアンドマイシン シメチジン エチニルエストラジオール ダナゾール シクロスポリン インジナビル

1．CYPの誘導

　バルビツール酸系医薬品でよく知られている現象に，薬物を長期間連用すると効果が次第に減弱し，同じ薬効を得るために増量の必要が出てくる耐性がある。この耐性の原因として，感受性の低下ではなく，代謝酵素誘導による薬物の代謝分解の促進が考えられた。酵素誘導とは，

医薬品を含め外来刺激により薬物代謝酵素の量あるいは活性が増大する現象をいう。酵素誘導による薬効の減弱は，その薬物自身ばかりでなく併用薬にも起こる。

　例えば，リファンピシンの前投与により，経口投与されたトリアゾラムの血漿中濃度は著しく低下する（図6）。これは酵素誘導によりトリアゾラムの経口クリアランスが増大したためで，肝のみならず小腸の CYP3A4 の誘導の可能性が示唆されている。経口避妊薬を服用している患者にリファンピシンを投与すると，避妊薬の代謝が

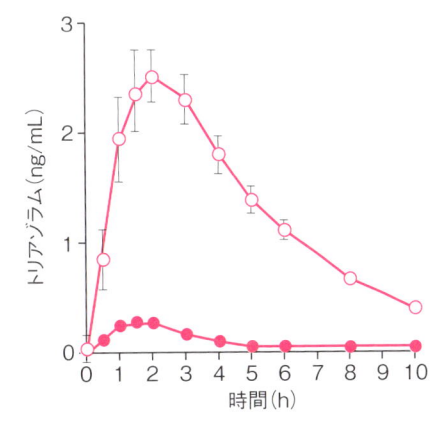

図6　リファンピシン前投与後のトリアゾラムの血中濃度

● ：600 mgのリファンピシンを5日間（1日1回）投与後に0.5 mgのトリアゾラムを投与
○ ：対照

（K. Villikka et al, Clin. Pharmacol. Ther., 61, 8, 1997）

促進され血中濃度が低下し，生理異常や高い妊娠率がみられることでも，誘導による薬効の低下は明らかである。活性代謝物が生成する薬物の場合は，逆に薬効が増強される。

　ヒトで酵素誘導を起こす代表的な薬物として，抗てんかん薬として使われるフェノバルビタール，フェニトイン，カルバマゼピンや，抗結核薬のリファンピシンが知られている。

　薬物以外では，喫煙により CYP1A2 が誘導されテオフィリンの薬効が低下する例がある。抗うつ作用を有し健康食品として欧米で使用されているセントジョーンズワート（セイヨウオトギリソウ）も CYP3A4 を強く誘導し，併用するシクロスポリン，インジナビルなどの血漿中濃度が低下する。

　二相性変動：SKF-525A やグルテチミドは，それらが高濃度に存在する投与直後では CYP 阻害作用を示すが，36 ～ 48 時間後では CYP の誘導を起こす。このように，薬物代謝酵素活

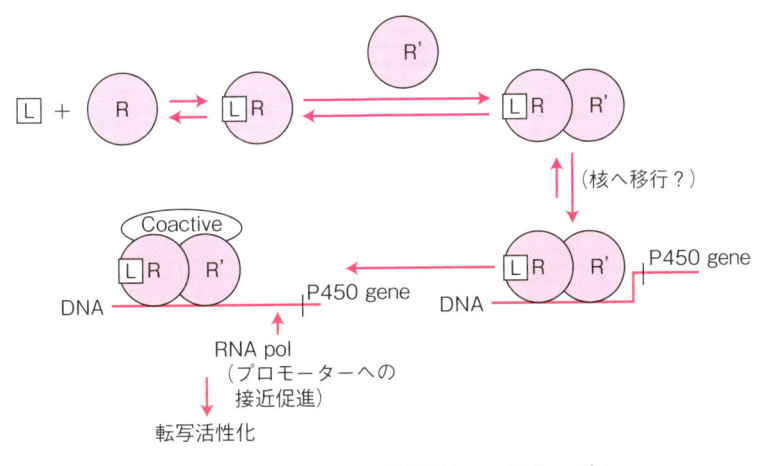

図7　P450遺伝子の誘導調節の一般化モデル

L：リガンド，R：受容体，R'：Rがヘテロダイマーを形成するためのパートナータンパク，Coactive：共活性化因子，RNA pol：RNAポリメラーゼ

（F. P. Guengerich：Cytochrome P450. Enzyme Systems that Metabolise Drugs and Other Xenobiotics（ed Costas Ioannides），John Willey&Sons, LTD, Chichester, p.37, 2003）

性に阻害と誘導がみられる現象を二相性変動という。

　酵素誘導機構：薬物代謝に関与する多くの CYP 分子種で誘導がみられるが，CYP2D6 の誘導に関する報告はない。CYP 誘導は多くの場合，PXR などの核内受容体を介した mRNA 量の増大に伴う酵素量の増大による。現在までに明らかになっている CYP の誘導機構の概略を**図7**に示す。誘導薬（L）はまず細胞内の受容体（R）に結合した後，他のパートナー（R'）と二量体を形成する。それが標的となる薬物代謝酵素遺伝子の発現調節領域に結合することにより，mRNA の転写が活性化され薬物代謝酵素タンパクが生合成される。受容体は CYP 分子種および誘導薬の種類により異なり，CYP1A には芳香族炭化水素受容体 AhR（arylhydrocarbon receptor），CYP2B には常在性アンドロスタン受容体 CAR（constitutive androstane receptor），CYP3A にはプレグナン X 受容体 PXR（pregnane X receptor）が関与する。

　このような経過を経るため，酵素が誘導されるまでに一定の時間が必要である。一方，血中から薬物が消失しても誘導されたタンパクが消滅するまで酵素誘導が持続する。このタイムラグは，誘導能の強い薬物を併用する時期および中止する時期に注意を要することを意味する。

　抱合酵素の誘導：UDP-グルクロン酸転移酵素（UGT）も，フェノバルビタール，リファンピシンなどにより誘導される。リファンピシンの投与はアセトアミノフェンのグルクロン酸抱合活性の増大をもたらすが，硫酸抱合活性には影響しない。

2．CYP の阻害

　5-FU（5-フルオロウラシル）系抗腫瘍薬と抗ウイルス薬ソリブジンの併用による有害事象の発生は，薬物相互作用としてあまりにも有名である。これはソリブジンの代謝物により 5-FU を代謝するジヒドロピリミジン脱水素酵素が不可逆的に阻害され起きた。同様に，CYP が競合的，非特異的，不可逆的などの様式により阻害を受け，薬物の血中濃度が著しく上昇し副作用が現れる薬物相互作用が種々知られている。臨床上重大な薬物相互作用は，代謝に単一の CYP しか関与しない単代謝酵素薬物に起こることが多い。

（1）同一 CYP 分子種を競り合う競合的阻害

　CYP の基質特異性は低く，1 つの CYP 分子種が非常に多くの脂溶性薬物の水酸化を触媒する。このため，同じ分子種で代謝される薬物が複数個同時に投与されたとき，その CYP 分子種の競合が起こる。酵素への親和性の高い薬物がその分子種を占有し，親和性の低い薬物の代謝が阻害される。阻害は可逆的で，阻害薬となる薬物が体内からなくなれば阻害もなくなる。

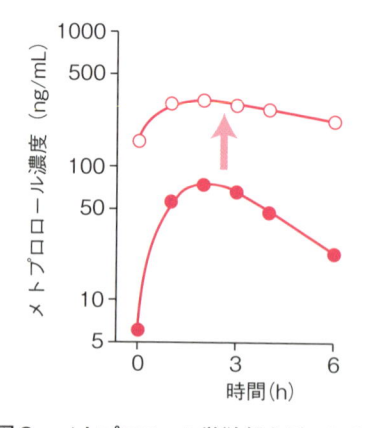

●：プロパフェノンを
　併用投与しなかった場合

○：プロパフェノンを
　併用投与した場合

図8 メトプロロール単独投与時，あるいはメトプロロールとプロパフェノンを投与してからの血液中のメトプロロール濃度

（F. Wagner et al, Br. J. Clin. Pharmacol., 24, 213-220, 1987）

　例えば，CYP2D6 で代謝されるメトプロロールとプロパフェノンを併用したとき，メトプロロールの血漿中濃度が増大する（図8）。ほかにも，オメプラゾールがジアゼパムの CYP2C19 による代謝を，ジルチアゼムがシクロスポリンの CYP3A4 による代謝を，競合的に阻害する例などが知られている。

（2）薬物が CYP ヘム鉄に配位結合することによる阻害

　本来，CYP のヘム鉄第6配位座には分子状酸素が配位結合して，酸素が活性化される。この第6配位座に薬物が配位結合すると，酸素が結合できなくなるため CYP は失活する。そのような薬物にイミダゾール基を有するシメチジン，ケトコナゾール，トリアゾール基を有するイトラコナゾール，ミコナゾール，ピリミジン誘導体のメチラポン，ヒドラジノ誘導体のイソニアジドなどがある（図9）。この阻害は可逆的で，すべての CYP が非特異的に阻害される可能性があるが，アゾール系抗真菌薬は CYP3A4 に対して強い，シメチジンは CYP2D6 と CYP3A4 に対して比較的強い阻害作用を示す。同じ H_2 拮抗薬でもイミダゾール基をもたないラニチジンやファモチジンは CYP 阻害活性をほとんど示さない。

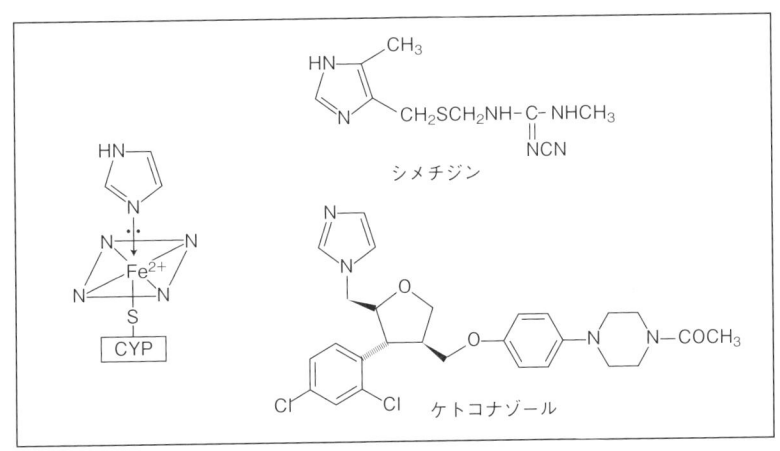

図9　アゾール基を有する薬物によるCYP阻害機構

　テルフェナジンとケトコナゾール併用による心筋抑制作用は，ヘム鉄への配位結合阻害による薬物相互作用の代表的な例である。テルフェナジンは CYP3A4 ついで ADH により活性代謝物のカルボン酸体（フェキソフェナジン）となり抗アレルギー作用を発揮する。ケトコナゾールを併用すると CYP3A4 の阻害が起こり，テルフェナジンの血漿中濃度が著しく上昇する結果（図10），未変化テルフェナジンによる QT 間隔延長などの心毒性が助長される。

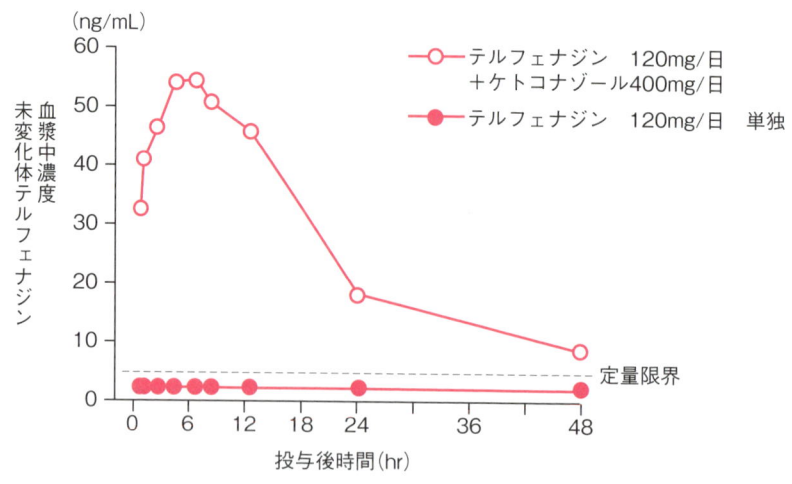

図10　ケトコナゾール（抗真菌薬）を併用した時のテルフェナジンの血中濃度の変化

(澤田 康文ら, 月刊薬事, 36, 91-106, 1994)

　ヘム鉄ではないが，エノキサシンなどのニューキノロン系抗菌薬は，CYPの活性中心近傍の疎水性アミノ酸残基に疎水結合し，他の薬物が結合するのを可逆的に阻害する。CYP1A2を比較的選択的に阻害し，併用するテオフィリンの血中濃度が上昇する。キノロン系抗菌薬の構造により阻害作用には強弱がみられる。

（3）薬物がCYPと不可逆的に結合することによる阻害

　マクロライド系抗菌薬のエリスロマイシンやトリアセチルオレアンドマイシンは，CYP3A4により代謝され生成した活性中間体が，近傍に存在するCYP3A4自身の還元型ヘム鉄に共有結合し，ニトロソアルカン複合体を形成する（図11）。そのためにCYP3A4活性は著しく低下する。CYP3A4に特異的な不可逆的阻害であり，新しいCYPが生合成されるまで活性の低下は持続する。しかし，同じマクロライド系抗菌薬でも大環状化合物の構造と置換基によって阻害の程度は異なる。

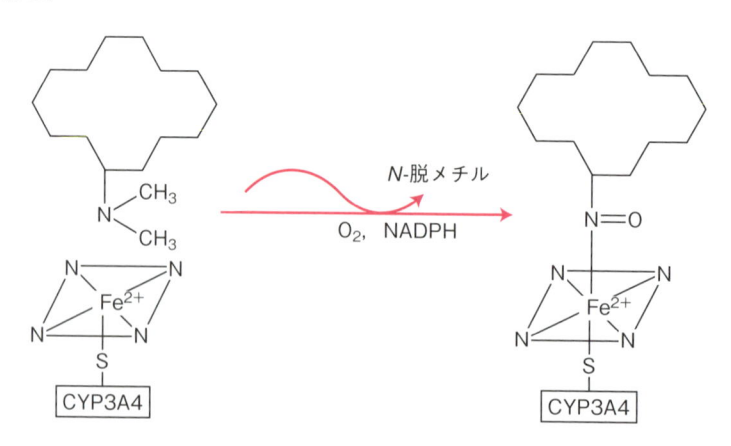

図11　マクロライド系抗生物質によるCYP3A4阻害機構

クロラムフェニコールは，代謝過程で生成する活性中間体が CYP のアポタンパク質リジン残基に共有結合して，CYP 活性の阻害を起こす。エチニルエストラジオールの場合は，活性中間体がヘム鉄のピロール環をアルキル化し CYP を失活させる。この部類の阻害薬は，それ自身を代謝する酵素に結合し不活性化するので自殺基質といわれる。

一方，グレープフルーツジュース（GFJ）中のフラノクマリン誘導体は小腸に存在する CYP3A4 を不可逆的に阻害する。したがって，CYP3A4 で代謝されるシクロスポリン，インジナビル，ミダゾラム，フェロジピン，シンバスタチンなどを GFJ とともに経口的に服用すると血漿中濃度が著しく増加する。しかし，この阻害作用は薬物静注時にはみられない（p.56 図42 参照）。なお，GFJ による薬物の血中濃度上昇には，CYP3A4 阻害作用のほか，P- 糖タンパク質阻害による血液側から消化管腔側への薬物輸送阻害も関与していると考えられている。

3．その他の代謝酵素の阻害

（1）アルデヒド脱水素酵素

アルコールと一部のセフェム系抗生物質の相互作用のしくみを（図 12）に示す。エタノールは体内でアルコール脱水素酵素によりアセトアルデヒドに代謝された後，アルデヒド脱水素酵素により酢酸に代謝される。一部のセフェム系抗生物質は嫌酒薬のジスルフィラムと同様にアルデヒド脱水素酵素の働きを阻害し，アセトアルデヒドの血中濃度を上昇させ，飲酒の副作用を増強する。これをセフェム系抗生物質のジスルフィラム様作用という。ジスルフィラム様作用を有するセフェム系抗生物質はその構造式の中にメチルテトラゾールチオール基を有し（図 13），ラタモキセフ，セフォペラゾン，セフメタゾールなどがある。

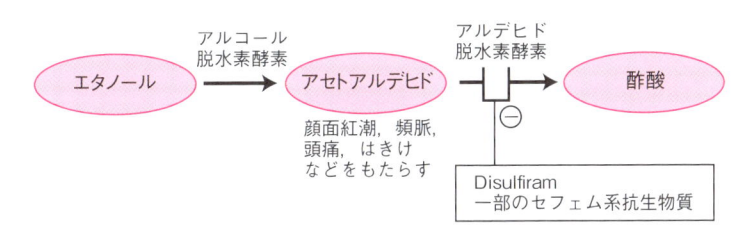

図12　アルコールと一部のセフェム系抗生物質の相互作用

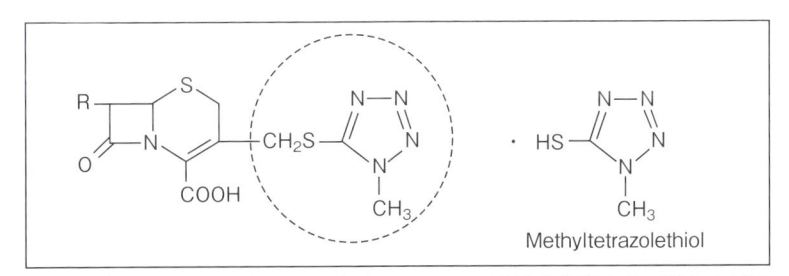

図13　ジスルフィラム様作用を有するセフェム系抗生物質およびそれと関わりの深いメチルテトラゾールチオール基の構造

（2）モノアミンオキシダーゼ

抗結核薬のイソニアジドを服用中の患者がカジキの刺身を食べ，集団でヒスタミン中毒を起こした例がある。その相互作用のしくみを図 14 に示す。カジキやカツオなどの赤身の魚はヒ

スチジンを豊富に含有し，細菌のもつ L-ヒスチジンデカルボキシラーゼによってヒスタミンが生成される。さらに，ヒスタミンは図 14 のようにモノアミンオキシダーゼ（MAO）やジアミンオキシダーゼ（DAO）によって代謝されてゆくが，イソニアジドは MAO や DAO の阻害作用を有するため，体内でヒスタミンの蓄積が起こりヒスタミン中毒をもたらす。イソニアジドは同様の機序により，チラミンを多く含有するチーズとの併用によりチラミンの代謝を妨げ，頭痛，血圧上昇などのチラミン中毒をもたらす。

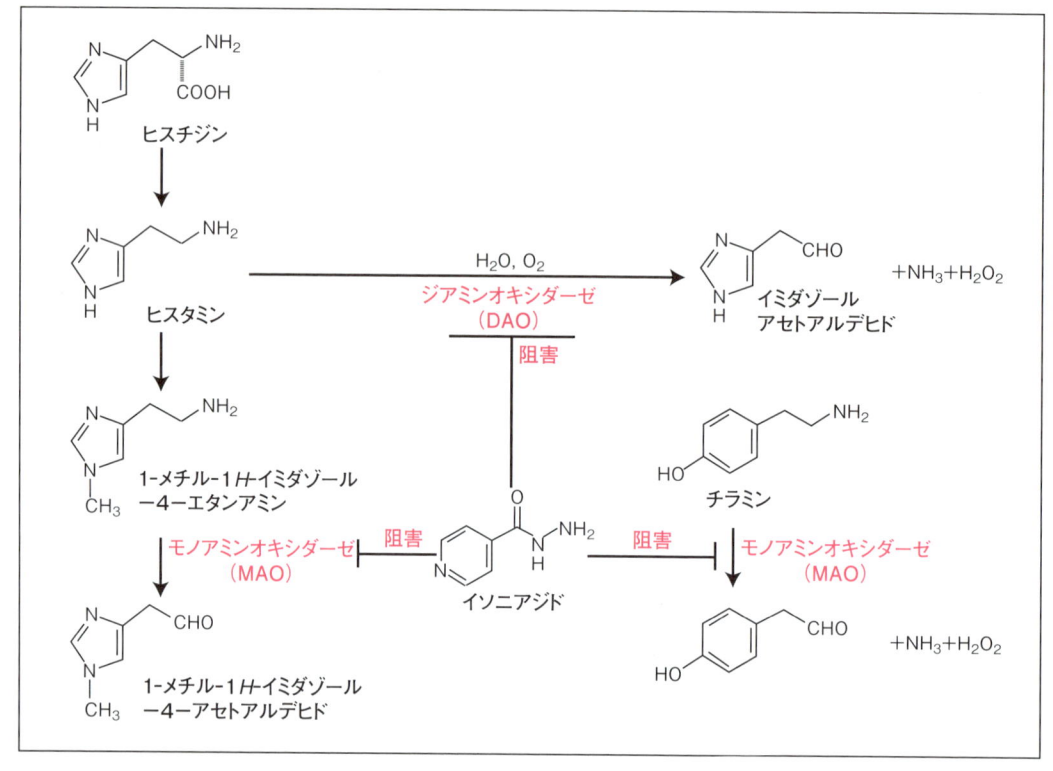

図14　イソニアジドとカジキ（刺身）の相互作用

(三上他：日本医事新報，No3235，28-32，1986を改変)

（3）キサンチンオキシダーゼ

　高尿酸血症治療薬のアロプリノールは，キサンチンオキシダーゼの作用を抑制することによって尿酸の生合成を抑制し，血中尿酸値を低下させる。したがって，キサンチンオキシダーゼで代謝されるアザチオプリン，メルカプトプリン（6-MP）水和物，テオフィリンなどの薬剤をアロプリノールと併用すると，アザチオプリンなどの代謝が抑制され，血中濃度が上昇し，副作用のもたらされる可能性がある。

（4）グルクロン酸トランスフェラーゼ

　この種の例は少ないが，グルクロン酸抱合を受けて消失するインドメタシン，クロフィブラート，ロラゼパムなどの消失半減期がプロベネシド併用により延長する。これは，同じくグルクロン酸抱合で代謝されるプロベネシドが，併用薬物のグルクロン酸抱合を競合的に阻害することによる。

VII　薬物代謝酵素の内的変動要因：年齢，遺伝的因子

外的要因と同様に生体生理に基づく内的要因が薬物代謝酵素活性に大きく影響し，血中動態の変動をもたらす。そのような内的要因の主なものとして年齢，病態，遺伝的多型について述べる。

1．年齢

薬物動態に関連する人生の段階を**表7**に示す。多くの生理機能は出生後，年齢とともに発達し，30歳を超えると次第に低下する。高齢者においては肝重量，肝血流量，肝薬物代謝酵素活性，血漿アルブミン濃度などの薬物動態に及ぼすパラメータが青年期に比べかなり減少する（**表8**）。老化の個人差は大きいが，一般に高齢者では消失半減期の延長，定常状態での血漿中濃度の上昇がみられる。高齢者とともに，新生児，乳幼児・小児においてもかなり特徴的な薬

表7　薬物動態に関連する人生の段階

呼　称	年　齢
新生児	誕生〜1ヵ月
乳　児	1ヵ月〜1歳
幼　児	2歳〜5歳
小　児	6歳〜12歳
青年期	12歳〜20歳
成　人	20歳〜70歳
高齢者	70歳以上

表8　高齢者における薬物動態に影響を及ぼす生理的因子の変動

生理的因子	変化率
胃腸管血流量	20〜30%　↓
胃酸分泌	pH 1〜3　↑
胃内容排出速度	0〜10%　↓
腸管運動	10〜20%　↓
心拍出量	30〜40%　↓
体内水分量	10〜15%　↓
体脂肪	20〜40%　↑
血漿アルブミン	15〜20%　↓
血漿 a_1・AG	10〜20%　↑
lean body mass	20〜30%　↓
肝重量	18〜36%　↓
肝代謝酵素活性	0〜15%　↓
肝血流量	30〜50%　↓
小腸酵素活性	0〜10%　↓
小腸微絨毛の萎縮	15〜20%　↓
腎血流量	40〜50%　↓
腎糸球体ろ過量	20〜30%　↓
尿細管分泌能	30%

〔加藤隆一，臨床薬物動態学〜臨床薬理学・薬物療法の基礎として〜，p236，南江堂（2003）〕

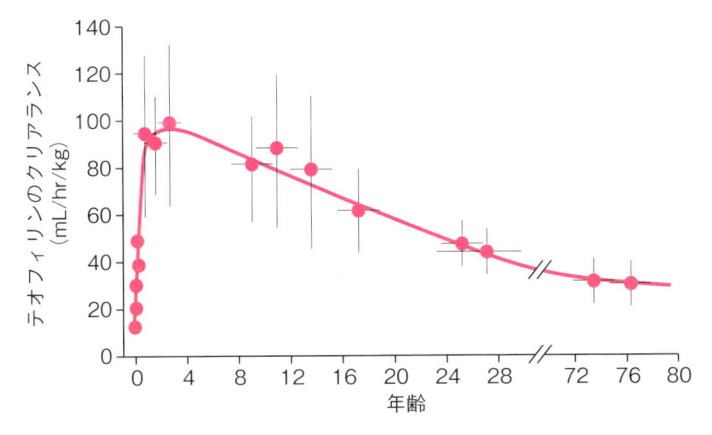

図15　テオフィリンのクリアランスと年齢の関係
多くの文献より得た値をプロットし，データは平均値±SDで表示

〔千葉寛，日児誌，95：1738（1991）〕

物代謝酵素活性の変動がみられるので注意を要する。

CYP活性：クリアランスが肝臓の CYP1A2 活性に依存するテオフィリンの体重当りの肝クリアランスを**図15**に示す。新生児におけるテオフィリンの肝クリアランスは成人の約 1/5 と低いが，3～6ヵ月齢の乳児ですでにほぼ成人のレベルに達し，1～3歳児ではむしろ成人の約2倍の値を示す。ジアゼパムの消失半減期は乳児において最も短く，小児においても成人よりかなり短い。同様の現象が，フェノバルビタール，フェニトイン，クロルプロマジンなどでもみられる。幼児・小児において薬物の代謝が成人より速い主な原因として，体重当りの肝重量が大きいこと，肝血流量が多いことなどが考えられる。小児の薬用量は，成人値を単に体重で補正すると必要量を下回ることが多いので，体表面積を基準に求めるのがよいとされている。

高齢者におけるアンチピリンの消失半減期は，バラツキがあるものの若年者に比べ明らかに長い（**図16**）。アンチピリンの消失半減期は肝臓の CYP 活性に相関するので，これは加齢により CYP 活性が低下していることを示す。しかし，加齢の影響は CYP 分子種により異なって現れ，CYP1A2，CYP2C19，CYP3A4 の含量は減少するが，CYP2E1，CYP2D6，CYP2C9 は低下しないようである。高齢者における肝薬物代謝は，薬物の代謝に関与する CYP 分子種ばかりでなく，初回通過効果の受けやすさ，肝血流量律速かどうかなども考慮する必要がある。

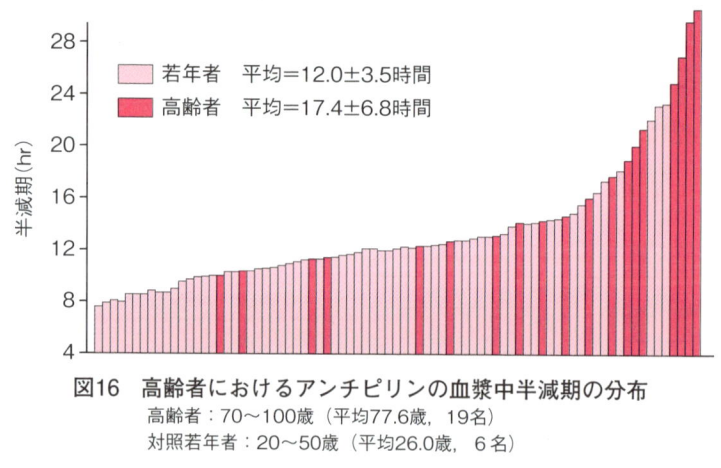

図16　高齢者におけるアンチピリンの血漿中半減期の分布
高齢者：70～100歳（平均77.6歳，19名）
対照若年者：20～50歳（平均26.0歳，6名）

〔K. O' Malley, Brit. Med. J., 3：607（1971）〕

UDP-グルクロン酸転移酵素：未熟児を含め新生児におけるグルクロン酸抱合活性は極めて低い。そのため，グルクロン酸抱合を受け排泄されるクロラムフェニコールやインドメタシンの新生児における消失半減期は著しく延長する。この極度に低いグルクロン酸抱合活性が原因で，クロラムフェニコールを投与した新生児に灰白症候群（gray syndrome）が起きた。グルクロン酸抱合活性は，新生児期以降徐々に増加し，3ヵ月齢の乳児ではほぼ成人と同程度の活性をもつようになる。

加齢による UDP-グルクロン酸転移酵素活性の低下はみられない。したがって，CYP により代謝されるジアゼパムのクリアランスが高齢者で低下するのに対して，主にグルクロン酸抱合を受けて排泄されるオキサゼパム，ロラゼパムなどのクリアランスは低下しない。それゆえ，高齢者にはグルクロン酸抱合で代謝される薬物の投与が望ましいといえよう。

硫酸転移酵素，アセチル転移酵素：一般に硫酸抱合活性の発達は速いのに対して，グルクロン酸抱合活性は遅い。これは，例えば，サリチルアミドの尿中グルクロン酸抱合体 / 硫酸抱合

体比が小児では 0.22 であるのに対して，成人では 1.14 となることに反映されている。アセチル抱合活性は加齢の影響を受けにくく，アセチル抱合により代謝されるイソニアジドの半減期は高齢者と若年者の間に差が認められない。

2. 遺伝的要因

日本人は白人に比べアルコール摂取で顔面紅潮，悪心，嘔吐を起こす割合が高い。これは，アルコールから生成するアセトアルデヒドを低濃度で代謝分解する low Km の ALDH2 が，日本人の約 40% で欠損しているからである。ALDH2 の欠損の原因は，遺伝子変異（エクソン 12 における一塩基変異 1510 G ＞ A）により 487 番目のグルタミン酸がリジンに変わり不活性化するためである。

このような現象は種々の薬物代謝反応にみられ，薬物代謝酵素活性が，遺伝子変異により正常群に比べ著しく低いか，あるいはほとんど欠損している個体群が存在する。このことを遺伝的多型といい，酵素活性が著しく低い個体群を PM（poor metabolizer），酵素活性が正常な群を EM（extensive metabolizer）と呼ぶ。遺伝的多型は一塩基変異により生じることが多く，これを特に一塩基多型 SNPs（single nucleotide polymorphism）と称する。薬物代謝酵素の一塩基多型は，特に CYP についてよく知られており，薬物体内動態の個体差の原因となっている。また，多型の頻度が人種により異なり，薬物代謝酵素活性の人種差の原因となる。PM 群では薬物の血漿中濃度が正常群に比べ異常に高くなり，副作用を発現する頻度が高くなるのが臨床で問題となっている。

遺伝的多型を示す主な CYP として，CYP2C19，CYP2C9，CYP2D6，CYP1A2 がある。CYP 以外の薬物代謝酵素では，アセチル転移酵素，UDP － グルクロン酸転移酵素，チオプリンメチル転移酵素などが遺伝的多型を示す。

表9 に遺伝子多型を示す主な薬物代謝酵素についてまとめた。

CYP2D6：CYP2D6 は最初に遺伝子多型が示された CYP である。降圧薬デブリソキンの副

表9　主な薬物代謝酵素の代表的な遺伝子多型

薬物代謝酵素	アリル	遺伝子変異[a]	アミノ酸変異	酵素活性	基質となる薬物
CYP2C9	CYP2C9*3	1075　A ＞ C	Ile[359]Leu	低下	フェニトイン ワルファリン
CYP2C19	CYP2C19*2	681　G ＞ A	スプライシング欠損	不活性	メフェニトイン
	CYP2C19*3	636　G ＞ A	終止コドン	不活性	オメプラゾール
CYP2D6	CYP2D6*10	100　C ＞ T	Pro[34]Ser	低下	デブリソキン ノルトリプチリン
	CYP2D6*4	1846 G ＞ A	スプライシング欠損	不活性[b]	プロプラノロール ハロペリドール
NAT2	NAT2*6A	590　G ＞ A	Arg[197]Glu	低下	イソニアジド プロカインアミド
	NAT2*7B	857　G ＞ A	Gly[286]Glu	低下	
ALDH2	ALDH*2	1510　G ＞ A	Glu[487]Lys	不活性	アセトアルデヒド

a：日本人における代表的な遺伝子変異を示す
b：白人に多い遺伝子変異を示す

作用として起立性低血圧を起こす患者が発生し，その患者の尿中代謝物を測定したところ水酸化体がほとんど検出されず，血漿中未変化体濃度は高値を示した。その後の研究により，原因は水酸化を触媒する CYP2D6 の欠損で，その形質はメンデルの法則に従い遺伝することが明らかにされた。CYP2D6 の PM の頻度は日本人では約 0.7％と低いが，白人では約 7％と高く人種差が存在する。CYP2D6 の遺伝子変異は 50 種にも及び大変複雑であるが，白人で最も代表的な遺伝子変異はエキソン 4 の一塩基変異（1846 G ＞ A）に伴うスプライシング欠損である。

　CYP2D6 の PM と EM におけるデシプラミンの血漿中濃度推移を**図 17** に示す。PM の AUC は EM の 10 倍近くになる。ノルトリプチリン，クロミプラミン，アミトリプチリンなどの三環系抗うつ薬でも同様の現象がみられ，CYP2D6 の PM ではこれら三環系抗うつ薬の血漿中濃度が高値で長時間維持され，排尿困難，不整脈などの副作用が起こりやすい。一方，イミプラミンは CYP2D6 で代謝されると不活性体の 2-ヒドロキシ体を生じ，CYP1A2 で代謝されると活性代謝物のデシプラミンを生じる。イミプラミンを服用した CYP2D6 の PM では CYP2D6 の代謝が抑制され CYP1A2 の代謝経路に流れるため，活性代謝物の血中濃度増加により薬効が増大する。

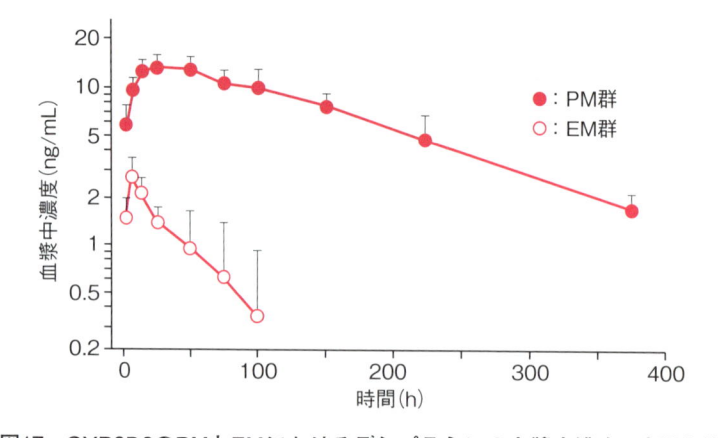

図17　CYP2D6のPMとEMにおけるデシプラミンの血漿中濃度−時間曲線

〔E. Koyama, et al., J. Pharmacol. Exp. Ther., 271,860-867（1994）〕

　CYP2C19：ほとんど CYP2C19 単一で代謝される（*S*）-メフェニトインの血漿中濃度には非常に大きな個体差がみられ，PM における AUC は EM の 100 倍以上に達し，4 位水酸化体はほとんど尿中に検出されない。CYP2C19 の PM の頻度にも人種差が存在し，日本人で約 20％と高いのに対し，白人では約 3％である。日本人の PM は，エキソン 4（636 G ＞ A）およびエキソン 5（681 G ＞ A）における 2 種類の一塩基変異でほぼ説明できる。ラセミ体で投与されるメフェニトインは日本で副作用の多発により発売が中止されたが，これは PM で（*S*）-体が蓄積したことが主な要因と推定される。オメプラゾールやイミプラミンの血漿中濃度の個体差にも CYP2C19 の遺伝的多型が関与し，それぞれ PM で副作用の発現率が高まる。一方，オメプラゾール服用の PM では薬理作用が強めに出ることが，EM と比べ有意に高い胃内 pH と，アモキシシリン併用時の高いヘリコバクター・ピロリ除菌率から示されている。また，クロピドグレル服用の PM では代謝が抑制され活性代謝物の産生が低下し，血小板凝集抑制作用が低下する。

　CYP2C9：CYP2C9 の遺伝子変異によりフェニトイン，トルブタミド，（*S*）-ワルファリン

などの血漿中動態に個体差が現れる。日本人における最も代表的な遺伝子変異は，エクソン7の一塩基変異（1075 A＞C）で，359番目のアミノ酸 Ile の Leu への置換を伴う。Leu 型のホモ接合体の出現頻度は白人で約0.5％，日本人では約0.004％である。ワルファリン服用の PM では代謝が抑制され，代謝物の産生が低下し，ワルファリンの血中濃度が上昇し，血液の抗凝固作用などの薬効が増大する。

CYP1A2：チザニジンが摂取された PM では代謝が抑制され，代謝物の産生が低下し，ワルファリンの血中濃度が上昇し，筋弛緩作用などの薬効が増大する。

アセチル転移酵素：抗結核薬のイソニアジドの主代謝経路は *N*-アセチル化である。本反応を触媒する NAT2 の遺伝子変異により，活性の高い個体群（rapid acetylator, RA）と低い群（slow acetylator, SA）が存在する。RA 群ではイソニアジドの血漿中濃度は低く尿中への *N*-アセチル化体の排泄率が高いが，SA 群ではその逆になる。日本人における SA の頻度は約10％であるが，白人では約50％と高い。イソニアジドの副作用の多発性神経炎や全身性エリテマトーデスは SA に現れやすい。アセチル化が主要な代謝経路である，プロカインアミド，スルファピリジンなどの代謝にも遺伝的多型が存在する。

その他の酵素：チオプリンメチル転移酵素，ジヒドロピリミジン脱水素酵素，ADH，ALDH，偽性コリンエステラーゼ，UDP-グルクロン酸転移酵素（UGT），硫酸転移酵素，グルタチオン *S*-転移酵素（GST），など多くの第I相および第II相薬物代謝酵素に遺伝的多型が知られている。

イリノテカンが摂取されるとカルボキシエステラーゼにより加水分解され活性代謝物 SN-38 を生じ（p.103参照），続けて SN-38 は UGT によるグルクロン酸抱合を受ける。イリノテカンを摂取した UGT1A1 の PM では，SN-38 のグルクロン酸抱合が抑制され血中濃度が上昇し，薬効が増大する。特に，UGT1A1 のプロモーター領域の TA リピート変異により UGT の発現量低下がみられる患者では SN-38 のグルクロン酸抱合能が低下しており，副作用発現率が高いことが報告されている。

3. テーラーメイド医療

患者にプローブ薬物を投与し血漿中あるいは尿中濃度を測定して代謝の遺伝的多型を判定する方法を表現型解析（phenotyping）という。これに対して，患者の血液試料などから得た遺伝子を PCR－RFLP 法，アリル特異的 PCR 法などにより解析し，薬物代謝酵素遺伝子の多型を判定する方法を遺伝子診断（genotyping）という。

薬物の常用量は集団内の多数派である EM 群に合わせて定められる。したがって，常用量は PM 群にとっては過剰量となり，繰り返し投与で副作用の危険性が高くなる。遺伝子診断により予め患者の遺伝子多型が分かれば，安全で有効な個々人に最適の薬物療法を行うことが可能になり，そのような薬物療法をテーラーメイド医療という。遺伝子変異は大変複雑で解析が容易でないこと，またジェノタイプとフェノタイプの相関性など，遺伝子診断法の確立には多くの研究が必要であるが，最近の遺伝子科学の目覚ましい進歩によりテーラーメイド医療の実用化に向けた動きが進んでいる。

練 習 問 題 国家試験過去問題

問 1 遺伝子多型により，イソニアジドの体内動態に大きく影響を及ぼす代謝酵素はどれか。**1つ選べ。**

1　CYP1A2　　　2　CYP2C19　　3　CYP2D6
4　UGT1A1　　5　NAT2

（第99回国試　問43）

問 2 イトラコナゾールによるシトクロム P450（CYP）の阻害機構はどれか。**1つ選べ。**

1　ＣＹＰのアポタンパク質に配位結合する。
2　ＣＹＰのアポタンパク質に共有結合する。
3　ＣＹＰのヘム鉄に配位結合する。
4　ＣＹＰのヘム鉄に共有結合する。
5　ＣＹＰの分解を促進する。

（第99回国試　問169）

問 3 種々のシトクロム P450 分子種の発現を誘導する代表的な薬物はどれか。**1つ選べ。**

1　イトラコナゾール　　2　エリスロマイシン　　3　セファレキシン
4　シメチジン　　　　　5　フェノバルビタール

（第98回国試　問43）

問 4 シトクロム P450 に関する記述のうち，正しいのはどれか。**2つ選べ。**

1　還元型が酸素分子と結合すると 450 nm に吸収極大を示す。
2　NADPH-シトクロム P450 還元酵素を介して電子を受け取る。
3　活性中心に Cu（II）を含有する。
4　スーパーオキシドアニオンを利用する。
5　還元反応を触媒することがある。

（第98回国試　問130）

問5　シトクロム P450（CYP）に関する記述のうち，正しいのはどれか。**2つ**選べ。

1　ヒト肝組織中の存在量が最も多い分子種は CYP2D6 である。
2　エタノールの生体内での酸化反応に関与する。
3　グルクロン酸抱合反応を担う主な酵素である。
4　遺伝的要因により CYP2C19 の代謝活性が低い人の割合は，白人と比較して日本人の方が少ない。
5　セントジョーンズワート（セイヨウオトギリソウ）を含む健康食品の摂取で，CYP3A4 の誘導が起こる。

（第97回国試　問169）

問6　薬物代謝に関する記述のうち，正しいのはどれか。**2つ**選べ。

1　シトクロム P450（CYP）による酸化的代謝と比較して，抱合代謝やアルコールの酸化は肝疾患による影響を受けにくい。
2　高齢者では，CYP による酸化的代謝とグルクロン酸抱合代謝が同程度に低下する。
3　喫煙は CYP1A2 の誘導を引き起こし，トリアゾラムの血中濃度を低下させる。
4　CYP の遺伝子多型では，代謝活性が上昇する場合や低下する場合がある。

（第100回国試　問167）

問7　一般に，薬物の水溶性が低下する代謝反応はどれか。**1つ**選べ。

1　アルキル側鎖の水酸化　　2　*N*-脱アルキル化　　3　エステルの加水分解
4　グルクロン酸抱合　　5　アセチル抱合

（第101回国試　問43）

問8 薬物 A の血中濃度が薬物 B の併用によって上昇する組合せはどれか。2つ選べ。

	薬物 A	薬物 B
1	シンバスタチン	エリスロマイシン
2	トリアゾラム	リファンピシン
3	プラバスタチン	コレスチラミン
4	プロカインアミド	シメチジン
5	ワルファリン	アスピリン

（第101回国試　問170）

問9 ヒドロキシ基を有する薬物（R-OH）のグルクロン酸抱合体を示す化学構造はどれか。1つ選べ。

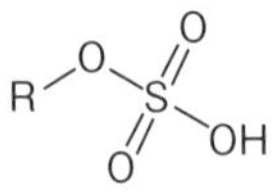

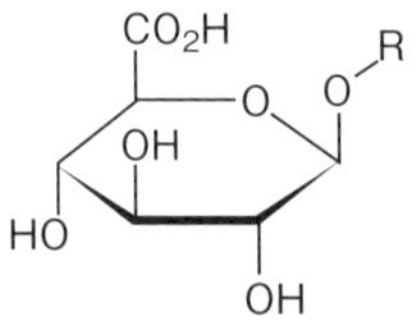

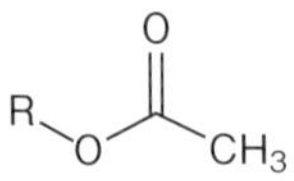

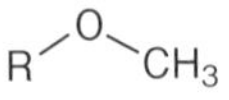

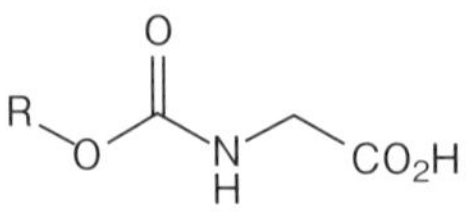

（第102回国試　問43）

問 10　薬物とその活性代謝物の組合せとして，誤っているのはどれか。1つ選べ。

	薬物	活性代謝物
1	イミプラミン	デシプラミン
2	サラゾスルファピリジン	5-アミノサリチル酸
3	ニトラゼパム	ジアゼパム
4	プリミドン	フェノバルビタール
5	モルヒネ	モルヒネ-6-グルクロニド

（第102回国試　問167）

問 11　生体内で主に UDP-グルクロン酸転移酵素で代謝されるのはどれか。1つ選べ。

1　アセタゾラミド　　2　アミカシン　　3　イソニアジド
4　サラゾスルファピリジン　　5　モルヒネ

（第103回国試　問44）

問 12　Poor metabolizer（PM）において薬効が低下する薬物と代謝酵素の組合せとして正しいのはどれか。1つ選べ。

	薬物	代謝酵素
1	チザニジン	CYP1A2
2	ワルファリン	CYP2C9
3	クロピドグレル	CYP2C19
4	イミプラミン	CYP2D6
5	イリノテカン	UGT1A1

（第103回国試　問169）

第 ◆5◆ 章 排泄

Key Words

尿中排泄，ネフロン，糸球体ろ過，尿細管分泌，尿細管再吸収，腎クリアランス，腎機能検査薬，尿細管分泌阻害，尿細管内pH変化，胆汁中排泄，腸肝循環，唾液中排泄，乳汁中排泄

POINTS

- 尿を産生する器官としての腎の最小単位はネフロンである。ネフロンはボウマン嚢と糸球体からなる腎小体と，それに続く尿細管（近位尿細管・ヘンレ係蹄・遠位尿細管）からなり，集合管に至るまでの1本の細い管を形成する。

- 薬物が尿中に排泄されるには，糸球体ろ過，尿細管分泌，尿細管再吸収の3つの過程を経る。

- 糸球体ろ過は血圧による加圧ろ過であり，タンパク結合した薬物はろ過されない。

- イヌリンやクレアチニンはタンパク結合せず，糸球体ろ過のみによって尿中へろ過されるので，腎クリアランスは糸球体ろ過速度（GFR）に等しい。

- 近位尿細管には，有機アニオントランスポーター，有機カチオントランスポーター，P–糖タンパク質などが発現し，薬物を尿細管分泌する。

- 遠位尿細管での尿細管再吸収は単純拡散であり，pH–分配仮説が成り立つ。

- 腎排泄における相互作用は，糸球体ろ過ではタンパク結合の変化，尿細管分泌では輸送系の競合，尿細管再吸収では，尿のpHの変化によって起こることがある。

- 腎クリアランスは，単位時間当たりに尿中排泄により薬物が除去される血漿体積を意味し，（尿中薬物濃度）×（尿生成速度）／（血漿中薬物濃度）もしくは{（糸球体ろ過クリアランス）＋（尿細管分泌クリアランス）}×{1－（尿細管再吸収率）}で求められる。

- 分子量500以上の薬物は胆汁中排泄されやすい。

- インドメタシン，モルヒネなどはグルクロン酸抱合体として胆汁中排泄された後，腸内細菌などにより加水分解され，もとの薬物に戻り再吸収される（腸肝循環）。プラバスタチンは未変化体のまま腸肝循環する。

- 乳汁のpHは血漿と比べて低いため，塩基性薬物の方が乳汁中に移行しやすい。

薬物の排泄

　分解産物，余剰物質，薬物など不要な物質を体内から取り除くことを排泄という。生体に投与された薬物は未変化体あるいは代謝物として，いずれ体内から排泄されてゆく。薬物の排泄は，腎臓を経由する尿中排泄，肝臓を経由する胆汁中排泄のほかに唾液中，乳汁中，呼気中，汗中への排泄もある。これらの排泄経路のうち，尿中排泄と胆汁中排泄が薬物の体内動態に大きく影響する。

1. 腎の構造と尿中排泄機構

（1）腎の構造と機能

　腎臓は左右一対あり，1個が約 150 g のそら豆状の臓器である。腎臓は，細胞外液の電解質組成，pH，浸透圧，液量などを一定に保つための調節や体内の老廃物の除去に重要な役割を果たしている。また，薬物や代謝物の排泄器官として重要な役割を果たしている。

　尿を産生する器官としての腎の最小単位はネフロン（nephron）と呼ばれ，腎1個に 100 ～ 125 万本存在する。ネフロンは毛細血管が糸玉状になった糸球体とそれを取り巻くボウマン嚢から構成される腎小体と，それに続く尿細管（近位・遠位）からなる1本の細い管であり，尿細管は何本か集まり集合管となる（図1）。

　薬物の尿中排泄は，ネフロンにおける糸球体ろ過，尿細管分泌，および尿細管再吸収の3つの過程によって規定され（図2），次の式で表される。

$$[尿中排泄量] ＝ [糸球体ろ過量] ＋ [尿細管分泌量] － [尿細管再吸収量]$$

　糸球体は透過性が高い毛細血管からなり，輸入細動脈からの血液を限外ろ過する。血球やタンパク質などの高分子はろ過されず，低分子がボウマン嚢へと濾し出される。図1に示すように，糸球体毛細血管を通過した血液は，輸出細動脈を経て尿細管を取り巻く毛細血管に流れる。尿細管は，近位尿細管，ヘンレ係蹄，遠位尿細管に分けられる。近位尿細管はボウマン嚢から続き，腎の中心部に向かって下降する。ヘンレ係蹄において尿細管は反転し，遠位尿細管になる。尿細管は一層の尿細管上皮細胞で形成され，細胞間が密着結合で接着している。そのため，尿細管を取り巻く毛細血管との間で生じる種々の生体物質およびその代謝物，薬物などの分泌や再吸収は，経細胞輸送による。近位尿細管の管腔側の細胞膜には微絨毛が存在し，細胞膜の表面積増大に寄与している。遠位尿細管に達した原尿は，集合管を経て膀胱へと導かれる。

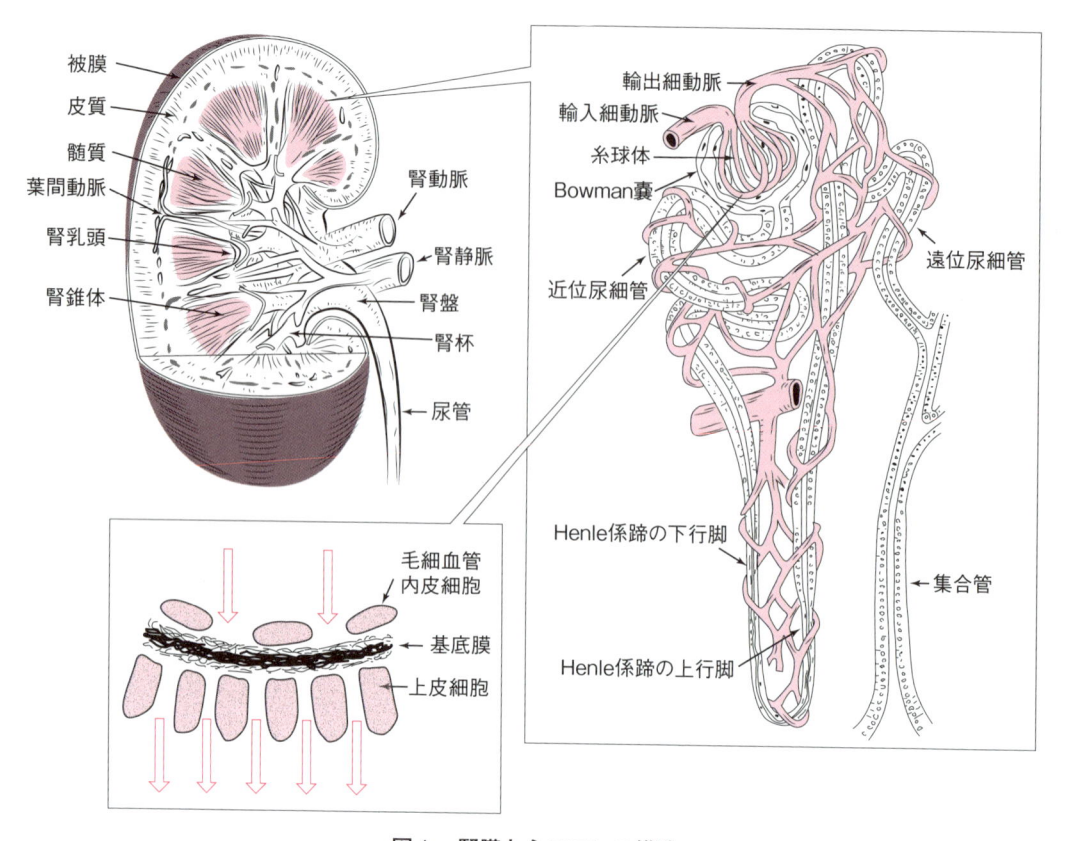

図1　腎臓とネフロンの構造

（坪井実，人体の解剖生理学，廣川書店，1973と内薗，入来監訳，ガイトン人体生理学，廣川書店，1982）

（2）糸球体の機能

　糸球体に入った血液からは，血漿の一部がボウマン嚢へと限外ろ過されることで原尿が生成する。腎臓の重量は体重の 0.4 ％程度にすぎないが，腎血流量（Renal Blood Flow, RBF）は約 1,200 mL/min と非常に大きく，心拍出量の約 25 ％を占める。ここで，血液中に赤血球が占める容積率（ヘマトクリット値）を 0.45 とすると，1 から 0.45 を引いた 0.55 が血液中の血漿の容積率であり，腎血漿流量（Renal Plasma Flow, RPF）は約 660 mL/min となる。糸球体に流入した血漿のうち 20 ％弱がろ過されてボウマン嚢に移行するため，糸球体ろ過速度（Glomerular

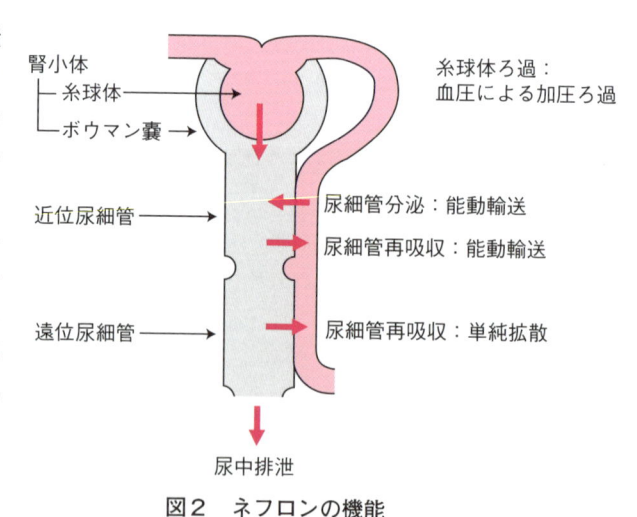

図2　ネフロンの機能

Filtration Rate, GFR）は 125 mL/min 程度である。糸球体ろ過速度は単位時間当たりに糸球体ろ過される血漿の容積であり，速度と表現するものの，クリアランス（後述）の単位（容積/時間）をもつことに留意する。

　糸球体でのろ過機能を担うのは，多孔性の血管内皮細胞，基底膜，および上皮細胞からなる毛細血管壁である（**図1左下**）。糸球体の毛細血管壁は，水や溶質に対して非常に透過性が高く，クレアチニン（分子量113）やイヌリン（分子量5,500）など分子量約 10,000 以下の物質をろ過させる。分子量が 10,000 を超えるとろ過されにくくなり，ヘモグロビンやアルブミンなどのタンパク質は正常な腎臓ではほとんどろ過されない（サイズバリア）（**表1**）。したがって，ろ液（原尿）の組成はタンパク質を除き，血漿とほぼ同じである。

　血漿中の薬物（多くは分子量数百程度）のうち，アルブミンなどの血漿タンパク質と結合した薬物はろ過されず，結合していない薬物のみがろ過される（**図3**）。そのため，薬物のろ過速度は薬物の血漿タンパク結合率に大きく影響を受ける。血漿中アルブミン濃度の低下や併用薬物などにより薬物の血漿タンパク結合率が低下し，結合していない薬物の割合が増加すると，薬物の糸球体ろ過速度は上昇する。

表1　薬物分子量と糸球体ろ過のされやすさの関係

物質	分子量	分子の大きさ（nm）		ろ液中濃度 / 血漿中濃度	通常の毛細血管での透過性
		拡散係数より求めた半径	X線回折より求めた大きさ		
水	18	0.1	0.8	1	1
尿　素	60	0.16		1	0.8
ブドウ糖	180	0.36		1	0.6
ショ糖	342	0.44		1	0.4
イヌリン	5,500	1.48		0.98	0.2
ミオグロビン	17,000	1.95	0.8 × 5.4	0.75	0.03
卵アルブミン	43,500	2.85	2.2 × 8.8	0.22	−
ヘモグロビン	68,000	3.25	3.2 × 5.4	0.03	0.01
血清アルブミン	69,000	3.55	3.6 × 15.0	< 0.01	0.0001

（Pitts : Physiology of the Kidney and Body Fluid, 1963 および古川太郎，本田良行編，現代の生理学，改定第2版，金原出版，1987）

　糸球体のろ過効率には溶質のサイズに加え，その荷電状態も関与する（チャージバリア）。基底膜はシアル酸などに富んだ糖タンパク質で負に荷電しており，アルブミンなど負の荷電を有した多くの血漿タンパク質はろ過の際に電気的な反発を受け，同じサイズの正の荷電を有したタンパク質よりもろ過されにくいことが知られている。ただし，低分子に対

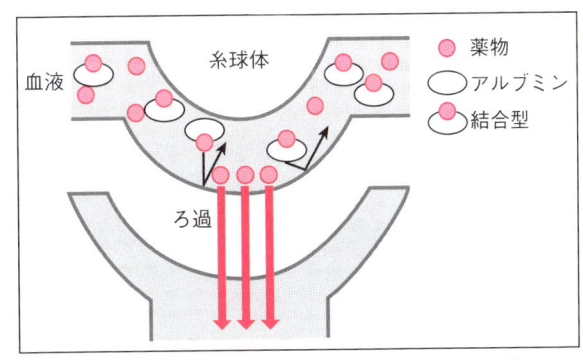

図3　血漿タンパク結合と糸球体ろ過の関係

する荷電状態の影響は小さく，血漿タンパク結合をしていない薬物は，ほぼ自由に糸球体ろ過されると考えてよい。

　毛細血管内とボウマン嚢の間には，圧力差が生じており，この圧力差（有効ろ過圧）により血漿成分が小孔を通じ加圧ろ過される。有効ろ過圧は毛細血管内静水圧からボウマン嚢内静水圧とコロイド浸透圧を引いた値で表される。コロイド浸透圧とは，タンパク質など高分子の濃度差が原因で生じる浸透圧を意味する。血漿成分のろ過につれてコロイド浸透圧が上昇すると，有効ろ過圧は低下していき，0になるとろ過は停止する。糸球体ろ過の特徴を**表2**にまとめた。

表2　糸球体ろ過の特徴

①血圧による加圧ろ過であり，低分子であれば栄養物でもろ過される
②血漿流量の約20％がろ過される（糸球体ろ過速度 = 125 mL/min）
③タンパク結合した薬物はろ過されない
④陽性荷電物質の方が陰性荷電物質よりもろ過されやすい

　躁病治療薬であるリチウムは糸球体ろ過による腎排泄によって消失するが，治療濃度域が狭く，中毒発現に特に注意すべき薬物である。リチウムの血中濃度は，インドメタシンやロキソプロフェンなどの非ステロイド性抗炎症薬との併用で上昇する（**図4**）。これは非ステロイド性抗炎症薬がプロスタグランジン合成を阻害することで腎血流量を低下させることが一因だと考えられており，腎血漿流量の低下に伴う糸球体ろ過速度の低下によって，リチウムの腎排泄の低下が生じる。

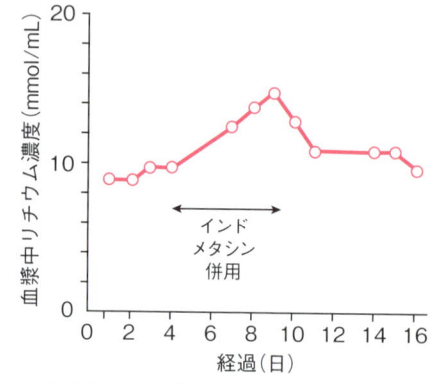

図4　血中リチウム濃度に及ぼすインドメタシンの影響

(Frölich JC, Leftwich R, Ragheb M, Oates JA, Reimann I, Buchanan D, Br Med J 28(1), 1115-1116 (1979))

（3）尿細管分泌

　糸球体における血漿のろ過率は約20％であるため，糸球体ろ過だけでは血液の浄化には限界がある。そのため，近位尿細管の上皮細胞には不必要な代謝物，薬物などの異物を，濃度勾配に逆らって血液から尿細管へと能動的に分泌する機構が備わっている。近位尿細管を構成する上皮細胞の管腔側細胞膜は，顕微鏡観察すると密集した微絨毛がブラシの毛のように見えるため，刷子縁膜（brush border membrane）と呼ばれる。血液側の細胞膜は側底膜（basolateral membrane）と呼ばれる。側底膜には血液から細胞内への取り込みを担うトランスポーターが，刷子縁膜には細胞内から尿細管管腔への分泌を担うトランスポーターがそれぞれ機能することで，経細胞輸送による尿細管分泌が達成される（**図5**）。尿細管分泌を受ける薬物のほとんどはイオン性薬物であり，それら薬物の分泌を担う輸送系はアニオン性薬物（**表3**）を輸送する有機アニオン輸送系とカチオン性薬物（**表4**）を輸送する有機カチオン輸送系とに大別される。これら輸送系を担うトランスポーターの基質特異性は低く，同じトランスポーターを介して分泌される薬物を併用すると，分泌の競合阻害が起こり，血中濃度が上昇する場合がある。薬物の尿細管分泌の特徴を**表5**にまとめた。

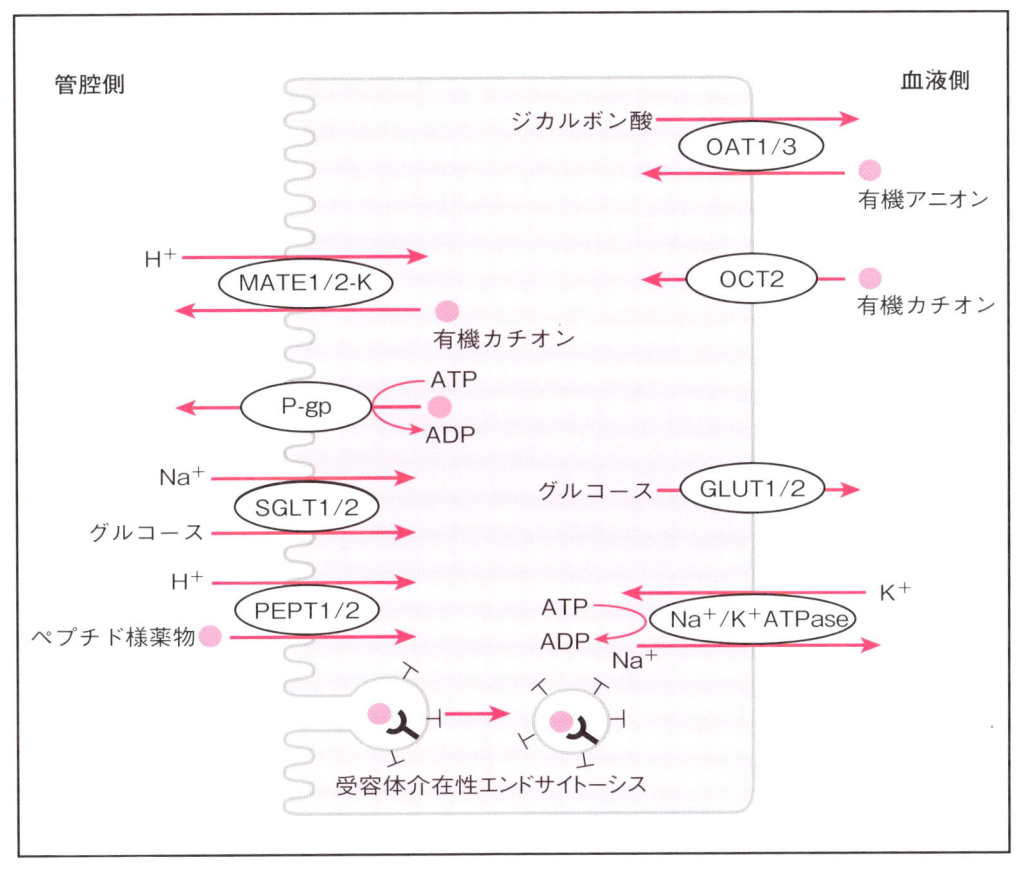

図5 腎尿細管上皮細胞におけるトランスポーターの局在

GLUT: glucose transporter
OAT: organic anion transporter
PEPT: oligopeptide transporter
SGLT: sodium glucose cotransporter
MATE: multidrug and toxin extrusion protein
OCT: organic cation transporter
P-gp: P-glycoprotein

表3 有機アニオン輸送系で尿細管分泌される薬物

薬物名	分類
p-アミノ馬尿酸（PAH） フェノールスルホンフタレイン	腎機能検査薬
プロベネシド	痛風治療薬
メトトレキサート	葉酸拮抗薬
インドメタシン	非ステロイド性抗炎症薬
フロセミド アセタゾラミド	利尿薬
βラクタム系抗菌薬 （ペニシリン系，セファロスポリン系など）	抗菌薬

表4　有機カチオン輸送系で尿細管分泌される薬物

薬物名	分類
アトロピン	副交感神経遮断薬
シメチジン	H_2 受容体拮抗薬
プロカインアミド	抗不整脈薬
メトホルミン	糖尿病治療薬
モルヒネ	麻薬性鎮痛薬

表5　薬物の尿細管分泌の特徴

①トランスポーターを介した輸送である
②低濃度（血液）側から高濃度（原尿）側への能動的な薬物分泌が可能である
③血漿中薬物濃度が上昇すると分泌の飽和現象がみられる
④同一トランスポーターの基質となる薬物間で分泌の阻害が起こる

　有機アニオンの分泌を担うトランスポーターである OAT1 および OAT3 は，近位尿細管の側底膜に発現する（図5）。OAT は外向きのジカルボン酸勾配を駆動力とした交換輸送によって，アニオン性薬物を細胞内に能動的に取り込む。外向きのジカルボン酸勾配は Na^+ 依存的なトランスポーターを介したジカルボン酸の取り込みによって形成される。プロベネシドは痛風治療薬として用いられているが，もともとはペニシリンの腎尿細管分泌を抑制することで，ペニシリンの血中濃度を維持し，作用を増強させることを目的として開発された薬である（図

6）。現在では，プロベネシドが OAT を阻害することで，ペニシリンに加えて様々なアニオン性薬物の尿細管分泌を抑制することが知られている（表6）。特にメトトレキサートは，治療濃度域が狭く，プロベネシド併用による血中濃度上昇によって骨髄抑制などの副作用が現れる可能性があり，注意が必要である。一方，OAT を介した相互作用が安全性を高める例として，カルバペネム系抗菌薬であるパニペネムは OAT により腎

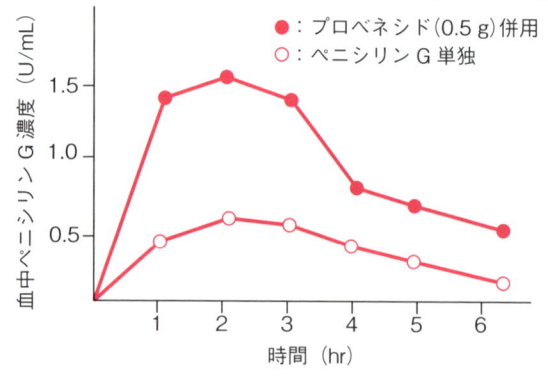

図6　プロベネシドによるペニシリンGの血中濃度維持
(W. F. Walker, P. B. Hunter, Lancet, 261, 1044 1951)

臓に取り込まれて腎毒性を現すが，OAT を阻害するベタミプロンとの合剤とすることで，腎毒性を軽減させている。

　有機カチオンの分泌を担うトランスポーターとして，近位尿細管の側底膜には膜電位依存的に有機カチオンを細胞内に取り込む OCT2 が，刷子縁膜には H^+ との交換輸送で有機カチオンを排出する MATE1 および MATE2-K が機能している（図5）。シメチジンは本分泌経路を阻害することで，プロカインアミドおよびその活性代謝物である *N*-アセチルプロカインアミドの腎排泄を抑制し，血中濃度を上昇させる（表6）。また，抗がん剤であるシスプラチンは，OCT2 を介して尿細管上皮細胞に取り込まれることが，腎障害発症の原因となる。

表6　尿細管分泌における相互作用

関与する輸送系	尿細管分泌阻害を起こす薬物	影響を受ける薬物	相互作用の結果
有機アニオン輸送系	プロベネシド	メトトレキサート	血中濃度上昇 消失半減期延長 腎クリアランス低下
		ペニシリン系抗菌薬	
		セファロスポリン系抗菌薬	
		インドメタシン	
		フロセミド	
有機カチオン系輸送系	シメチジン	プロカインアミド	
		メトホルミン	
P-糖タンパク質	キニジン	ジゴキシン	
	ベラパミル		
	ジルチアゼムなど		

　近位尿細管の刷子縁膜には P-糖タンパク質も発現し，尿細管分泌に関与している（図5）。P-糖タンパク質は基質特異性が低いため幅広い薬物を輸送するが，P-糖タンパク質を介した尿細管分泌過程における相互作用が最も問題となる薬物は，腎排泄型薬物で治療濃度域が狭いジゴキシンである（表6）。P-糖タンパク質を介したジゴキシンの分泌は，キニジンやベラパミルなどとの併用によって阻害され，ジゴキシンの血中濃度上昇による中毒が誘発される（図7）。

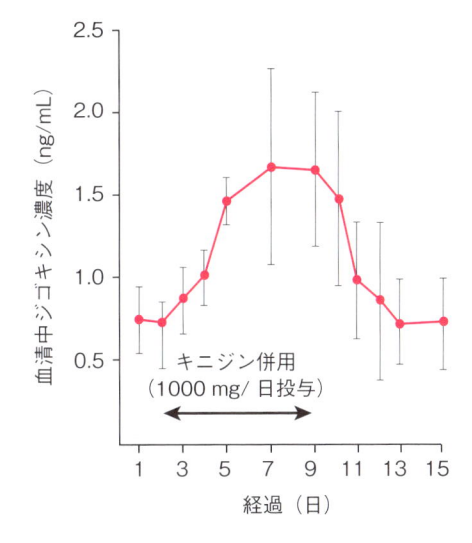

図7　血中ジゴキシン濃度に及ぼすキニジンの影響

(Doering. W.（1979）N. EngL. J. Med., 301, 779)

（4）尿細管再吸収

　糸球体でろ過された D-グルコース，アミノ酸，ビタミン，電解質など生体に必要な物質は，主として近位尿細管において再吸収される。例えばグルコースは，小腸上皮細胞と同様に，刷子縁膜では Na^+／単糖共輸送系によって Na^+ とともに細胞内に取り込まれたのち，側底膜では促進拡散型単糖輸送系によって排出されて血液に再吸収される（図5）。さらに，Na^+ の再吸収で生じた浸透圧勾配を駆動力として，ろ過された水が再吸収される。1日に約170 L の原尿が生成されるが，99%以上の水が尿細管で再吸収されるため，1日の尿量は1.5 L 程度である。

　再吸収に関与する輸送系は生体に必要な物質の輸送を基本的に担うが，構造類似薬物を認識する場合がある。躁病治療薬であるリチウムは，近位尿細管において Na^+ と競合的に再吸収される。ループ利尿薬やチアジド系利尿薬，アンギオテンシン変換酵素阻害薬，アンギオテンシンⅡ受容体拮抗薬は，ヘンレ係蹄や遠位尿細管における Na^+ 再吸収を抑制することで Na^+ 排泄を促す。これら薬物による原尿中の Na^+ 濃度低下は，リチウムとの併用時において，近位尿細管におけるリチウムの再吸収を代償的に促進させることでリチウムの血中濃度を上昇さ

せ，リチウム中毒を引き起こす原因となる。ペプチドトランスポーター（PEPT1，PEPT2）は尿細管刷子縁膜に発現し（図5），H^+との共輸送によって，ジペプチドやトリペプチドなどのほか，ペプチド類似構造を有した一部のβラクタム系抗菌薬を再吸収する。また，尿細管上皮細胞刷子縁膜には，低分子タンパク質などを受容体介在性エンドサイトーシスによって再吸収する機構も備わっている（図5）。ゲンタマイシンなどアミノグリコシド系抗菌薬は糸球体ろ過を経て尿中に排泄されるが，一部がエンドサイトーシスによって尿細管上皮細胞に取り込まれ，腎障害発症の原因となる。

　遠位尿細管では，水の再吸収や尿細管分泌により原尿中の薬物が濃縮され，原尿中の薬物濃度は血漿中非結合形薬物濃度に比べ高くなっている。その結果，細胞膜透過性の高い薬物は濃度勾配を利用した単純拡散によって再吸収される。さらに，弱酸性あるいは弱塩基性の薬物の再吸収では，pH-分配仮説が成立する。遠位尿細管での再吸収の特徴を表7にまとめた。弱酸性薬物の場合，尿のpHが低くなると分子形の割合が増え，尿細管再吸収が増加し，尿中排泄は小さくなる。弱塩基性薬物の場合は，反対に尿のpHが低くなると分子形の割合が少なくなり，尿細管再吸収が低下し，尿中排泄は大きくなる（図8）。血漿のpHは7.4付近でほとんど変動しないのに対し，尿のpHは変動しやすく，およそpH 4.5～8.0の間で変動する。そのため，尿のpHを変動させる薬物によって，尿細管再吸収が影響を受ける。表8に尿のpHを変動させる薬物をまとめた。例えば，炭酸水素ナトリウムのような尿をアルカリ性にする薬物を服用すると，サリチル酸など酸性薬物は分子形モル分率が減少し，尿細管再吸収が抑制されるため，腎クリアランスが増加し，血中濃度が低下する（図9）。一方，塩基性薬物の場合は，尿をアルカリ性にする薬物を服用することで分子形モル分率が増加し，尿細管再吸収が促進されるため，腎クリアランスが低下する。

表7　遠位尿細管再吸収の特徴

①単純拡散である
②高濃度（原尿）側から低濃度（血液）側へ薬物が再吸収される
③pH-分配仮説が成り立つ
④尿のpHが一定であれば，薬物濃度によらず再吸収率はほぼ一定である

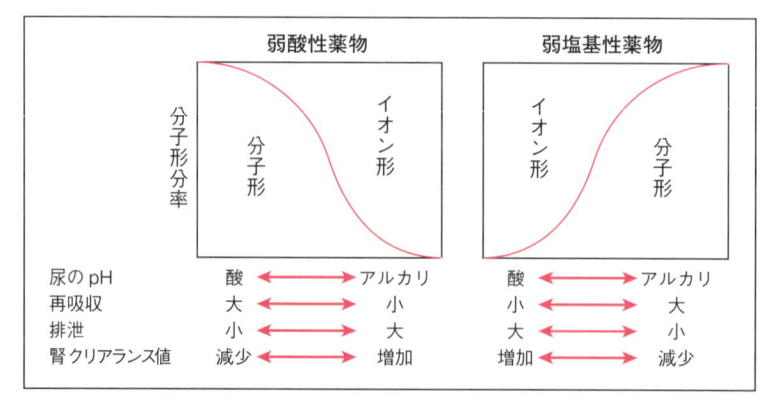

図8　尿細管再吸収とpHの関係

表8　尿の pH を変動させる薬物

	薬物名
尿 pH を上昇 （アルカリ性化）させる薬物	炭酸水素ナトリウム, 炭酸水素カリウム, 炭酸カルシウム, 酸化マグネシウム, アセタゾラミド, チアジド系利尿薬, 酢酸ナトリウム, クエン酸ナトリウム など
尿 pH を低下 （酸性化）させる薬物	アスコルビン酸, サリチル酸誘導体, アスピリン, 塩化アンモニウム, 塩化カルシウム, 塩酸アルギニン, メチオニンなど

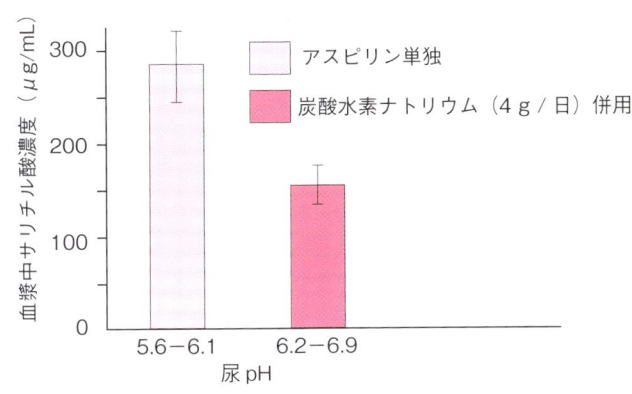

図9　制酸薬（炭酸水素ナトリウム）投与が血中サリチル酸濃度に
　　　及ぼす影響

(Levy G et al., N Engl J Med, 293: 323 (1975)　)

（5）腎クリアランス

　クリアランス（CL）とは薬物を含む液体の浄化能力を，単位時間当たりに除去できる液体の容積として表す値であり，容積／時間（mL/min など）の単位をもつ。つまり，腎クリアランス（CL_r）とは，血液中の薬物に対する腎臓の浄化能力を表す値である。

　クリアランスは，単位時間当たりに除去される薬物量（mg/min など）を，液体中の薬物濃度（mg/mL など）で除することで算出される。腎臓から単位時間当たりに尿中排泄される薬物量（尿中排泄速度）は，次の式で表される。

　　　　　［薬物の尿中排泄速度］＝［薬物の尿中濃度（U）］×［単位時間当たり尿量（V）］

また，図2に示す通り，ネフロンによる薬物の排泄は，①糸球体ろ過，②尿細管分泌，③尿細管再吸収の3つの過程によって規定されるため，

　　　　　［薬物の尿中排泄速度］＝［薬物の糸球体ろ過速度］＋［薬物の尿細管分泌速度（S）］
　　　　　　　　　　　　　　　　－［薬物の尿細管再吸収速度（A）］

とも表される。

　ここで"薬物の糸球体ろ過速度"とは，単位時間当たりに糸球体ろ過される薬物量（薬物量／時間）であり，単位時間当たりに糸球体ろ過される血漿の容積を表す値である GFR（これも糸球体ろ過速度であるが，単位は容積／時間）とは異なることに注意する。そして，糸球体

ろ過される薬物は血漿タンパク質と結合していない薬物のみであるため（図3），血漿中薬物濃度を C_p，タンパク非結合形分率を f_p とおくと，"薬物の糸球体ろ過速度"は血漿中非結合型薬物濃度 $f_p \cdot C_p$ と GFR の積で表される。その他，薬物の尿中濃度を U，単位時間当たり尿量（尿生成速度）を V，薬物の尿細管分泌速度を S，薬物の尿細管再吸収速度を A とおくと，尿中排泄速度は（1）式で表される。

$$U \cdot V = f_p \cdot C_p \cdot \text{GFR} + S - A \tag{1}$$

また，糸球体ろ過と尿細管分泌された薬物のうち，遠位尿細管で再吸収される割合を再吸収率 R とおくと，尿中排泄速度は（2）式でも表される。

$$U \cdot V = (f_p \cdot C_p \cdot \text{GFR} + S) \cdot (1 - R) \tag{2}$$

前述のとおり，クリアランスは薬物の除去速度を濃度で除すことで得られる。（2）式の両辺を C_p で除し，S/C_p を尿細管分泌クリアランス CL_s とおくと，腎クリアランスは（3）式で表される。

$$CL_r = \frac{U \cdot V}{C_p} = (f_p \cdot \text{GFR} + CL_s) \cdot (1 - R) \tag{3}$$

ある薬物の排泄において尿細管での分泌と再吸収のどちらを優位に受けるかは，腎クリアランスと糸球体ろ過クリアランス（$f_p \cdot$ GFR）の比で定義されるクリアランス比（CR）から判断できる。

$$CR = \frac{CL_r}{f_p \cdot \text{GFR}} \tag{4}$$

$CR > 1$ の場合は $S > A$ であり，その薬物が尿細管分泌を受けることを示す。$CR < 1$ の場合は $S < A$ であり，その薬物が尿細管再吸収を受けることを示す。$CR = 1$ の場合は，糸球体ろ過のみを受ける薬物だと考えられるが，尿細管分泌と尿細管再吸収が同程度（$S = A$）であったとも考えられる。なお，$CR > 1$ の場合でも尿細管再吸収の有無は判断できず，同様に $CR < 1$ の場合も尿細管分泌の有無は判断できないことに注意する。

（6）ネフロン中での薬物挙動と腎機能検査薬による評価

イヌリンは多糖類の一種で，図10(a) に示すように糸球体ろ過されたのちに尿細管では分泌も再吸収も受けずに排泄され（$CL_s = 0$，$R = 0$），血漿タンパク質にも結合しない（$f_p = 1$）物質である。そのため，(3) 式よりイヌリンの腎クリアランスは糸球体ろ過速度（GFR）と等しい。GFR を正確に測定する必要がある場合，腎機能検査薬としてイヌリンを点滴静脈内投与し，定常状態における血漿中濃度および排泄速度を測定することで，腎クリアランス GFR を正確に測定できる。図11 に示す通り，イヌリンの尿中排泄速度は血漿中濃度の上昇と比例関係にあり(a)，その比例定数である腎クリアランスは GFR となり，一定の値を示す(b)。

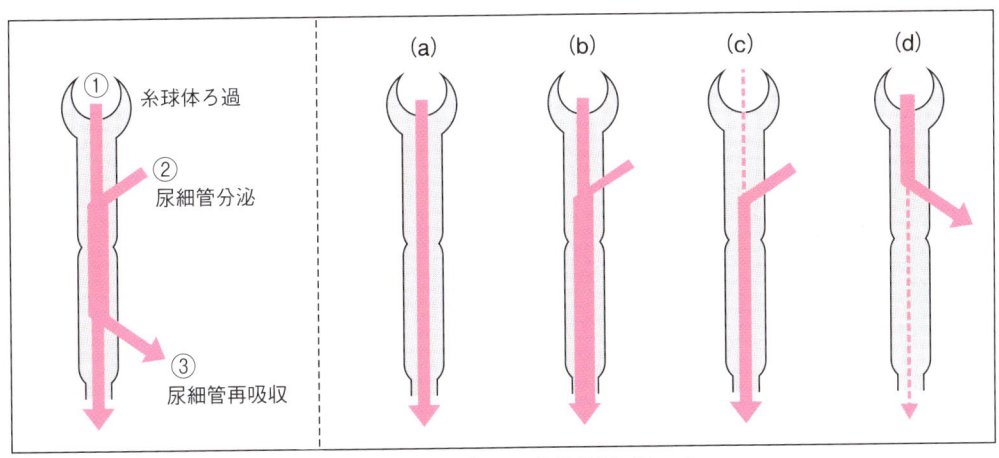

図10　ネフロン中での薬物挙動パターン

　クレアチニンは骨格筋から比較的一定の速度で放出される内因性物質であり，健常人の血清中濃度は約 10 mg/L である。クレアチニンもほぼ糸球体ろ過によって排泄されるため，腎機能検査用に点滴静脈内投与することなく，尿中排泄速度を測定することで比較的簡便にクレアチニンの腎クリアランス（クレアチニンクリアランス；CL_{cr}）を測定し，GFR の指標とすることができる。さらに臨床では，より簡便に血清中クレアチニン濃度（$C_{s,cr}$）のみからクレアチニンクリアランスを推定するための式がいくつか報告されている。一例として，Cockroft-Gault の式を示す。

男性：　$$CL_{cr} \text{ (mL/min)} = \frac{(140 - \text{年齢}) \times \text{体重 (kg)}}{72 \times C_{s,cr} \text{ (mg/dL)}}$$

女性：　クレアチニン生成速度が男性より小さいため，この式で求めた値の 85% とする。

　パラアミノ馬尿酸（PAH）は，**図10(b)** に示すように糸球体ろ過と尿細管分泌を受ける物質である。そのため，(3) 式よりイヌリンの腎クリアランスは $f_p \cdot \text{GFR} + CL_s$ と表される。PAH は，その血漿中濃度が 5 mg/dL 以下であれば，1 回腎臓を通過するとほぼ全量が排泄されるため（除去率は約 90%），腎クリアランス値が腎血漿流量（RPF）の指標として用いられる。平均的な RPF 値は 600 〜 700 mL/min である。PAH のクリアランス値は有効 RPF と呼び，その値を除

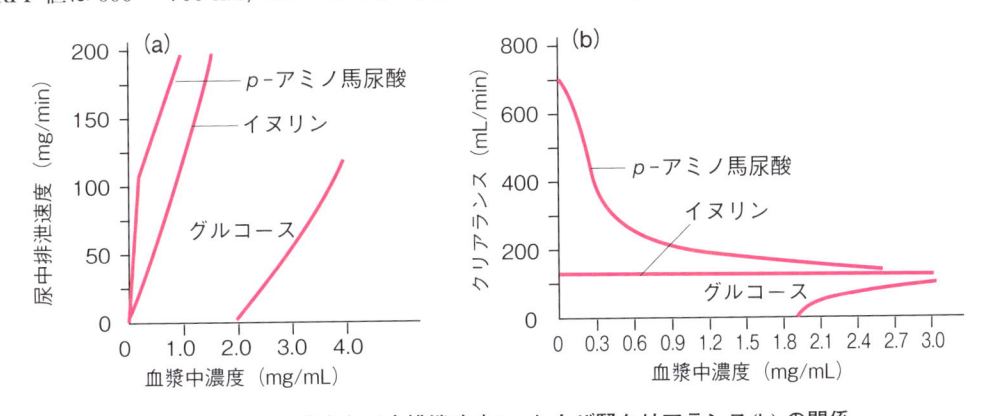

図11　血漿中濃度と尿中排泄速度(a) および腎クリアランス(b) の関係

〈V. L. Schuster and D. W. Seldin, "The Kidney : Physiology and Pathology" ed. by D. W. Seldin and G. Giebisch, Raven Press, New York, p.380, 1985〉

去率で割った値を RPF とすることもある。図 11 に示す通り，PAH の血漿中濃度が高くなるとそのトランスポーターを介した尿細管分泌過程が飽和して CL_s が低下することで，腎クリアランスが低下することになるため，注意が必要である。PAH の血漿タンパク結合率は 17％と低いため，高濃度領域における PAH の腎クリアランスは GFR に近づいていく。

　フェノールスルホンフタレイン（PSP）は，血漿タンパク結合率は 80％と高いためほとんど糸球体ろ過されない一方，尿細管分泌で約 95％が尿中へ排泄され，再吸収はほとんど受けないため，図 10（c）に示すような挙動を示す。すなわち，PSP の腎クリアランスは尿細管分泌機能の指標となる。PSP の排泄比率は糸球体で 6％，尿細管で 94％と考えられている。

　グルコースは，図 10（d）に示すように糸球体ろ過を受けた後，トランスポーターによって健常人は全量が尿細管再吸収を受ける。図 11 に示す通り，グルコースの血漿中濃度が高くなるとトランスポーターを介した尿細管再吸収過程が飽和して尿中に排泄されるようになり，グルコースの腎クリアランスは増加して GFR に近づいていく。

2．肝臓の構造と胆汁排泄機構

（1）肝臓の構造

　肝臓は，脳とならんで体内で最も大きな臓器であり，重さは 1.0 〜 1.5 kg にも及ぶ。また，

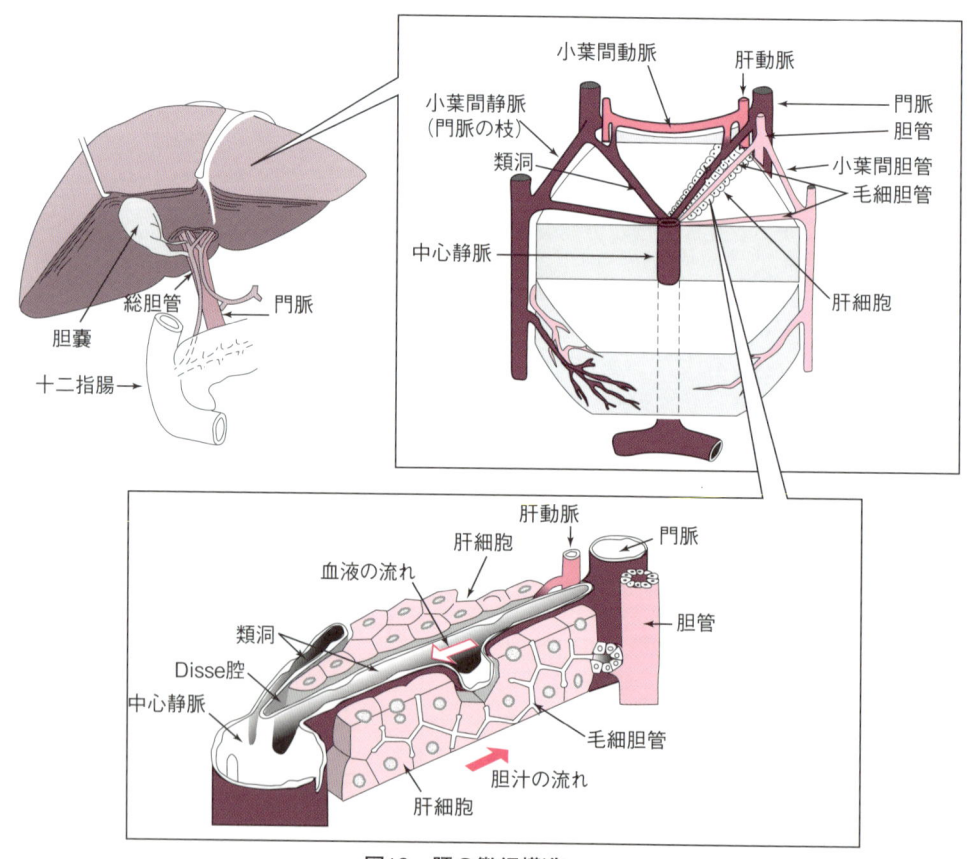

図12　肝の微細構造

（松田幸次郎ら訳，医科生理学展望，丸善，1989）

血流量は 1,300 〜 1,500 mL/min にも達し，心拍出量の約 30％を占める。肝臓は，肝小葉と呼ばれる 1 〜 2 mm の多角形の構造の集合体である。小葉の中心には中心静脈が縦に存在し，そのまわりには肝実質細胞，毛細胆管，毛細血管が放射状に集まった構造をしている（図 12）。肝への血液の流入には，消化管で吸収した栄養分や薬物などを運んでくる門脈と，酸素に富む肝動脈の 2 系統があり，血流量の割合は，門脈：肝動脈 = 3：1 である。門脈と肝動脈からの血液は肝小葉で合流し，類洞（シヌソイド，sinusoid）と呼ばれる毛細血管において肝実質細胞との間で物質交換を受ける。その後，血液は類洞から中心静脈へと流出し，肝静脈を経て下大静脈に至る。

　肝臓で生成される胆汁は毛細胆管へと分泌され，胆管，総胆管を経ていったん胆嚢に貯えられる。そして，必要に応じ総胆管から十二指腸に排泄される。胆汁分泌量は 1 日 700 〜 1,200 mL である。

（2）胆汁と胆汁酸

　胆汁は，界面活性作用をもつ胆汁酸に加えて，リン脂質，コレステロール，ビリルビンなどを含む茶褐色の液体である。排泄された消化管において，胆汁は胆汁酸の界面活性作用によって，脂溶性薬物を含む脂質の消化管からの吸収に必須の役割を果たす。また，胆汁は生体物質や薬物の排泄にとっても重要である。ビリルビンはヘモグロビンの分解産物であり，血漿中ではアルブミンと結合しているが，肝実質細胞に取り込まれて細胞内でグルクロン酸抱合を受けて親水性となり，胆汁中に排泄される。肝実質細胞に取り込まれた薬物も代謝を受けて親水性を増したのち，あるいは一部の薬物は未変化体のまま，胆汁中に排泄され，消化管を経て糞とともに体外に排出される。ただし，薬物の代謝物のなかには，胆汁中に排泄されるのではなく，肝実質細胞から血液側に分泌され，腎臓を経て尿中に排泄されるものもある。

　胆汁酸には図 13 に示す 4 種が知られている。このうち，コール酸とケノデオキシコール酸がコレステロールから肝臓で合成される一次胆汁酸である。胆汁中ではグリシン抱合，タウリン抱合され，ナトリウムもしくはカリウム塩として存在する。胆汁酸は，その 1 次性能動輸送を担うトランスポーターである BSEP によって肝実質細胞から毛細胆管に分泌されると，胆汁とともに十二指腸に移行する。消化管では，腸内細菌で脱抱合と 7 位の水酸基の還元を受け，二次胆汁酸であるデオキシコール酸，リトコール酸ができる。消化管に移行した胆汁酸の 90 〜 95％は，回腸において Na^+ / 胆汁酸共輸送系である ASBT/IBAT によって吸収され，OST α -OST β によって門脈に放出される。門脈を経て肝実質細胞においては Na^+ / 胆汁酸共輸送系である NTCP によって取り込まれ，再び BSEP によって胆汁中に排泄をされる（図 14）（腸肝循環）。そのため，胆汁中には 4 種すべての胆汁酸が存在する。

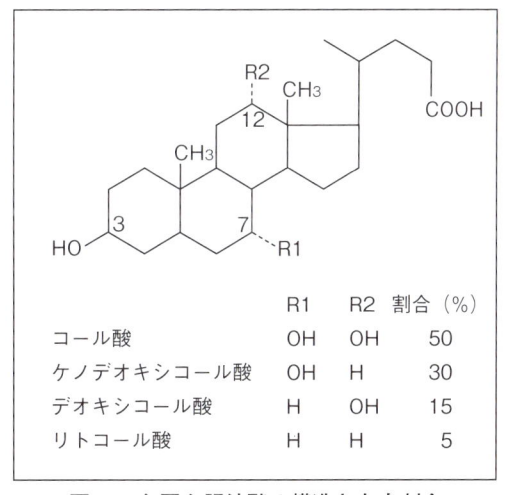

	R1	R2	割合（%）
コール酸	OH	OH	50
ケノデオキシコール酸	OH	H	30
デオキシコール酸	H	OH	15
リトコール酸	H	H	5

図13　主要な胆汁酸の構造と存在割合

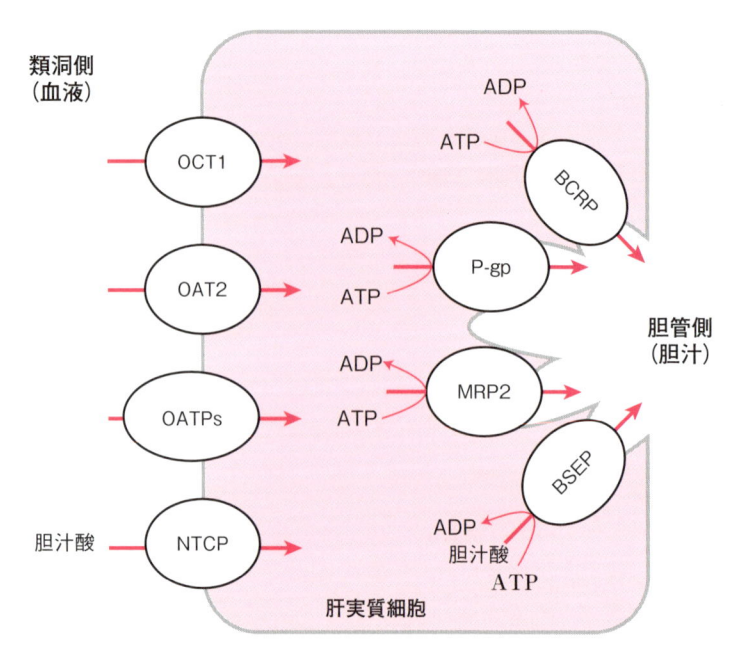

図14　肝実質細胞における主なトランスポーター

NTCP : Na⁺/taurocholate cotransporting polypeptide, OATP : organic anion transporting polypeptide, OAT2 : organic anion transporter 2, OCT1 : organic cation transporter 1, MRP2 : multidrug resistance associated protein 2, P-gp: P-glycoprotein, BSEP : bile salt export pump, BCRP : breast cancer resistance protein

（3）薬物の胆汁中排泄

　消化管吸収を受けた薬物および全身循環中の薬物は，門脈あるいは肝動脈を経て類洞に運ばれる。類洞の血管は，極めて小孔に富んだ内皮細胞で形成されているのが特徴である。そのため，薬物は，血漿タンパク質と結合した薬物も含め，小孔を通り抜けて洞壁と肝実質細胞との間に存在する間隙である Disse 腔に容易に移行できる（図15）。一方，肝実質細胞は細胞間が密着結合で接着しており，Disse 腔に入った血液中薬物が肝実質細胞を隔てた胆汁側に排泄されるためには，肝実質細胞内に類洞側膜を介して移行し，多くは肝実質細胞内で代謝を受けた

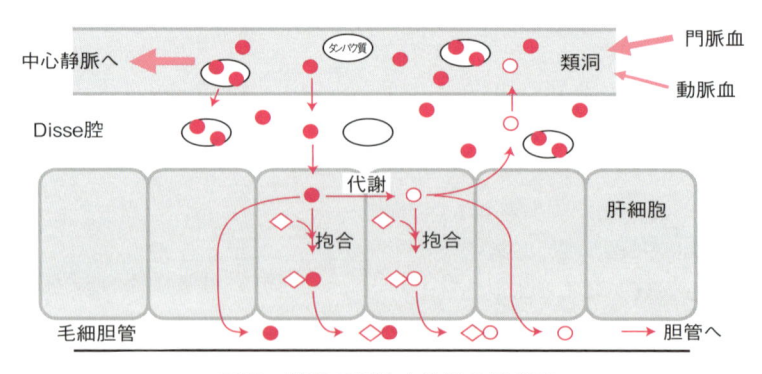

図15　薬物の胆汁中排泄の模式図

うえで，胆管側膜から分泌される必要がある。肝実質細胞は極性を有する細胞であり，類洞側膜と胆管側膜にはそれぞれ異なるトランスポーターが機能している（図14）。

脂溶性の高い薬物は単純拡散で類洞側膜を透過し，肝実質細胞に移行できる。一方，類洞側膜に発現するトランスポーターを介した薬物の能動的な取り込みを考慮することも重要である。アニオン性薬物の類洞側膜からの取り込みに関与するトランスポーターとして，OATP1B1，OATP1B3，OATP2B1，OAT2 などが挙げられる。カチオン性薬物の類洞側膜からの取り込みに関与するトランスポーターとしては，OCT1 が挙げられる（図14）。これらトランスポーターのうち，OATP1B1 および OATP1B3

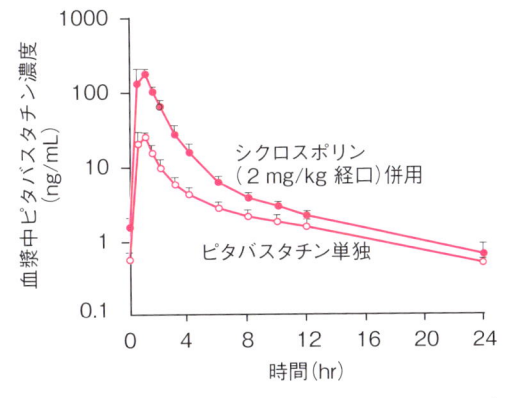

図16　ピタバスタチンの血中濃度に及ぼすシクロスポリンの影響

（蓮沼智子，中村正彦，矢地孝，有沢紀子，福島邦昭，飯島肇，斎藤康，臨床医薬 19，381-389（2003），一部改変）

は肝臓特異的に発現するトランスポーターであり，ピタバスタチンやロスバスタチン，プラバスタチン，アトルバスタチンなどの HMG-CoA 還元酵素阻害薬を含む幅広いアニオン性薬物を輸送する一方，シクロスポリンによって機能が阻害される。そのため，シクロスポリンの併用は，ピタバスタチンやロスバスタチンなどの肝実質細胞への取り込みを抑制して血中濃度を上昇させ（図16），横紋筋融解症を誘発する可能性がある。

胆管側膜には P-糖タンパク質や MRP2 など，1 次性能動輸送で肝実質細胞から胆汁中への排泄を担うトランスポーターが高発現している（図14）。MRP2 は，プラバスタチンなどのアニオン性薬物を未変化体のまま排泄するだけではなく，薬物のグルクロン酸抱合体やグルタチオン抱合体を胆汁中に排泄する役割も果たしている。

（4）胆汁中排泄に影響を及ぼす要因

薬物の分子量は胆汁中排泄に影響する因子として知られている。**図17** はラットにおける薬物の胆汁中排泄と分子量との関係であるが，分子量が小さすぎると胆汁中排泄されにくく，分子量が 325 ± 50 になると胆汁中へ排泄されやすくなることを表している。ただし，この閾値には種差があり，ヒトでは分子量 500 以上の物質が胆汁中排泄を受けやすいと考えられている。また，ある程度の極性も胆汁中排泄に必要だと考えられている。肝実質細胞に取り込まれた薬物が抱合体を形成すると，極性が付与され，

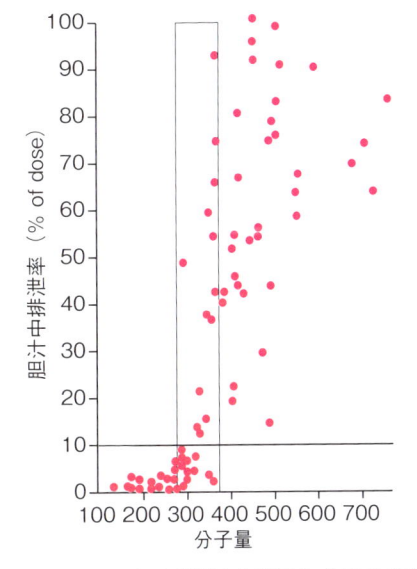

図17　ラットにおける胆汁中排泄と分子量の関係

（R. L. Kaichら，Gastroenterol，85，385-394，1983）

かつ分子量が増大するため，胆汁中へ排泄されやすくなる。

（5）腸肝循環

　胆汁酸に限らず，肝臓から胆汁中排泄された薬物が消化管で吸収され再び肝臓に戻る現象を腸肝循環という。**表9**に腸肝循環する薬物をまとめた。腸肝循環する薬物には，プラバスタチンのように未変化体のまま腸肝循環する薬物や，エゼチミブやモルヒネのようにグルクロン酸抱合体として胆汁中排泄される薬物がある。グルクロン酸抱合体として胆汁中排泄された薬物は，消化管において腸内細菌のもつβグルクロニダーゼによって加水分解されると，もとの薬物に戻り，消化管から再吸収される（**図18**）。腸肝循環は薬物の排泄を妨げることで作用を持続させる。特に肝臓や消化管は，長時間薬物に曝されることとなる。肝臓の HMG-CoA 還元酵素を標的とするプラバスタチンや，コレステロールの消化管吸収を阻害するエゼチミブの場合，腸肝循環することは薬効の持続と全身的な副作用の軽減の点で都合がよい。

表9　腸肝循環する薬物

薬物名	分類
インドメタシン	非ステロイド性抗炎症薬
エゼチミブ	脂質異常症治療薬
プラバスタチン	
ジゴキシン	強心薬
スピロノラクトン	利尿薬
モルヒネ	麻薬性鎮痛薬
ワルファリン	抗凝固薬

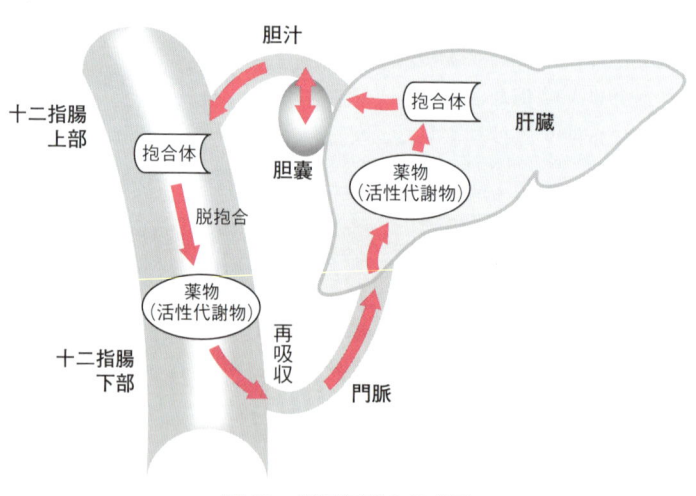

図18　腸肝循環の模式図

3．その他の排泄経路

　投与された薬物の多くは，尿中もしくは胆汁中に排泄されるが，それ以外に，唾液中，乳汁

中，呼気中，汗中などに排泄されることがある。

（1）薬物の唾液中排泄

　血液から消化管へ薬物が排泄される経路の1つに唾液中排泄がある。唾液は，弱酸性（平均 pH 6.5）の液体で1日当たり1〜1.5 Lが口腔中に分泌され，デンプンの消化機能をもつ。ただし，唾液中へ排泄された薬物のほとんどは小腸で再吸収されてしまうので，薬物の排泄経路としての寄与は小さい。一方，唾液は試料採取に痛みが伴わないので，血液採取を必要としない治療薬物モニタリング（TDM）への応用が期待されている。

（2）薬物の乳汁中排泄

　乳児，特に新生児は肝臓における代謝能や腎臓における排泄能，血液脳関門が十分に発達しておらず，血漿タンパク質濃度も低いため，高濃度の薬物に曝されやすい。そのため，母体中の薬物が乳汁中に分泌され，乳汁を介して乳児に移行することに十分注意する必要がある。薬物は血液から腺上皮細胞を経て乳汁に移行するが，一部でトランスポーターを介した乳汁中への薬物の分泌が報告されているものの，多くの薬物は上皮細胞の細胞膜を単純拡散によって透過すると考えられている。乳汁中には脂肪が4%近く含まれるため，脂溶性の高い薬物は乳汁に移行しやすい。また，タンパク質の濃度は約0.9%と血漿中アルブミン濃度（約4.3%）に比べると低く，乳漿タンパク質はカゼインが中心で一般に薬物との結合率は低い。そのため，タンパクとの結合による乳汁中での薬物の蓄積は生じにくい。さらに，乳汁のpHは約7.0と血漿の7.4と比べてやや酸性である。そのため，pH-分配仮説に従った単純拡散では，血漿中で分子形であった塩基性薬物が乳汁に移行するとイオン形となって血漿に戻れなくなり，結果として塩基性薬物の乳汁への分泌が促進される。

練習問題　国家試験過去問題

問1　主として未変化体のまま体内から尿中に排泄されるのはどれか。1つ選べ。

1　ゲンタマイシン　　2　テオフィリン　　3　ニフェジピン　4　フェニトイン
5　リドカイン

（第97回国試　問45）

問2　薬物 B の併用が薬物 A の体内動態に及ぼす影響として，正しいのはどれか。**2つ選べ。**

	薬物 A	薬物 B	影響
1	リボフラビン	メトクロプラミド	消化管吸収の促進
2	トリアゾラム	エリスロマイシン	肝代謝の阻害
3	サリチル酸	炭酸水素ナトリウム	尿細管再吸収の促進
4	メトトレキサート	プロベネシド	尿細管分泌の阻害

（第97回国試　問171）

問3　薬物の尿中排泄に重要な働きをする腎小体を糸球体とともに構成しているのはどれか。1つ選べ。

1　ヘンレ係蹄　　　2　ボーマン嚢　　　　3　集合管
4　近位尿細管　　　5　遠位尿細管

（第98回国試　問44）

問4　薬物の肝臓への分布及び胆汁中排泄に関する記述のうち，正しいのはどれか。**2つ選べ。**

1　肝実質細胞の血管側膜には種々の輸送担体が発現し，多くのアニオン性薬物やカチオン性薬物の肝取り込みに関与している。
2　肝実質細胞から毛細胆管への薬物輸送機構は，多くの場合，薬物の濃度勾配を利用した単純拡散である。
3　分子量の小さい薬物ほど，胆汁中へ排泄されやすい。
4　血中においてアルブミンに結合している薬物も Disse 腔に入り，肝実質細胞の近傍に到達することができる。
5　肝臓において抱合代謝を受け，胆汁中に排泄された薬物は，一般に分子量が大きく親水性が高いので，すべて糞便中へ排泄される。

（第98回国試　問169）

問5-6 10歳男児。体重30 kg。てんかんのためフェノバルビタールを服用していた。最近，傾眠傾向にあり，母親が心配になり，男児と医療機関を受診した。薬剤師がフェノバルビタールの血清中濃度を測定したところ40 μg/mLであり，治療有効濃度を超えていた。男児の肝機能及び腎機能は正常であった。

問5（実務）

この患者への処置として，最も適切なのはどれか。1つ選べ。

1　アトロピン硫酸塩水和物の静注
2　フルマゼニルの静注
3　炭酸水素ナトリウムの点滴静注
4　塩化アンモニウムの点滴静注
5　ホリナートカルシウムの静注

問6（薬剤）

前問で選択した薬物がフェノバルビタールの体内動態に及ぼす影響として，正しいのはどれか。1つ選べ。

1　消化管吸収の阻害
2　尿細管再吸収の抑制
3　尿細管分泌の促進
4　受容体での拮抗
5　胆汁中排泄の促進

（第98回国試　問270-271）

問7 腸肝循環を受けやすい薬物はどれか。1つ選べ。

1　リチウム　　2　ゲンタマイシン　　3　セファレキシン
4　プラバスタチン　　5　アシクロビル

（第99回国試　問44）

問 8 次のグラフのうち，薬物の血漿中濃度に対する尿中排泄速度（*dXu/dt*）及び腎クリアランス（*CLr*）の関係が正しく示されているのはどれか。**2つ選べ。**

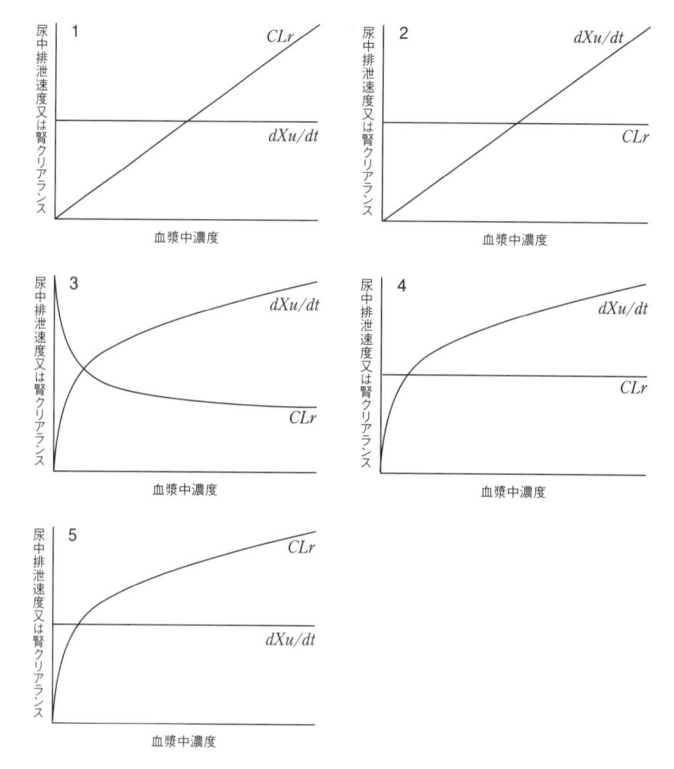

（第99回国試　問170）

問 9 − 10

問 9 40歳男性。体重65kg。

病院で腎移植後シクロスポリンを含む処方による治療を継続中である。1年後の定期検診で脂質異常症と高血圧症を指摘された。これらの症状を改善する次の薬物のうちシクロスポリンと併用禁忌なのはどれか。**1つ選べ。**

1 アムロジピンベシル酸塩
2 イコサペント酸エチル
3 カルテオロール塩酸塩
4 コレスチラミン
5 ロスバスタチンカルシウム

（第99回国試　問270）

問10　前問において併用禁忌となる相互作用の主なメカニズムはどれか。**1つ選べ。**

1　ペプチドトランスポーターを介した小腸吸収の阻害
2　有機アニオントランスポーターを介した肝取り込みの阻害
3　肝 CYP3A4 による代謝の亢進
4　糸球体ろ過速度の上昇
5　有機カチオントランスポーターを介した尿細管分泌の阻害

（第99回国試　問271）

問 11　腎尿細管上皮細胞刷子縁膜に存在し，薬物の尿細管分泌に関与する一次性能動輸送体はどれか。**1つ選べ。**

1　H^+ / ペプチド共輸送体　　　2　Na^+, K^+-ATPase
3　H^+ / 有機カチオン逆輸送体　　4　Na^+ / グルコース共輸送体
5　P- 糖タンパク質

（第100回国試　問44）

問 12　プロベネシドの併用によってメトトレキサートの血中からの消失が遅延する主要な原因はどれか。**1つ選べ。**

1　肝代謝の阻害　　　2　肝取り込み阻害　　　3　血漿タンパク結合の阻害
4　脳移行の阻害　　　5　腎排泄の阻害

（第100回国試　問45）

問 13　薬物の乳汁移行性について正しい記述はどれか。**1つ選べ。**

1　乳汁は血漿に比べて塩基性であるため，弱塩基性薬物は乳汁中に移行しやすい。
2　乳汁は血漿に比べて塩基性であるため，弱酸性薬物は乳汁中に移行しやすい。
3　乳汁は血漿に比べて酸性であるため，弱塩基性薬物は乳汁中に移行しやすい。
4　乳汁は血漿に比べて酸性であるため，弱酸性薬物は乳汁中に移行しやすい。
5　乳汁と血漿の pH は同じであるため，薬物が弱酸性あるいは弱塩基性であることは，乳汁移行性に影響を及ぼさない。

（第101回国試　問42）

問 14　腎クリアランス（CLr）と糸球体ろ過速度（GFR），分泌クリアランス（CLs），再吸収率（FR）の関係を正しく表しているのはどれか。**1つ選べ**。ただし，fu は血漿中タンパク非結合形分率を示すものとする。

1　CLr = fu・GFR + CLs − FR
2　CLr = fu・GFR + CLs + FR
3　CLr = fu・GFR − CLs + FR
4　CLr = (fu・GFR + CLs)・(1 − FR)
5　CLr = (fu・GFR + CLs)・FR

（第101回国試　問44）

問 15　薬物の腎排泄に関する記述のうち，正しいのはどれか。**2つ選べ**。

1　糸球体の基底膜は陽性に帯電しているため，酸性薬物は塩基性薬物よりろ過されやすい。
2　投与された薬物のすべてが腎排泄により消失するとき，その腎クリアランスはクレアチニンクリアランスに等しい。
3　フェノールスルホンフタレインは，主に尿細管分泌により体内から消失するため，腎機能測定に用いられる。
4　OAT1 は近位尿細管上皮細胞の刷子縁膜に存在し，細胞内の有機カチオンを管腔内へ排出する。
5　尿細管における弱塩基性薬物の再吸収は，尿の pH が大きくなると増大し，その腎クリアランスは低下する。

（第101回国試　問169）

第 2 部

薬物動態の解析

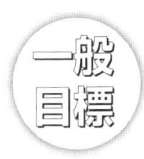

一般
目標

薬物動態の理論的解析ならびに投与設計に関する
基本的事項を修得する。

第 1 章 薬物速度論

薬物速度論，線形コンパートメントモデル，薬物動態パラメータ，全身クリアランス，分布容積，消失半減期，生物学的利用能，急速静脈内投与，経口投与，定速静脈内投与，単回投与，反復投与肝固有クリアランス，肝クリアランス，Well- stirred model

POINTS

- 薬物動態学における薬物速度論とは，薬物の吸収，分布，代謝，排泄過程を速度論の理論体系に基づいて，体内動態全体を定量的に解析する学問である。

- 薬物動態の解析法の 1 つにコンパートメントモデルを用いる方法がある。

- コンパートメントモデルには線形コンパートメントモデルと非線形コンパートメントモデルがある。コンパートメントの数は薬物によって異なる。

- 線形 1-コンパートメントモデルでは，血液と臓器の間で速やかな分布平衡が成り立つと仮定し，生体を 1 つのコンパートメントとみなして薬物の動きを解析する。

- 線形 1-コンパートメントモデルに関連するパラメータとして，全身クリアランス，分布容積，消失半減期，生物学的利用能などがある。

- 点滴静脈内投与時の定常状態血中濃度は投与速度に比例し，全身クリアランスに反比例する。一方，定常状態に達する時間は薬物の消失半減期に依存する。

- 体内動態が 1-コンパートメントモデルに従う薬物について，その消失半減期の 5 倍の時間点滴静脈内投与すると，定常状態濃度の 95% 以上の血中濃度に到達する。

- 体内動態が 1-コンパートメントモデルに従う薬物を反復（繰り返し）投与し，血中濃度が定常状態に達したとき，投与間隔ごとの AUC は，同じ投与量を単回投与したときの AUC に等しい。

- 反復静注投与後の蓄積率は，消失速度定数と投与間隔から計算される。また，蓄積率と初回濃度から定常状態濃度が予測できる。

- 薬物の負荷投与量はその薬物の定常状態血中濃度と分布容積の積から求められる。

- 反復経口投与は，反復静注投与後と同様の取り扱いができるが，1 次吸収過程を含むため，血中濃度はピーク値とトラフ値を繰り返す。

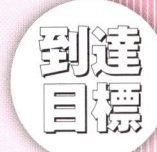

到達目標

1. 線形コンパートメントモデルと，関連する薬物動態パラメータ（全身クリアランス，分布容積，消失半減期，生物学的利用能など）の概念を説明できる。
2. 線形1-コンパートメントモデルに基づいた解析ができる（急速静注・経口投与［単回および反復投与］，定速静注）。
3. 体内動態が非線形性を示す薬物の例を挙げ，非線形モデルに基づいた解析ができる。
4. モーメント解析の意味と，関連するパラメータの計算法について説明できる。
5. 組織クリアランス（肝，腎）および固有クリアランスの意味と，それらの関係について，数式を使って説明できる。
6. 薬物動態学－薬力学解析（PK-PD解析）について概説できる。

I 薬物速度論（1）

　生体内に投与された薬物は，通常，吸収（absorption），分布（distribution），代謝（metabolism），排泄（excretion）を経て，体内から消失する。薬物の血中濃度および薬効発現組織の濃度は，これら吸収・分布・代謝・排泄の各過程の速度に依存して変化する。薬物速度論（ファーマコキネティクス pharmacokinetics）は薬物の吸収，分布，代謝，排泄過程を含む生体内運命を定量的に扱う学問である。薬物速度論は臨床における薬物投与の個別化および医薬品開発における動態特性の最適化に応用されている。さらに，薬物速度論は薬力学（ファーマコダイナミクス）と融合し，薬物の投与から薬効発現に至る一連の過程を統一的に扱う学問に発展している。

　薬動動態の解析法に，コンパートメント理論に基づいた解析法，生理学的薬物速度論，モー

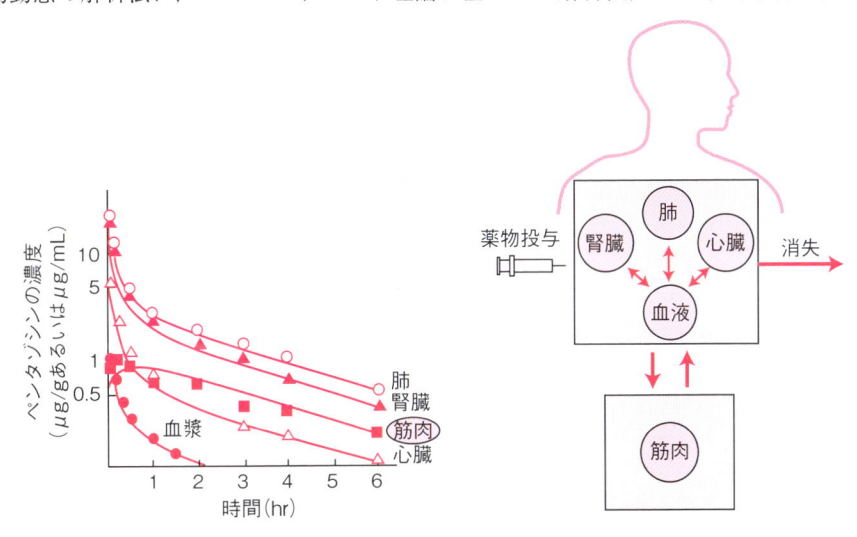

図1　コンパートメントモデルの概念

　左の図はペンタゾシンを静脈内投与した時の血中濃度と種々の組織における濃度推移を示している。肺，腎臓，心臓は血漿濃度と同じ割合で変化している。そのため，これらの組織中濃度は血漿中濃度と速度論的に区別できず，1つのコンパートメントにまとめることができる。一方，筋肉のように，血漿とは異なった濃度推移を示す組織は，別のコンパートメントと考えて体内動態を解析する必要がある。

ファーマコダイナミクス：組織に分布して作用部位に到達した薬物が，生体の機能を修飾し薬理作用を発現する時間的変化を定量的に研究する学問分野で主に血中濃度と薬効の関係を扱う。

メント理論に基づいた解析法がある。本章では，コンパートメントモデルとそれに基づいた投与計画法について説明する。

1．コンパートメントモデル

　図1はペンタゾシン静脈内投与後の血漿，肺，腎臓，心臓，筋肉組織の濃度推移である。ペンタゾシン投与後，筋肉組織を除いた各組織の濃度推移は血漿濃度と同じ割合で変化している。これは組織中濃度と血漿中濃度が速やかに平衡化することを示している。このように，濃度変化が同じパターンを示す臓器あるいは組織は，速度的に区別できないため，1つのコンパートメント（区画）にまとめることができる。これに対し，筋肉組織の濃度推移は明らかに異なった挙動を示しており，別のコンパートメントとして考える必要がある。血液が含まれるコンパートメントを体循環コンパートメントと呼び，それ以外のコンパートメントを末梢コンパートメントと呼ぶ。コンパートメントの数は薬物によって異なるが，1-コンパートメントモデルと2-コンパートメントモデルで記述できる薬物が多い。

2．線形コンパートメントモデルと非線形コンパートメントモデル

　コンパートメントモデルのなかで，移行速度あるいは消失速度がコンパートメント内の薬物量に比例し，常に1次速度式に従うと仮定したモデルが線形コンパートメントモデルである。一方，薬物の代謝・排泄過程に酵素やトランスポーターが関与し飽和過程が存在する薬物は，移行・消失速度が体内薬物量に比例せず，ミカエリス・メンテン（Michaelis-Menten）式などが適用される。このようなモデルを非線形コンパートメントモデルと呼び，線形モデルと区別している。

3．線形 1-コンパートメントモデル

　線形1-コンパートメントモデルでは，血液と臓器の間で速やかな分布平衡が成り立つと仮定し，生体を1つのコンパートメントとみなして薬物の動きを解析する。コンパートメント内の薬物濃度と実際の組織濃度との明確な対応はないが，このモデルは数式が最も単純であり，臨床の場における投与設計に広く利用されている。

（1）静脈内投与（intravenous (i.v.) injection）
1）血中濃度推移
　線形1-コンパートメントモデルに従う薬物を急速投与（bolus administration）すると，薬物は瞬時に体循環コンパートメント内に分布し（すべての組織と速やかに分布平衡に達する），1次速度式に従って体内から消失する（**図2**）。このモデルにおいて，体循環コンパートメントからの薬物の消失速度（$-dX/dt$）は，コンパートメント内の薬物量（X）に比例する1次速度式で表される。

$$-\frac{dX}{dt} = k_e \cdot X \tag{1}$$

　ここで，k_eは消失速度定数であり，時間$^{-1}$（hr^{-1}やmin^{-1}）の単位をもつ。この微分方程

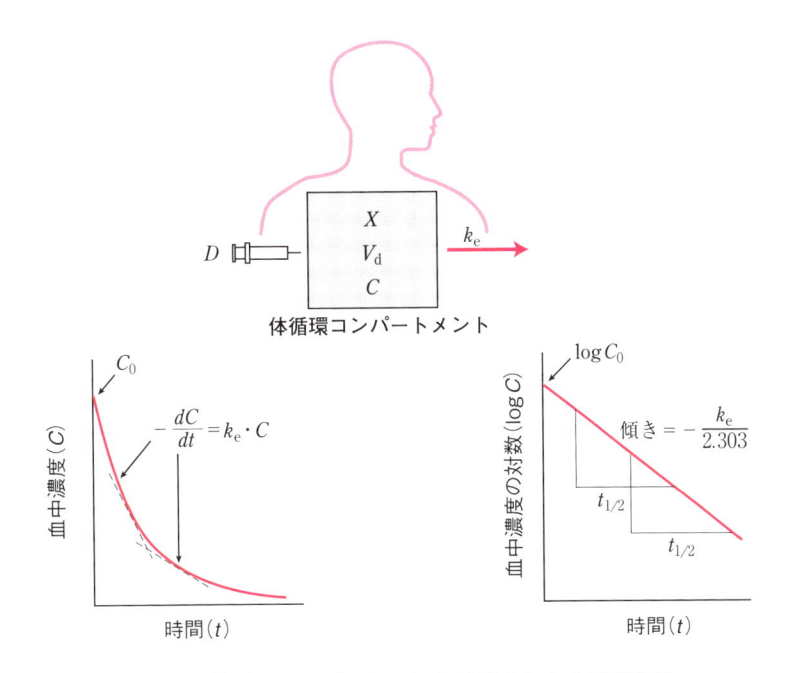

図2　線形1-コンパートメントモデルと血中濃度推移

式を解くと，薬物量の経時変化は次の指数関数で表される。

$$X = X_0\, e^{-k_{\mathrm{e}} \cdot t} \tag{2}$$

コンパートメント内の薬物量 X は血中濃度 C と分布容積 V_{d} の積で表わされるため，血中濃度の経時変化は（3）式で表わされる。

$$C = C_0\, e^{-k_{\mathrm{e}} \cdot t} \tag{3}$$

対数に変換すると，

$$\log C = \log C_0 - \frac{k_{\mathrm{e}}}{2.303}\, t \tag{4}$$

　式（3）と式（4）をグラフにプロットすると図2のようになる。血中濃度の対数と時間の関係は直線となり，傾きから消失速度定数 k_{e} を求めることができる。また，静注直後の初濃度 C_0 は，直線を時間0に外挿した縦軸の切片（$\log C_0$）から求めることができる。

2）消失速度定数と消失半減期

　投与された薬物は肝代謝，腎排泄および胆汁排泄などによって体循環コンパートメントから消失する。これらの消失過程は，**図3**に示したように同時に起こる。したがって，消失速度定数 k_{e} は代謝速度定数 k_{m}，尿中排泄速度定数 k_{u}，胆汁排泄速度定数 k_{b} の和で表される。

$$k_{\mathrm{e}} = k_{\mathrm{m}} + k_{\mathrm{u}} + k_{\mathrm{b}} \tag{5}$$

　尿中に排泄された未変化体薬物量を X_{u}，代謝物量を X_{m}，胆汁排泄量を X_{b} とすると，体循環コンパートメントからの薬物の総排泄量はそれぞれの排泄量の和となる。また，X_{u}，X_{m}，

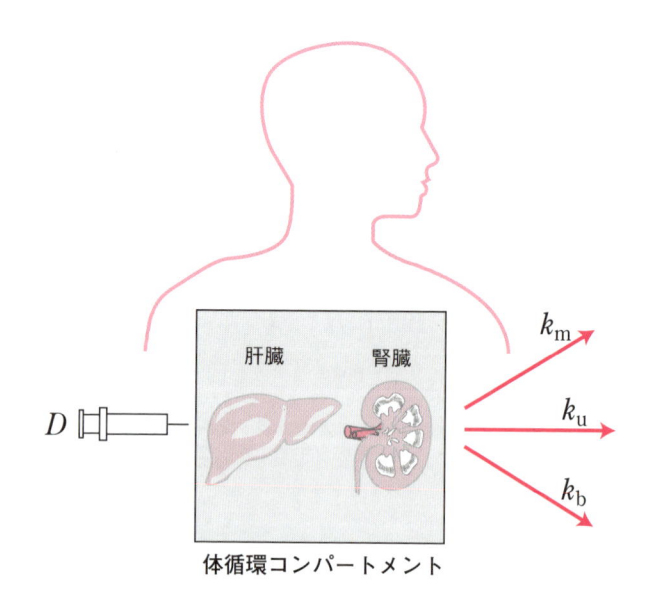

図３　複数の経路から消失する線形 1-コンパートメントモデル

k_m：代謝速度定数　　　k_u：腎排泄速度定数　　　k_b：胆汁排泄速度定数

X_b と各速度定数の間に式（7）の比例関係が成り立つ。

$$X_e = X_u + X_m + X_b \tag{6}$$

$$k_e : k_u : k_m : k_b = X_e : X_u : X_m : X_b \tag{7}$$

血中濃度が半減する消失半減期 $t_{1/2}$ は，（4）式に基づき，消失速度定数 k_e から求めることができる。

$$t_{1/2} = \frac{2.303 \cdot \log 2}{k_e} = \frac{0.693}{k_e} \tag{8}$$

消失半減期は消失速度定数のみの関数となるので，どの時間の血中濃度から測り始めても一定値となる（図２）。消失半減期は薬物の消失速度をイメージしやすい臨床上重要なパラメータである。TDM（Therapeutic Drug Monitoring）対象薬物の消失半減期を**表 1** に示す。

3）分布容積

　線形 1-コンパートメントモデルでは，静脈内投与された薬物は速やかに各組織と平衡化すると仮定した。しかし，この仮定は，実際の組織中濃度が血中濃度と等しいことを意味するものでなく，薬物濃度が高い組織もあれば，低い組織もある。分布容積（volume of distribution, V_d）はコンパートメント内に存在する全薬物量と血中濃度を関連づけるパラメータであり，次式で表される。

$$X = V_d \cdot C \tag{9}$$

　V_d は見かけの分布容積（apparent volume of distribution）とも呼ばれ，L あるいは mL などの単位をもつ。ここで，「分布容積は組織の実容積ではなく，薬物が血中濃度と同じ濃度で分布したと仮定したときに占める容積である」。したがって，組織に移行しやすい薬物は分布容

表1　薬物の生物学的半減期

半減期の短い薬物 ($t_{1/2} = 4$ hr 以下)		半減期の長い薬物 ($t_{1/2} = 24$ hr 以上)	
アミカシン	$0.5 \sim 3$ hr	カルバマゼピン	$10 \sim 30$ hr
カナマイシン	$0.5 \sim 3$ hr	ジゴキシン	$20 \sim 60$ hr
ゲンタマイシン	$0.5 \sim 3$ hr	クロナゼパム	36.8 hr
トブラマイシン	$0.5 \sim 3$ hr	テイコプラニン	$45 \sim 56$ hr
リドカイン	$1 \sim 2$ hr	エトスクシミド	$50 \sim 60$ hr
ストレプトマイシン	$2 \sim 3$ hr	ゾニサミド	$50 \sim 75$ hr
アセトアミノフェン	$2 \sim 4$ hr	フェノバルビタール	$50 \sim 120$ hr
プロカインアミド	$2.2 \sim 4.0$ hr	ジギトキシン	$60 \sim 360$ hr
プロパフェノン	$3 \sim 4$ hr		
サリチル酸	> 3 hr		
バンコマイシン	$4 \sim 6$ hr		
半減期の比較的長い薬物 ($t_{1/2} = 4 \sim 24$ hr)			
プリミドン	$3.3 \sim 12.5$ hr		
ピルシカイニド	$4 \sim 5$ hr		
キニジン	$4 \sim 7$ hr		
ジソピラミド	$5 \sim 7$ hr		
シベンゾリン	$5 \sim 6$ hr		
タクロリムス	$4 \sim 15$ hr		
バルプロ酸	$6 \sim 17$ hr		
リチウム	$8 \sim 35$ hr		
テオフィリン	8.7 hr		
メトトレキサート	$8 \sim 15$ hr		
アプリンジン	> 9 hr		
フェニトイン	> 10 hr		
ハロペリドール	$10 \sim 24$ hr		
シクロスポリン	$14 \sim 26$ hr		

積が大きくなり，移行しにくい薬物の分布容積は小さくなる．1-コンパートメントモデルの場合，分布容積 V_d は投与量 D と初期血中濃度（初濃度）C_0 から次式で求めることができる．

$$V_d = \frac{D}{C_0} \tag{10}$$

4）血中濃度時間曲線下面積

　薬物動態の解析において，血中濃度時間曲線下面積（area under the blood concentration time curve，AUC）と呼ばれる重要なパラメータがある．**図4**の斜線部分の面積であり，単位は濃度×時間（g hr/L あるいは μg min/mL など）である．

$$\text{AUC} = \int_0^\infty C \, dt \tag{11}$$

静脈内投与後の体内動態が1-コンパートメントモデルに従う

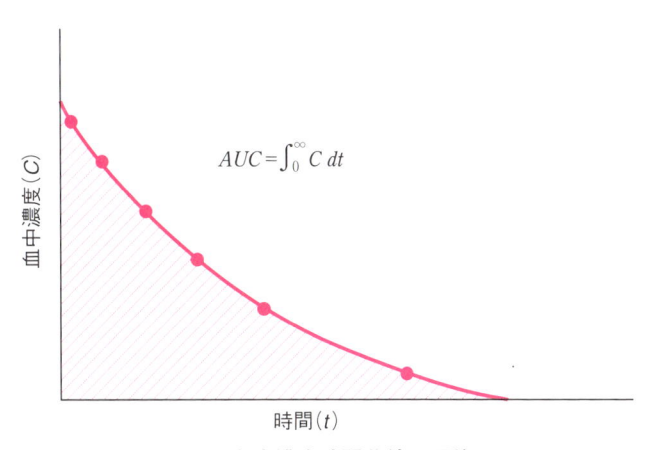

$$AUC = \int_0^\infty C \, dt$$

図4　血中濃度時間曲線下面積
Area under the blood concentration time curve（AUC）

149

薬物の場合，（11）式を無限大まで積分すると，AUC は次式で与えられる。

$$\text{AUC}_{\text{iv}} = \frac{C_0}{k_{\text{e}}} \tag{12}$$

ここで，式(10)から $C_0 = D/V_{\text{d}}$ なので，（13）式のように表すこともできる。

$$\text{AUC}_{\text{iv}} = \frac{D}{k_{\text{e}} \cdot V_{\text{d}}} \tag{13}$$

AUC は薬物の吸収率および生物学的利用能（バイオアベイラビリティ）を求める有益なパラメータである。また，薬物の投与量と静脈内投与後の AUC から全身クリアランス CL_{tot} を求めることができる。

5）全身クリアランス

　薬物が体内から消失する速さを表すパラメータとして，消失速度定数 k_{e} のほかに，全身クリアランス（total body clearance, CL_{tot}）が用いられる。全身クリアランスは，（体内からの）薬物処理能力を表すパラメータであり，厳密には「単位時間当たりに体内から消失した薬物量を，その薬物が存在する体液（血液）の体積に換算した値」と定義される。

$$CL_{\text{tot}} = \frac{-dX/dt}{C} \tag{14}$$

すなわち，単位時間当たりに，薬物を含む血液が，浄化される体積と捉えることができる。単位は体積／時間（L/hr あるいは mL/min など）で表される。式（9）より，$X/C = V_{\text{d}}$ となるので，全身クリアランスは次式で表すこともできる。

$$CL_{\text{tot}} = k_{\text{e}} \cdot V_{\text{d}} \tag{15}$$

さらに，（14）式の分子，分母を時間 0 から無限大まで積分すると，次式の関係が得られ，全身クリアランスは投与量 D と AUC から求めることができる。

$$CL_{\text{tot}} = \frac{D}{\text{AUC}} \tag{16}$$

また，（5）式の関係を（15）式に代入すると全身クリアランス CL_{tot} は，腎クリアランス CL_{r}，肝代謝クリアランス CL_{m}，胆汁排泄クリアランス CL_{b} の和になり，より生理学的に意味のあるパラメータとなる。

$$CL_{\text{tot}} = CL_{\text{r}} + CL_{\text{m}} + CL_{\text{b}} \tag{17}$$

6）尿中排泄データの解析

　臨床の場において，患者からの頻回採血は患者の身体的，経済的負担を大きくするだけであり，治療上好ましくない。このような場合，尿中排泄量から薬物動態パラメータを求めることができる。ここでは，ログ・レートプロット（log-rate plot）法とシグマ・マイナスプロット（sigma minus plot）法を説明する。

①ログ・レートプロット法

　図3で示した線形1-コンパートメントモデルにおいて，未変化体尿中排泄速度は体循環コンパートメントの薬物量 X に比例し，次の1次速度式で表される。

$$\frac{dX_{\mathrm{u}}}{dt} = k_{\mathrm{u}} \cdot X \tag{18}$$

ここで，薬物量 X に（2）式を代入し，両辺の対数をとると

$$\log\left(\frac{dX_{\mathrm{u}}}{dt}\right) = \log k_{\mathrm{u}} \cdot X_0 - \frac{k_{\mathrm{e}}}{2.303} t \tag{19}$$

薬物投与後，予め定めた時間間隔で採尿し，（19）式に従って尿中排泄速度を算出する。その対数値を投与後の時間（採尿時間の中間時間）に対してプロットすると直線が得られ，傾きより消失速度定数 k_{e} を求めることができる（**図5左**）。ここで，直線の傾きは腎排泄速度定数 k_{u} ではなく，消失速度定数 k_{e} である。

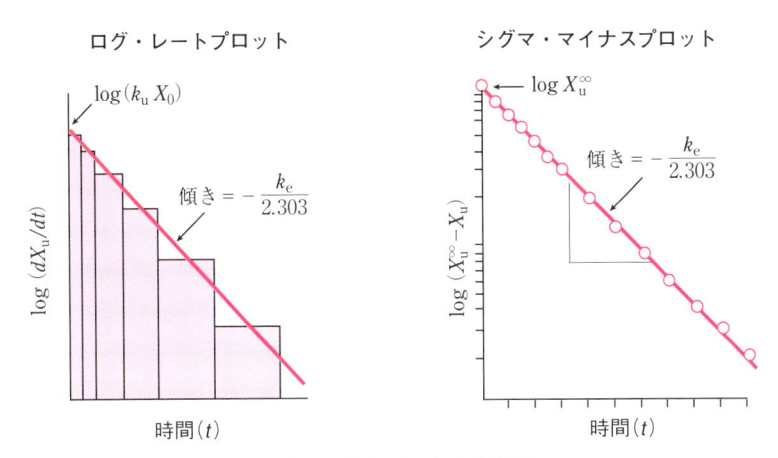

図5　尿中データの解析法

左図がログ・レートプロット，右図がシグマ・マイナスプロットである。いずれも，グラフの傾きから消失速度定数を求めることができる。

②シグマ・マイナスプロット

ログ・レートプロットは単純な解析法であるが，尿排泄速度データのばらつきが大きく，消失速度定数を正確に求めることができないことがある。この欠点を補うために，シグマ・マイナスプロットが考案された。

$$\log(X_{\mathrm{u}}^{\infty} - X_{\mathrm{u}}) = -\frac{k_{\mathrm{e}}}{2.303} t + \log X_{\mathrm{u}}^{\infty} \tag{20}$$

ここで，X_{u}^{∞} は尿中総排泄量である。この値から時間 t までの尿中排泄量 X_{u} を差し引いた値（$X_{\mathrm{u}}^{\infty} - X_{\mathrm{u}}$）の対数値を時間 t に対してプロットすることにより，直線の傾きから消失速度定数 k_{e} を求めることができる（**図5右**）。通常，半減期の7倍まで採尿を継続すれば体内の薬物量はほぼ0に等しくなるため，正確な X_{u}^{∞} を求めることができる。しかし，この方法はジギトキシン，ジゴキシンのような消失半減期が長い薬物の解析の体内動態解析に適していない。

（2）点滴静脈内投与（0次吸収を伴う線形1-コンパートメントモデル）

点滴静脈内投与（定速静脈内投与）（intravenous infusion）の場合，血中濃度推移は0次吸収を伴う1-コンパートメントモデルで記述できる。このモデルは皮下投与や徐放性製剤投与後の血中濃度解析にも適用される。

1）血中濃度推移

1-コンパートメントモデルに従う薬物を点滴速度 K_0 で投与すると，体循環コンパートメント中の薬物量の変化速度は次式で表される。

$$\frac{dX}{dt} = K_0 - k_e \cdot X \tag{21}$$

k_0 は 0 次の速度定数で，量／時間（mg/hr あるいは mg/min など）の単位をもつ。この微分方程式を解くと血中薬物濃度 C に関して以下の式が得られる。

$$C = \frac{K_0}{k_e \cdot V_d}(1 - e^{-k_e \cdot t})$$
$$= \frac{K_0}{CL_{tot}}(1 - e^{-k_e \cdot t}) \tag{22}$$

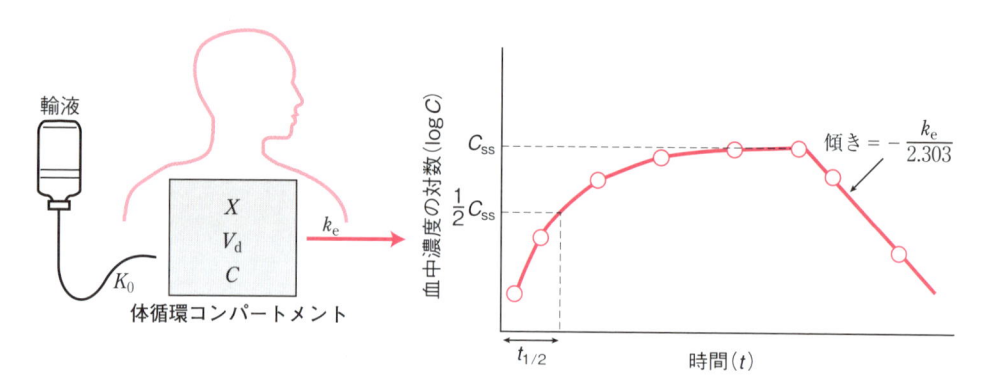

図6　0次吸収を伴う1-コンパートメントモデル

点滴静脈内投与時の血中濃度推移を解析する場合，このモデルを用いる。点滴開始後，半減期が経過すると，血中濃度は定常状態レベルの50％まで上昇する。

図6は式（22）に従ってシミュレーションしたものである。血中濃度は時間経過とともに上昇し，やがて定常状態（steady state）に達する。これは体循環コンパートメントに注入される速度 K_0 と，体内から消失する速度 $k_e X$ が等しくなった状態である。定常状態では式（21）左辺は 0 になるので，血中濃度は次式で表される。ここで添え字 $_{ss}$ は steady state の略である。

$$C_{ss} = \frac{K_0}{CL_{tot}} = \frac{K_0}{k_e \cdot V_d} \tag{23}$$

2）点滴速度と全身クリアランス

定常状態における血中濃度は式（23）で表され，全身クリアランスと点滴速度で決定される。定常状態血中濃度は点滴速度に比例するが，全身クリアランスに反比例する（**図7**）。この関係式は，点滴速度の増減によって，あるいは肝臓や腎臓などのクリアランス臓器の機能が変化した場合に血中濃度が変化することを示している。薬剤の適正使用に関して薬剤師が理解しておくべき科学的知識の1つである。

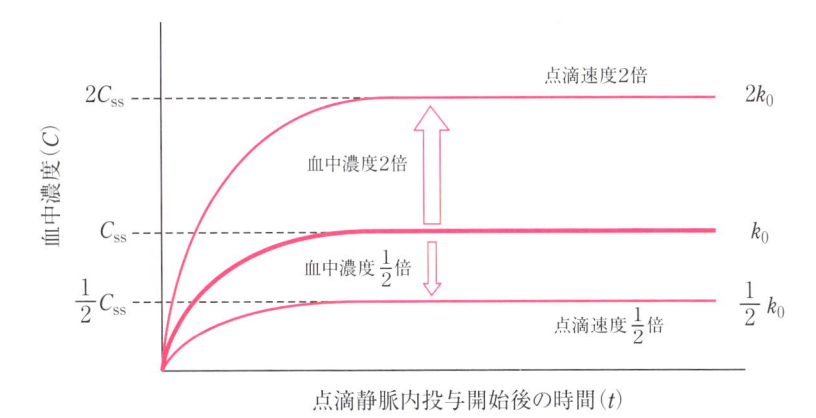

図7 点滴静脈内投与速度と血中濃度の経時変化との関係

3）定常状態血中濃度と消失半減期

式（22）に $k_e = 0.693/t_{1/2}$ の関係を代入し，消失半減期と血中濃度の関係を求めると**図8**のようになる。点滴を開始してから定常状態に達するまでの時間は，点滴速度に関係なく薬物の消失半減期に依存する。消失半減期の4〜5倍点滴静脈内投与を持続するとほぼ定常状態に達する。

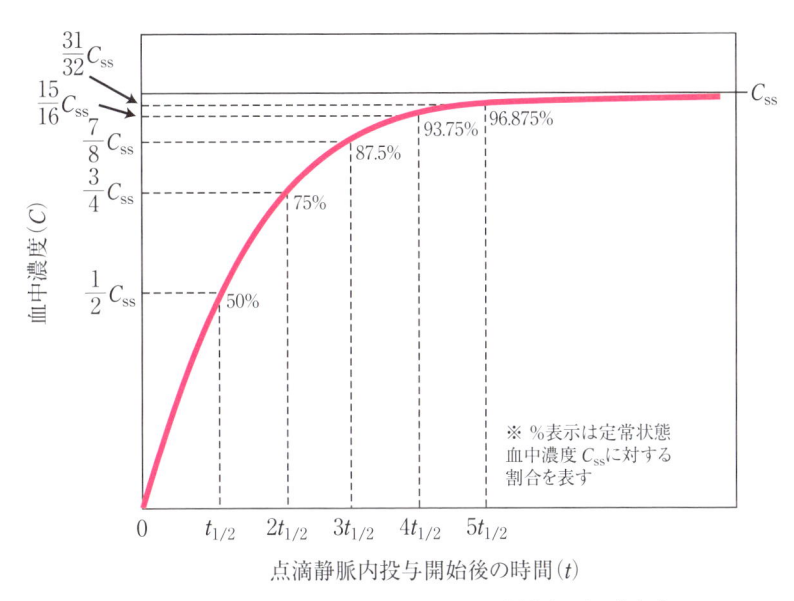

図8 点滴静脈内投与後の血中濃度の経時変化

4）点滴終了後の血中濃度推移

点滴静脈内投与停止後の薬物血中濃度の変化は消失のみとなるため，点滴静脈内投与停止時点の血中濃度を初濃度として，単回静脈内投与時と同様のパターンで低下する（**図9**）。

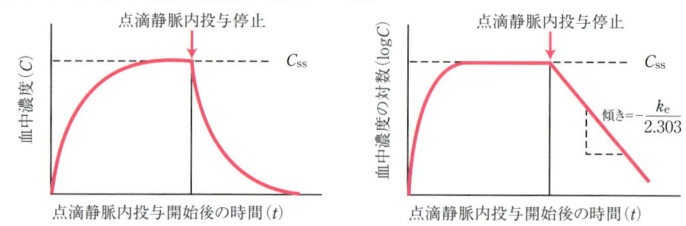

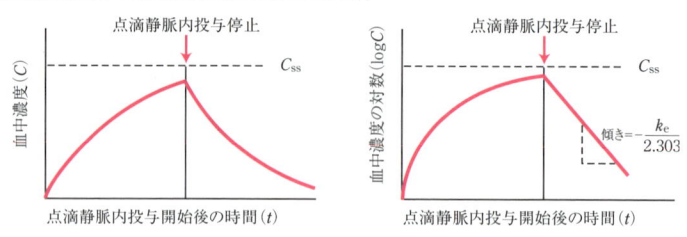

図9　点滴静脈内投与停止後の血中濃度の経時変化

$$C = \frac{K_0}{k_e \cdot V_d}\left(1 - e^{-k_e \cdot T}\right)e^{-k_e(t-T)} \tag{24}$$

ここで T は点滴終了時間である。

5）点滴と急速静脈内投与の併用

　点滴開始時から定常状態濃度を達成し，維持するために，急速静脈内投与を併用することがある（図10）。急速静脈内投与の投与量を負荷投与量（Loading Dose: LD）と呼び次式で計算できる。

$$LD = V_d \cdot C_{ss} \tag{25}$$

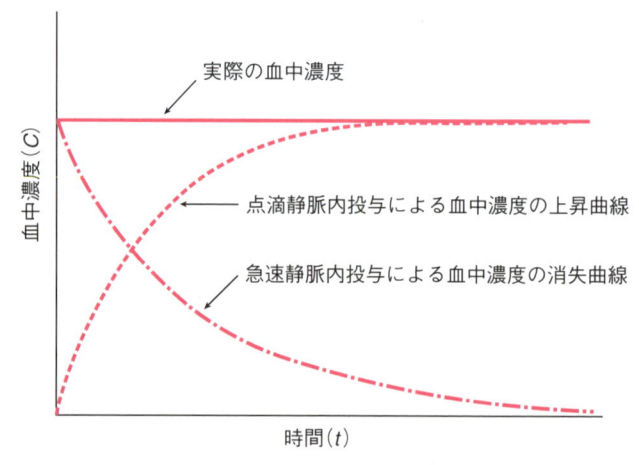

図10　点滴静脈内投与と急速静脈内投与の併用

実際の血中濃度（実線）は点滴静脈内投与後の血中濃度の上昇曲線（点線）と急速静脈内投与後の消失曲線（一点鎖線）の和となる。

（3）経口投与（1次吸収を伴う線形1－コンパートメントモデル）

　経口投与された薬物は小腸粘膜を通して吸収され，体循環コンパートメントに入る。この場合の血中濃度推移は，**図11**のように1次吸収を伴う線形1－コンパートメントモデルで記述できる。このモデルは経口投与だけでなく，坐薬などによる直腸投与，筋肉内注射，皮下注射後の体内動態解析に用いることができる。

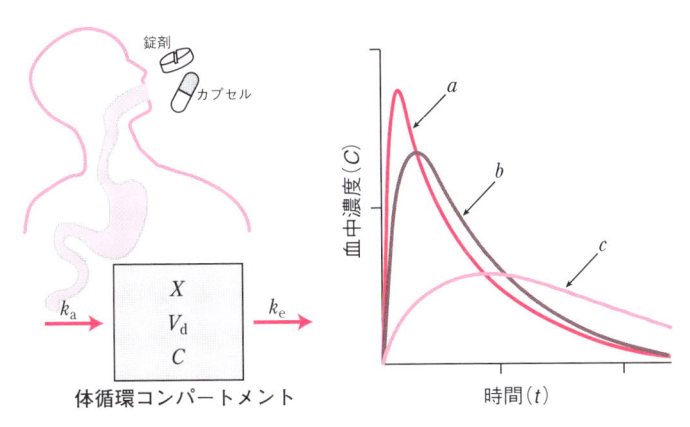

図11　1次吸収を伴う線形1－コンパートメントモデルと血中濃度推移

経口投与後の血中濃度推移はこのモデルで解析することができる。右図において，吸収速度定数k_aは曲線$a > b > c$の順に小さくなる。曲線cでは吸収相と消失相が逆転している可能性があり，これをフリップ・フロップ現象と呼ぶ。

1）血中濃度推移

　線形1-コンパートメントモデルに従う薬物を投与量Dで経口投与したとき，体循環コンパートメント中の薬物量Xの変化速度，および消化管中（直腸投与あるいは筋肉内投与の場合は投与部位中）の薬物量X_aの変化速度は次式で表される。

$$\frac{dX_a}{dt} = -k_a \cdot X_a \tag{26}$$

$$X_a(0) = \quad F \cdot D \tag{27}$$

$$\frac{dX}{dt} = k_a \cdot X_a - k_e \cdot X \tag{28}$$

$$X(0) = 0 \tag{29}$$

ここで，k_aは1次の吸収速度定数であり，時間$^{-1}$（hr^{-1}あるいはmin^{-1}など）の単位をもつ。Fはバイオアベイラビリティと呼ばれ，投与部位から循環血に移行する薬物の割合である。式（26）〜（29）の連立微分方程式を解くと，血中濃度式が得られる。

$$C = A \left(e^{-k_e \cdot t} - e^{-k_a \cdot t} \right) \tag{30}$$

$$A = \frac{k_a \cdot F \cdot D}{(k_a - k_e) \, V_d} \tag{31}$$

２）吸収速度定数と消失速度定数の関係

図11右は式（30）に従ってシミュレーションした血中濃度曲線である。消失速度定数 k_e を一定とし，k_a を変化させた種々の血中濃度も併記した。血中濃度推移は吸収相（上昇部分）と消失相（下降部分）からなり，投与後，ある時間で最高血中濃度（C_{max}）に達する。多くの薬物は消化管からの吸収は速やかで $k_a > k_e$ の関係が成り立つ。k_a が大きいほど，吸収相の立ち上がりが急勾配となり，C_{max} が高くなる。また，C_{max} に達する時間 t_{max} は短くなる（図11の曲線 a と b）。

血中濃度推移を対数プロットすると（**図12**）となる。$k_a > k_e$ が成り立つ薬物では，C_{max} を過ぎてある一定の時間が経過すると，式（30）の $e^{-k_a \cdot t}$ は $e^{-k_e \cdot t}$ に比べて無視できるので，血中濃度は次式で近似される。

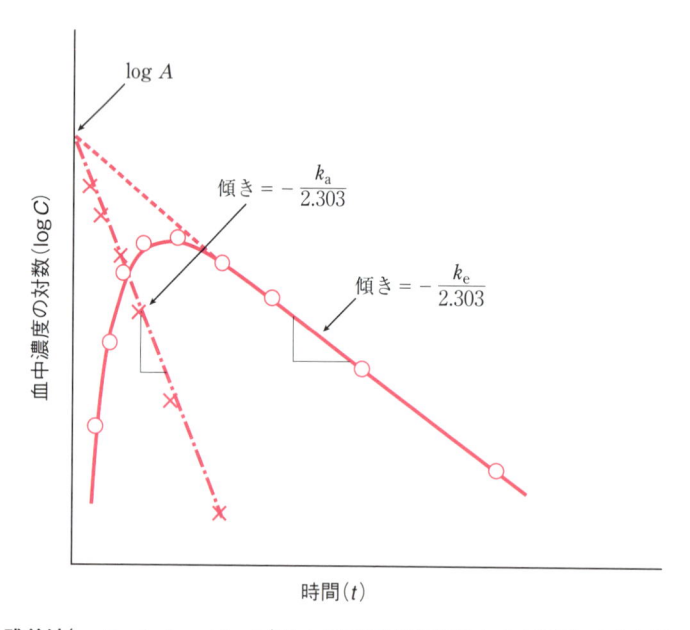

図12　残差法(method of residuals)による吸収速度定数および消失速度定数の求め方

$$C = A \cdot e^{-k_e \cdot t} \tag{32}$$

これは線形１-コンパートメントモデルと同じ形であり，図12に点線で示した直線の傾きから消失速度定数 k_e を求めることができる。また，吸収速度定数 k_a は残差法（method of residuals）（あるいは分割法 stripping method とも呼ばれる）により求めることができる。式(32)の直線の値から血中濃度を差し引くと，

$$C = A \cdot e^{-k_a \cdot t} \tag{33}$$

となる。この対数値は時間に対して直線（図12の一点鎖線）となり，傾きから k_a を求めることができる。これまで $k_a > k_e$ の場合を考えてきたが，徐放性経口製剤などでは，消化管からの吸収速度が抑えられ $k_a < k_e$ になる場合がある。血中濃度曲線は図11の曲線 c のようになり，吸収相と消失相は逆転する。したがって，図12における点線の傾きから k_a が求まる。このような状態をフリップ・フロップ現象と呼ぶ。

156

3）最高血中濃度と最高血中濃度到達時間

経口投与後の血中濃度曲線において，$C_{\max}$ と $t_{\max}$ は次式で表される。

$$t_{\max} = \frac{1}{k_a - k_e} \ln\left(\frac{k_a}{k_e}\right) \tag{34}$$

$$C_{\max} = \frac{F \cdot D}{V_d} \left(\frac{k_a}{k_e}\right)^{\frac{k_e}{k_e - k_a}} \tag{35}$$

$C_{\max}$ および $t_{\max}$ は薬物経口投与後のバイオアベイラビリティや2種類の医薬品間の生物学的同等性を評価する重要なパラメータとなる。

4）分布容積

経口投与後の血中濃度曲線において，式（31）に示した A の値から分布容積 V_d を求めることができる。ただし，バイオアベイラビリティ F が既知でなければならない。

$$V_d = \frac{F \cdot D}{k_e \cdot \text{AUC}} \tag{36}$$

ここで，AUC を求めるために，台形近似法が用いられる（**図13**）。この方法は線形，非線形，コンパートメントの数には関係なく，実測値に基づいて計算する方法であり，モデル非依存的解析法の1つである。

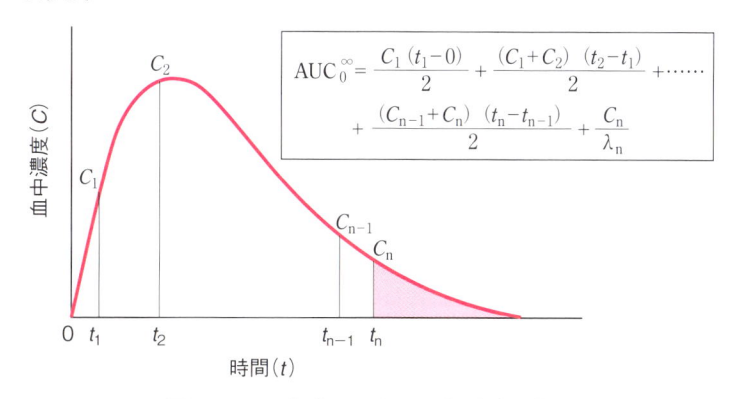

図13　AUCを求めるための台形近似法

4．線形2-コンパートメントモデル

線形1-コンパートメントモデルでは，薬物が体循環コンパートメントに入ると同時にすべての組織に速やかに移行し，分布平衡に達すると仮定した。しかし，すべての薬物がこのような挙動をとるわけではない。**図14左**に示したように，血中濃度の測定値を片対数プロットすると2相性の曲線が得られることがある。これは，図1のペンタゾシンの筋肉組織の濃度推移からもわかるように，分布に時間がかかる組織が存在するからである。このような薬物の体内動態を解析するには，体循環コンパートメントに末梢コンパートメントを加えた線形2-コンパートメントモデルを用いる必要がある。**図14右**に線形2-コンパートメントモデルに従う薬物の体内分布の様子を模式的に示した。

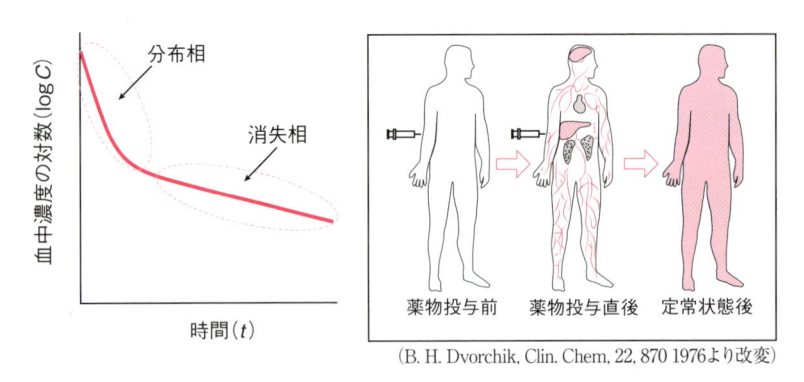

（B. H. Dvorchik, Clin. Chem, 22, 870 1976より改変）

図14　２相性の血中濃度，線形２–コンパートメントモデルの分布模式図と推移

1）血中濃度推移

線形２–コンパートメントモデルにおいて，体循環コンパートメントと末梢コンパートメントは１次の速度定数で結合される（**図15左**）。両コンパートメント内の薬物量をそれぞれX_1およびX_2とすると，その変化速度は次式で表される。

$$\frac{dX_1}{d_t} = k_{21} \cdot X_2 - (k_{12} + k_{10}) X_1 \tag{37}$$

$$\frac{dX_2}{dt} = k_{12} \cdot X_1 - k_{21} \cdot X_2 \tag{38}$$

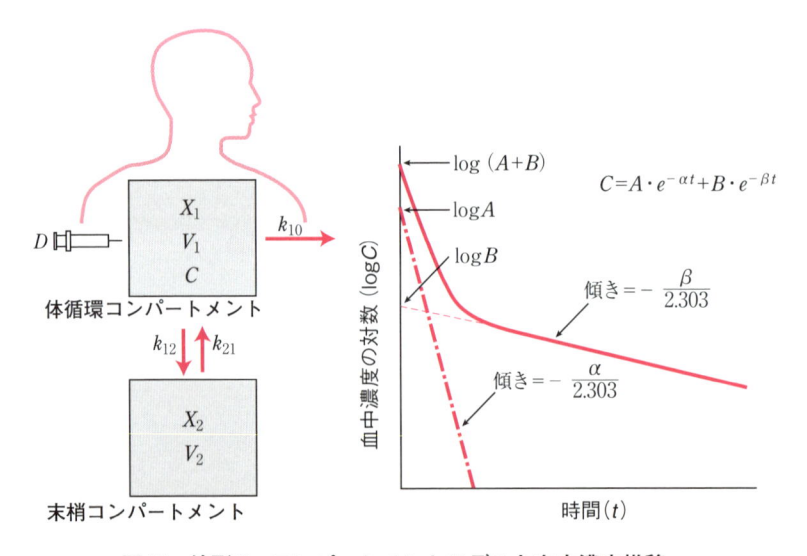

図15　線形２–コンパートメントモデルと血中濃度推移

ラプラス変換という数学的手法でこの２つの連立微分方程式を解くと，体循環コンパートメントの血中濃度について次の式が得られる。

$$C = A \cdot e^{-\alpha t} + B \cdot e^{-\beta t} \tag{39}$$

$$A = \frac{D(\alpha - k_{21})}{V_1(\alpha - \beta)}, \quad B = \frac{D(k_{21} - \beta)}{V_1(\alpha - \beta)}$$

線形2-コンパートメントモデルに適合する薬物の血中濃度が2相性を示す理由は，(39) 式が2つの指数項から成り立っているからである。

2）速度論パラメータの算出

図**15右**において薬物投与直後の血中濃度は急激に減少している。この領域は分布相（あるいはα相）と呼ばれ，体循環コンパートメントからの消失と末梢コンパートメントへの移行が同時に起る領域である。一方，分布相よりも比較的遅い速度で消失する領域は消失相（あるいはβ相）と呼ばれる。この領域において，体循環コンパートメントと末梢コンパートメントは分布平衡が成立しており，血中濃度の減少は体循環コンパートメントからの消失に支配されている。$\alpha > \beta$のとき，分布相が終わり消失相に入ると，(39) 式の$A \cdot e^{-at}$の項は0に近づく。

$$C = B \cdot e^{-\beta t} \tag{40}$$

$$\log C = \log B - \frac{\beta}{2.303} \cdot t \tag{41}$$

血中濃度推移を片対数グラフにプロットすると，消失相の傾きからβが求まり，時間0に外挿した縦軸切片がBとなる。次に血中濃度からこの直線の値を差し引き，グラフにプロットすると，分布相の濃度推移を分離することができる。

$$C = A \cdot e^{-\alpha t} \tag{42}$$

$$\log C = \log A - \frac{\alpha}{2.303} \cdot t \tag{43}$$

(42) 式の直線の傾きと切片からαとAを求めることができる。また，k_{12}, k_{21}, k_{10}とA, B, α, βには次のような関係がある。

$$\alpha + \beta = k_{12} + k_{21} + k_{10} \tag{44}$$

$$\alpha \cdot \beta = k_{21} \cdot k_{10} \tag{45}$$

それぞれの速度定数は

$$k_{21} = \frac{A\beta + B\alpha}{A + B} \tag{46}$$

$$k_{10} = \frac{\alpha \beta}{k_{21}} \tag{47}$$

$$k_{12} = \alpha + \beta - k_{21} - k_{10} \tag{48}$$

3）分布容積および全身クリアランス

血中濃度推移の解析から求められたA, B, α, βから，各種の分布容積を求めることができる。体循環コンパートメントの分布容積V_1と末梢コンパートメントの分布容積V_2には次の関係がある。

$$V_1 = \frac{D}{A + B} \tag{49}$$

$$V_2 = \frac{k_{12} \cdot V_1}{k_{21}} \tag{50}$$

また，定常状態における分布容積 $V_{d, ss}$，外挿による分布容積 $V_{d, ext}$，AUC から求まる分布容積 $V_{d, area}$ を計算することができる。

$$V_{d, ss} = V_1 + V_2 = V_1 \left(1 + \frac{k_{12}}{k_{21}}\right) \tag{51}$$

$$V_{d, ext} = \frac{D}{B} \tag{52}$$

$$V_{d, area} = \frac{D}{\beta \mathrm{AUC}} \tag{53}$$

これらの分布容積の間には，$V_{d, ext} > V_{d, area} > V_{d, ss} > V_1$ の関係がある。

2-コンパートメントモデルにおける AUC は（39）式を無限大まで積分すると，

$$\mathrm{AUC} = \frac{A}{\alpha} + \frac{B}{\beta} \tag{54}$$

したがって，全身クリアランス CL_{tot} は次式で求めることができる。

$$CL_{tot} = \frac{D\alpha\beta}{A\beta + B\alpha} \tag{55}$$

2-コンパートメントモデルの場合，生物学的半減期は，通常，消失相における半減期が使われる。

$$t_{1/2} \cdot \beta = \frac{0.693}{\beta} \tag{56}$$

5．薬物の生物学的利用能

　生物学的利用能は通常，バイオアベイラビリティ（bioavailability）と呼ばれている。

　バイオアベイラビリティとは「体循環血中に到達した薬物（未変化体薬物）の量と速度」と定義され，量的バイオアベイラビリティ（extent of bioavailability，EBA）と速度的バイオアベイラビリティ（rate of bioavailability，RBA）に分類される。さらに，EBA は相対的バイオアベイラビリティ（relative bioavailability）と絶対的バイオアベイラビリティ（absolute bioavailability）に分けられる。EBA の指標として AUC が用いられる。RBA は最高血中濃度 C_{max} のほかに，吸収速度定数 k_a と最高血中濃度到達時間 t_{max} が指標となる。

　経口投与後の血中濃度解析に使われたバイオアベイラビリティは，絶対的バイオアベイラビリティに対応し次式で表される。

$$F = \frac{\mathrm{AUC_{po}}/D_{po}}{\mathrm{AUC_{iv}}/D_{iv}} \tag{57}$$

投与量が同じあれば

$$F = \frac{\mathrm{AUC_{po}}}{\mathrm{AUC_{iv}}} \tag{58}$$

　ここで，$\mathrm{AUC_{po}}$ および $\mathrm{AUC_{iv}}$ は，それぞれ経口投与後，静脈内投与後の AUC である。

　F は経口投与された薬物が，初回通過効果をまぬがれて循環血に到達した薬物の割合であり，さらに詳しくみると，図16 のようになる。すなわち，F は消化管粘膜を透過した割合 F_a（消

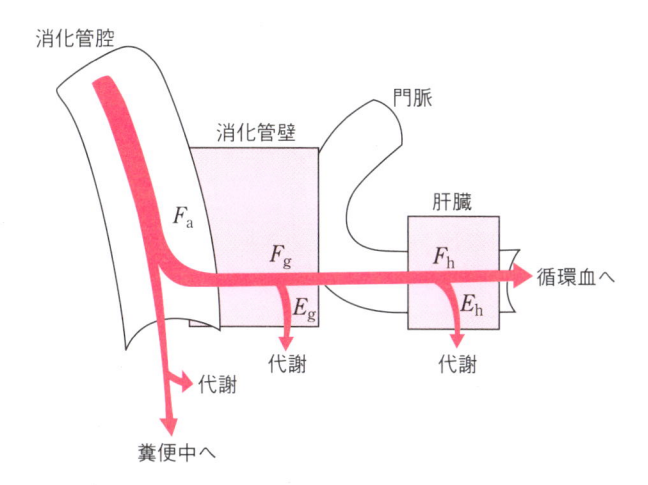

図16　薬物を経口投与したときのバイオアベイラビリティの概念図

(Clinical Pharmacokinetics, Concepts and Applications, 3rd edition., Rowland M. and Tozer TN(Eds), Williams & Wilkins, Baltimore, 1995)

化管透過率），消化管壁で代謝をまぬがれた割合 F_g（小腸アベイラビリティ），そして肝臓で代謝をまぬがれた割合 F_h（肝アベイラビリティ）の積で表される。

$$F = F_a \cdot F_g \cdot F_h \tag{59}$$

消化管壁および肝での抽出率をそれぞれ E_g，E_h とすると次式が成り立つ。

$$F = F_a \cdot (1 - E_g) \cdot (1 - E_h) \tag{60}$$

Ⅱ　薬物速度論（2）

　実際の薬物治療は連続投与で行われるケースが多く，薬物を反復（連続）投与した場合の体内動態解析法を十分に理解することは，薬剤師の職務を遂行するうえで極めて重要である。反復投与とは，急速静脈内投与や経口投与を繰り返すことをいう。本節では反復投与における薬物動態の特徴と速度論的解析法について理解を深める。

1．反復静脈内投与

（1）反復静脈内投与時の血中濃度の経時変化

　線形1-コンパートメントモデルに従う薬物を静脈内投与後の血中薬物濃度は，（3）式で表わされる。

投与間隔 τ で投与量 D を繰り返し n 回投与したときの血中濃度を考える。

1回目投与直後　$C_{\max, 1} = C_0$

　＊投与直後の血中濃度は，その時点での最高血中濃度 $C_{\max}$ という。

2回目投与直前　$C_{\min, 1} = C_{\max, 1} \cdot e^{-k_e \cdot \tau} = C_0 \cdot e^{-k_e \cdot \tau}$

＊投与直前の血中濃度は，その時点での最低血中濃度$C_{\min}$という。

2回目投与直後　$C_{\max,2} = C_0 + C_{\min,1} = C_0 + C_0 \cdot e^{-k_e \cdot \tau}$

$$= C_0(1 + e^{-k_e \cdot \tau})$$

3回目投与直前　$C_{\min,2} = C_{\max,2}\, e^{-k_e \cdot \tau} = (C_0 + C_0 \cdot e^{-k_e \cdot \tau}) \cdot e^{-k_e \cdot \tau}$

$$= C_0 \cdot e^{-k_e \cdot \tau}(1 + e^{-k_e \cdot \tau})$$

3回目投与直後　$C_{\max,3} = C_0 + C_{\min,2} = C_0 + C_0 \cdot e^{-k_e \cdot \tau}(1 + e^{-k_e \cdot \tau})$

$$= C_0(1 + e^{-k_e \cdot \tau} + e^{-2k_e \cdot \tau})$$

以後同様に，

n回目投与直後　$C_{\max,n} = C_0\{1 + e^{-k_e \cdot \tau} + e^{-2k_e \cdot \tau} \cdots\cdots + e^{-(n-1)k_e \cdot \tau}\}$

$$= C_0\, e \sum_{i=1}^{n} e^{-(i-1)k_e \cdot \tau}$$

したがって，n回投与後の血中濃度は式（61）で示され**図17**のグラフのようになる。

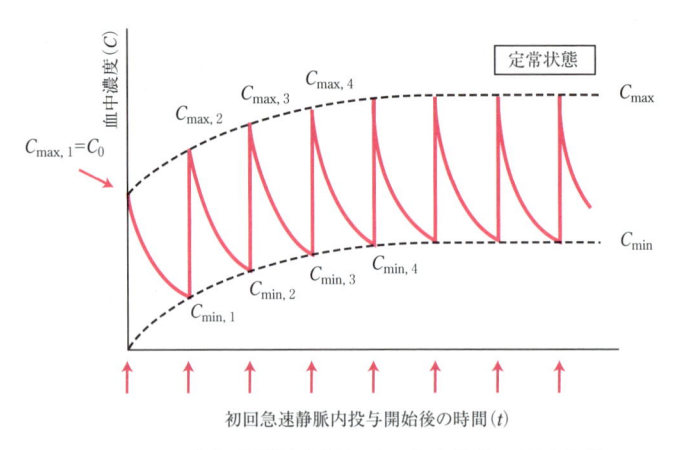

図17　反復急速静脈内投与時の血中濃度の経時変化

$$C_n = C_0 \cdot \frac{1 - e^{-nk_e \cdot \tau}}{1 - e^{-k_e \cdot \tau}} \cdot e^{-k_e \cdot t} \tag{61}$$

投与回数が十分に繰り返されたとき（$n \to \infty$），つまり定常状態では，$e^{-nk_e \cdot t}$ は0に近似できるので，式（61）は式（62）となる。

$$C_{ss} = C_0 \cdot \frac{1}{1 - e^{-k_e \cdot \tau}} \cdot e^{-k_e \cdot t} \tag{62}$$

式（62）の濃度 C_0 を D/V_d で置き換えると次式で表される。

$$C_{ss} = \frac{D}{V_d} \cdot \frac{1}{1 - e^{-k_e \cdot \tau}} \cdot e^{-k_e \cdot t} \tag{63}$$

したがって，定常状態における最高血中濃度（$C_{ss,\max}$）（上記式に $t = 0$ を代入）は，

$$C_{ss,\max} = C_0 \cdot \left(\frac{1}{1 - e^{-k_e \cdot \tau}}\right) \tag{64}$$

定常状態における最低血中濃度（$C_{ss,\min}$）は，

$$C_{ss,min} = C_0 \cdot \left(\frac{1}{1 - e^{-k_e \cdot \tau}} \right) \cdot e^{-k_e \cdot \tau} \tag{65}$$

となり，式（64）と式（65）から，

$$C_{ss,min} = C_{ss,max} \cdot e^{-k_e \cdot \tau} \tag{66}$$

の関係を導くことができる。

　式（64），式（65）中の $\{1 / (1 - e^{-k_e \cdot \tau})\}$ は蓄積率 R と呼ばれ，初回投与時の最高血中濃度に対する定常状態における最高血中濃度の比，同様に初回投与時の最低血中濃度に対する定常状態における最低血中濃度の比として表される。

$$R = \frac{C_{ss,max}}{C_{1,max}} = \frac{C_{ss,min}}{C_{1,min}} = \frac{1}{1 - e^{-k_e \cdot \tau}} \tag{67}$$

さらに，式（67）を変形すると，

$$R = \frac{1}{1 - e^{-k_e \cdot \tau}} = \frac{1}{1 - \left(\dfrac{1}{2} \right)^{\frac{\tau}{t_{1/2}}}} \tag{68}$$

となり，蓄積率 R は消失半減期 $t_{1/2}$ と投与間隔 τ により決定される。

　また，定常状態では，薬物の投与直前の最低血中濃度は常に同じ値を示すことから，投与された薬物の同量が投与間隔 τ の間にすべて消失し，元の状態（投与直前の最低血中濃度）に戻ることを意味している。したがって，定常状態における血中濃度 C_{ss} の変化を0（投与時）から t（次回投与直前）まで積分すると，0から∞までの AUC と等しくなる（図18）。

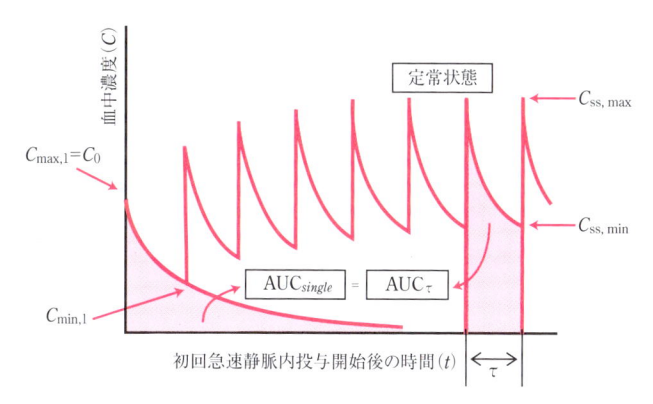

図18　単回投与と反復投与におけるAUCの関係

（2）定常状態の平均血中濃度（$C_{ss,mean}$）と AUC

　反復静脈内投与では，血中濃度は常に変動を繰り返すため，定常状態における血中濃度は，平均の濃度（$C_{ss,mean}$）を考える。$C_{ss,mean}$ は，投与間隔 τ における AUC（AUC_τ）を投与間隔 τ で除することにより計算できる。

$$C_{ss,mean} = \frac{AUC_\tau}{\tau} \tag{69}$$

　AUC_τ が単回静脈内投与時の AUC に等しいことから，式（69）は次式で表すことができる。

$$\text{AUC}_\tau = C_{\text{ss,mean}} \cdot \tau = \frac{D}{CL_{\text{tot}}} \tag{70}$$

* 平均血中濃度 $C_{\text{ss,mean}}$ は，定常状態における最高血中濃度 $C_{\text{ss,max}}$ と定常状態における最低血中濃度 $C_{\text{ss,min}}$ の平均値ではないことに注意。

（3）反復静脈内投与の投与計画

　反復静脈内投与においても，点滴静脈内投与と同様に，定常状態に到達するまでに一定の時間を要し，その時間は薬物の消失半減期 $t_{1/2}$ により決定される。したがって，消失半減期の長い薬物では血中濃度が治療濃度域に到達するまでに長い時間を要するため，治療開始時から定常状態の最高血中濃度 $C_{\text{ss,max}}$ になるように，初回投与量が設定される。この投与量を点滴静脈内投与と同じく負荷投与量（Loading Dose: LD）と呼ぶ。また，反復投与時の投与量を維持投与量 D_{r} と呼ぶ。

　体内動態が線形 1-コンパートメントモデルに従う薬物について，その薬物の消失速度定数 k_{e}，分布容積 V_{d} から，血中濃度を治療濃度域の最高血中濃度 C_{max} と最低血中濃度 C_{min} の間に維持する場合の維持投与量 D_{r}，投与間隔 t，負荷投与量 LD の計算を考える。

1）投与間隔 τ の計算

　投与間隔 τ は，血中濃度が C_{max} から C_{min} に低下する時間と考えられるので，

$$C_{\text{min}} = C_{\text{max}} \cdot e^{-k_{\text{e}} \cdot \tau} \tag{71}$$

式（71）を変形していくと

$$\frac{C_{\text{min}}}{C_{\text{max}}} = e^{-k_{\text{e}} \cdot \tau} \tag{72}$$

$$\ln\left(\frac{C_{\text{min}}}{C_{\text{max}}}\right) = -k_{\text{e}} \cdot \tau \tag{73}$$

$$\therefore \tau = -\frac{1}{k_{\text{e}}} \ln\left(\frac{C_{\text{min}}}{C_{\text{max}}}\right) \tag{74}$$

となり，式（74）から投与間隔 τ が計算できる。

2）維持投与量 D_{r} の計算

　維持投与量 D_{r} を単回静脈内投与することによって上昇する血中濃度（$C_{\text{max}} - C_{\text{min}}$）を考えると線形 1-コンパートメントモデルにおける，投与量 D ＝分布容積 V_{d} ×血中初濃度 C_0 の関係から維持投与量 D_{r} は次式で計算できる。

$$\therefore D_{\text{r}} = V_{\text{d}}(C_{\text{max}} - C_{\text{min}}) \tag{75}$$

3）負荷投与量（LD）

　治療開始時から定常状態の最高血中濃度 $C_{\text{ss,max}}$ になる投与量（負荷投与量）は，前出の式（67）より，初回投与後の最高血中濃度の蓄積率 R 倍になる投与量を考えればよい。したがって，式（67）を変形し，両辺に V_{d} をかけ薬物量で表すと

$$LD = R \cdot D_r \tag{76}$$

となり，負荷投与量 LD が計算できる。

　投与間隔 τ を消失半減期に設定した場合，負荷投与量を維持投与量の2倍にすれば，初回投与から定常状態となる。

（4）反復経口投与

　反復静脈内投与と同様の取り扱いができるが，反復経口投与した場合の血中濃度の変化は，1次吸収過程を含むため，投与間隔の間に最大値（ピーク値）と最小値（トラフ値）を繰り返す（図19）。

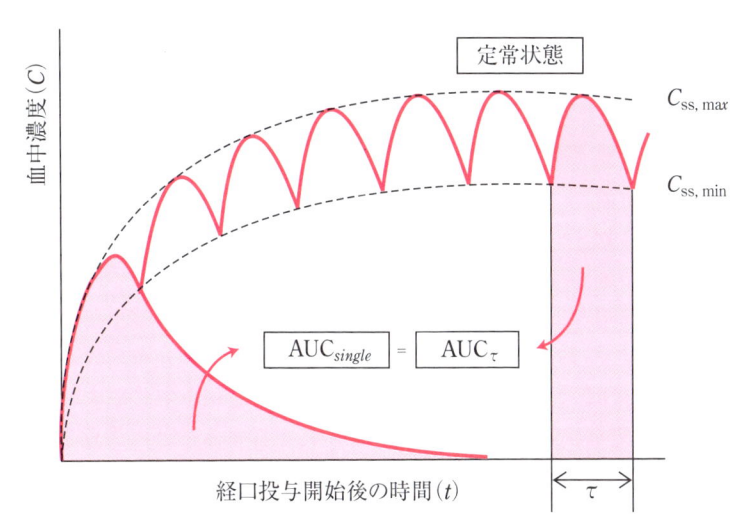

図19　反復経口投与時の血中濃度の経時変化

　初回投与から投与間隔 τ 経過後の血中濃度は式（77）で表される。

$$C_{min,1} = \frac{k_a \cdot F \cdot D}{V_d(k_a - k_e)} \cdot (e^{-k_e \cdot \tau} - e^{-k_a \cdot \tau}) \tag{77}$$

　投与間隔 t で維持投与量 D_r を定常状態に到達するまで繰り返し n 回投与したときの血中濃度 C_{ss} は，反復静脈内投与の場合と同様に考えると式（78）となる。

$$C_{ss} = \frac{k_a \cdot F \cdot D_r}{V_d(k_a - k_e)} \cdot \left(\frac{e^{-k_e \cdot t}}{1 - e^{-k_e \cdot \tau}} - \frac{e - k_a \cdot t}{1 - e^{-k_a \cdot \tau}} \right) \tag{78}$$

　また，定常状態における平均血中濃度 $C_{ss,mean}$ は，定義より

$$AUC_\tau = C_{ss,mean} \cdot \tau = \frac{F \cdot D_r}{CL_{tot}} \tag{79}$$

その他，維持投与量 D_r，投与間隔 τ，負荷投与量 LD なども，反復静脈内投与と同様の取り扱いができる。

Ⅲ　非線形薬物速度論

多くの薬物では，血中濃度やAUCは投与量に比例して増加し，全身クリアランス（CL），分布容積（V_d）などの薬物動態パラメータは薬物の濃度に依存しない定数である。これを，線形性と呼び，投与量を2倍，3倍にすると，これに比例して血中濃度が増加する。しかし，薬物によっては，投与量を増加したときに血中濃度やAUCが投与量に比例せず，消失半減期が延長する現象が生じ，線形性を失うことがある。

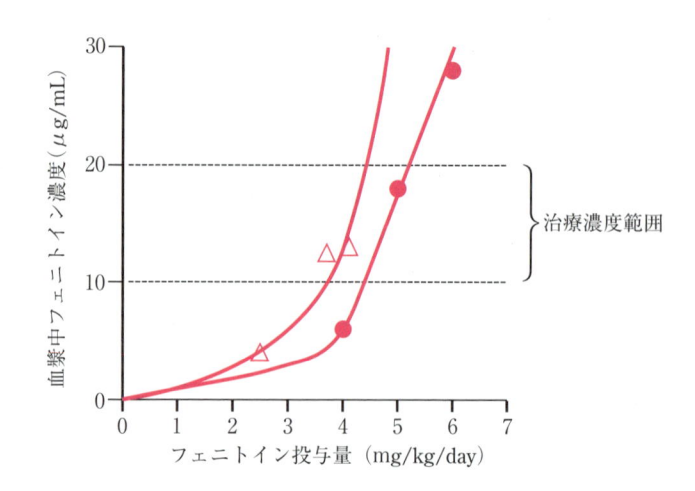

図20　てんかん患者にフェニトイン投与量と血漿中濃度の関係

てんかん患者2名（A：●，B：△）にフェニトインを1日2〜4回，1ヵ月以上継続して経口投与し，定常状態での最終服薬後3〜6時間のフェニトイン血漿中濃度を示す。

（西原カズヨ 他，医学のあゆみ，103, 810-812, 1977）

このような現象を非線形性と呼び，吸収，分布，代謝，排泄のすべての過程で起こりうる。例えば，フェニトインのような消失に飽和を生じやすい薬物では，投与量が一定以上になると，定常状態での薬物濃度が急激に上昇することに注意する必要がある（**図20**）。非線形性には薬物代謝酵素，輸送担体（トランスポーター），タンパク結合などが関与しており，これらが飽和したときに非線形性の薬物動態を示す。

1．消失過程の非線形性

体内からの薬物の消失過程では，主に肝臓における薬物代謝と腎尿細管における担体輸送で非線形性が起こる。これは，薬物代謝酵素および輸送担体の処理速度（代謝速度，輸送速度）が薬物量の増加に伴って飽和するためである。薬物の消失速度はミカエリス-メンテン式（Michaelis-Menten）式（80）で与えられ，代謝・輸送速度（v）と薬物濃度（C）の関係は**図21**で表される。

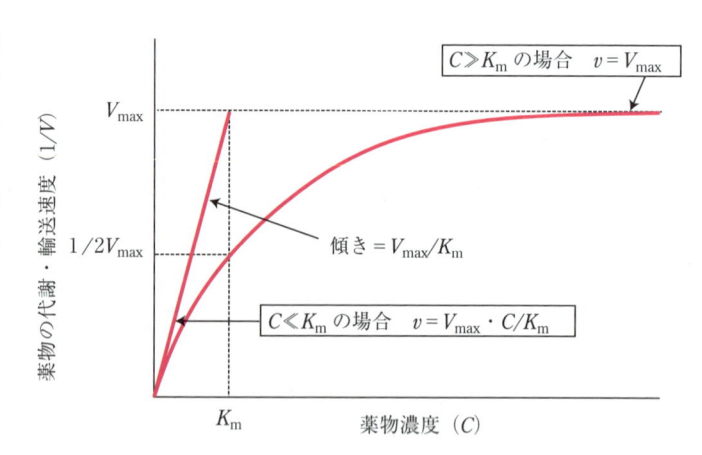

図21　Michaelis-Menten式に従う薬物の代謝・輸送速度

$$v = \frac{V_{\max} \cdot C}{K_{\mathrm{m}} + C} \tag{80}$$

　　　v：代謝・輸送速度，$V_{\max}$：最大代謝・輸送速度，
　　　C：薬物濃度，K_{m}：ミカエリス定数

　代謝・輸送速度が最大速度（$V_{\max}$）の1/2となる薬物濃度をミカエリス定数（K_{m}）と呼び，薬物と薬物代謝酵素，輸送担体との親和性の指標となる。K_{m} が小さいほど，薬物との親和性が高い。

　薬物濃度 C が K_{m} に比べて十分に小さい場合（$C \ll K_{\mathrm{m}}$），右辺の分母は K_{m} に近似できる。

$$v = \frac{V_{\max} \cdot C}{K_{\mathrm{m}}} \tag{81}$$

　式（81）は，代謝・輸送速度 v が薬物濃度 C に比例することを表しており，薬物濃度が低濃度の場合は線形性として解析できる。また，直線の傾き $V_{\max}/K_{\mathrm{m}}$ は，線形条件での代謝・輸送の固有クリアランス（CL_{int}）を表す。

　一方，薬物濃度 C が K_{m} に比べて十分に大きい場合（$C \gg K_{\mathrm{m}}$），右辺の分母は C に近似できるため，式（82）となる。

$$v = \frac{V_{\max} \cdot C}{C} = V_{\max} \tag{82}$$

　式（82）は，代謝・輸送速度が $V_{\max}$ という一定の速度となり，血中薬物濃度に関係しないこと，すなわち0次速度式に従うことを表している。

◉最大代謝・輸送速度 $V_{\max}$ およびミカエリス定数 K_{m} の算出

　ミカエリス-メンテン式（80）の両辺の逆数をとると，式（83）となる。

$$\frac{1}{v} = \frac{K_{\mathrm{m}}}{V_{\max}} \cdot \frac{1}{C} + \frac{1}{V_{\max}} \tag{83}$$

　この式は薬物濃度の逆数と代謝・輸送速度の逆数に直線関係があることを示し，**図22** を Lineweaver-Burk プロットと呼ぶ。直線の傾きと切片から $V_{\max}$ および K_{m} を求めることができる。

　体内動態が線形1-コンパートメントモデルに従う薬物では，急速静脈内投与後，血中濃度の変化は1次速度式に従い，片対数プロットは直線で

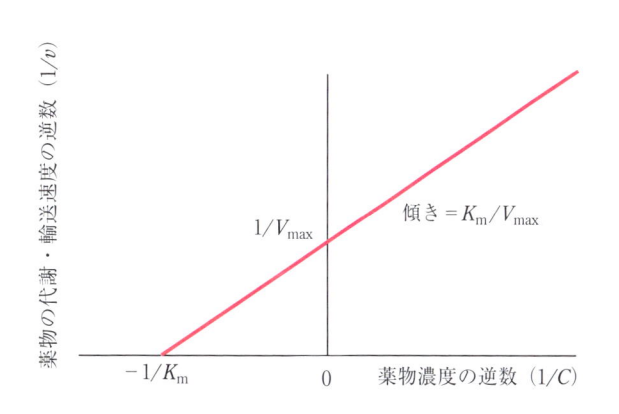

図22　Lineweaver-Burk プロットによる $V_{\max}$ および K_{m} の解析

表される。しかし，消失過程（代謝・排泄）に飽和が存在する場合，投与量の増加に伴い投与量と血中濃度の間の線形性を失い，非線形性を示す（**図23**）。すなわち，高投与量では AUC が比例性を示す直線から上方にずれ，増大を示すことになる。また，高投与量では相対的に消失速度が小さくなるため，消失半減期 $t_{1/2}$ が延長する。

　フェニトインは主に CYP2C9 および CYP2C19 により代謝されて消失し，図20で示した

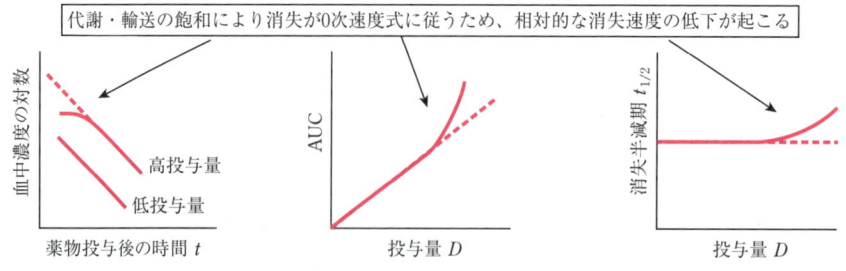

図23　消失過程（代謝・輸送）に非線形が存在する場合の各パラメータと投与量の関係

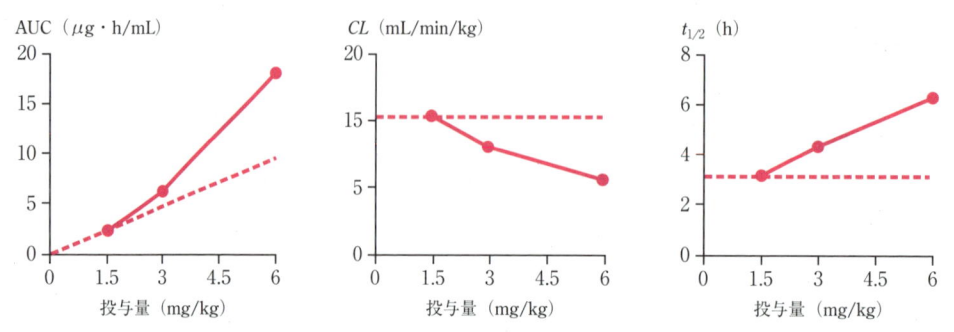

図24　日本人健康成人にボリコナゾールを１時間かけて単回点滴静脈内投与後の
薬物動態パラメータ

ブイフェンド インタビューフォーム（2013年，ファイザー株式会社 社内資料）改変。点線は，
1.5mg/kg 投与時での薬物動態パラメータを基準にして，線形性の薬物動態を仮定した場合の投
与量による変化を示す。

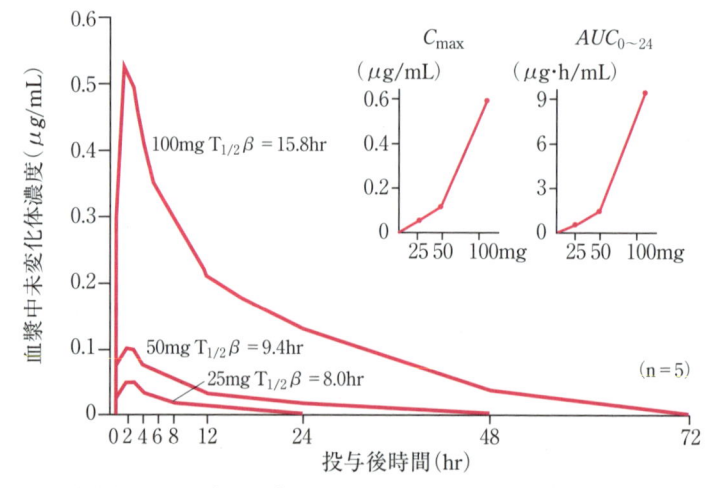

図25　健康成人にアプリンジン塩酸塩を経口投与後の薬物動態パラメータ

アスペノンカプセル 添付文書（2010 年，バイエル薬品株式会社）

　フェニトインの非線形性には代謝過程での飽和が関与している。また，ボリコナゾールは主
に CYP2C9，CYP2C19 および CYP3A4 により代謝されて消失するが，健康成人に点滴静脈内
投与後の血中濃度は投与量に対して非線形の増加を示す（図24）。CYP2D6 などにより代謝さ
れるアプリンジンでは，健康成人に経口投与後の血漿中濃度の半減期は投与量に依存して延長
し，投与量と血漿中濃度は非線形を示す（図25）。さらに，主に CYP3A4 によって代謝される

ベラパミルでは，高投与量を患者に点滴静脈内投与後，尿中未変化体排泄率は投与量の2～3％と低く，腎クリアランス（CL_r）は投与量によって有意に変動しないが，全身クリアランス（CL）は投与量の増加に伴い減少することが報告されている（**図26**）。

近位尿細管での分泌過程および再吸収過程は，輸送担体（トランスポーター）が関与する能動輸送であり，投与量が増大すると飽和現象が生ずる。分泌過程の飽和に伴い，消失半減期が長くなり，全身クリアランスは低下する。一方，再吸収過程が飽和すると，消失半減期が短くなり，全身クリアランスは増加する。分泌過程および再吸収過程で起こる飽和現象は，それぞれパラアミノ馬尿酸およびグルコースの血漿中濃度が上昇した場合にも認められる（第1部　第5章　排泄　p.130参照）。

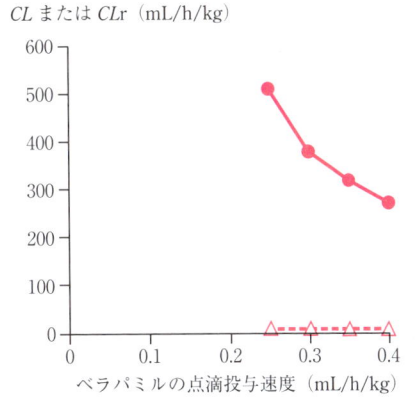

図26　高投与量のベラパミルを9名の患者に持続点滴静脈内投与後の全身クリアランス（CL, ●）および腎クリアランス（CL_r, △）の平均値

(Toffoli, G et al., Br. J. Clin. Pharmacol., 44, 255-260, 1997)

2．分布過程の非線形性

タンパク結合は，薬物の分布容積を決定する重要な因子である。臓器や組織へ移行できる薬物は，血漿タンパクと結合していない非結合形薬物であり，血漿中タンパク結合率の低い薬物ほど分布容積は大きくなる。また，非結合形薬物のみが消失過程における糸球体ろ過や代謝を受けるため，血漿中タンパク結合率の低い薬物ほど，各種クリアランスは大きくなる。ただし，これらの現象は，①分布容積の小さい薬物と大きい薬物（組織に分布しにくい薬物と分布しやすい薬物），②クリアランスの小さい薬物と大きい薬物で異なる。分布容積が小さい薬物の場合，高投与量では，血漿中タンパク結合が飽和し，非結合率が増大すると，代謝・排泄速度が増大し，急速な血中濃度の低下を示す。タンパク結合が飽和しない濃度まで血中濃度が低下すると，その後の血中濃度の変化は線形性を示す（**図27 a**）。また，クリアランスの増大に伴いAUCが低下し，投与量とAUCの関係は比例性を示す直線から下方にずれ，消失半減期は短くなる（**図27 b, c**）。

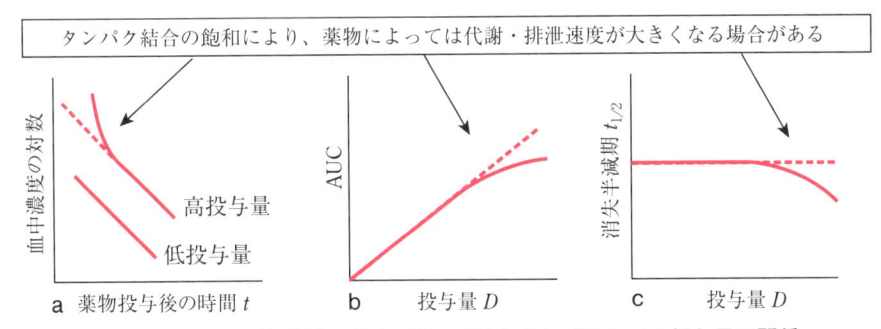

図27　血中タンパク結合に飽和が起こる場合の各パラメータと投与量の関係

　一般的に，多くの薬物では臨床での血中濃度ではタンパク結合の飽和がみられないが，薬物濃度が増加するとアルブミンやα_1-酸性糖タンパクなどの血漿タンパクとの結合が飽和する。そのため，高濃度の薬物を血漿などに添加した *in vitro* でのタンパク結合実験データを Langmuir-type の式に基づいて Scachard プロットなどで解析することにより，結合部位数 *n* および結合定数 *K* を算出することができる（第1部 第3章 分布　p.69-72 参照）。

3．吸収過程の非線形性

　受動拡散により吸収される薬物では，投与量に対して吸収に飽和は起こらず，線形性を示す。しかし，リボフラビンのように輸送担体（トランスポーター）を介して能動的に消化管より吸収される薬物（第1部 第2章 吸収　p.48 参照）では，投与量の増加に伴い担体輸送の飽和が起こる。輸送担体に飽和が生じない低投与量範囲では，投与量が増加しても吸収率は変化せず，AUC は直線的に増大し，線形性を示すが，輸送担体が飽和する投与量では，吸収率が低下し，AUC は比例性を示す直線から下方にずれる（図28 b, c）。また，薬物の輸送速度は一定となり，高・中投与量で同じ速度で吸収されるが，中投与量では高投与量に比べて消化管内の薬物の吸収が速やかに完了するため，最高血中濃度到達時間（t_{max}）は速い（図28 a）。
一方，P-糖タンパク質などの小腸上皮粘膜細胞内から消化管管腔側に汲み出しを行うトランスポーターでは，飽和が起こることにより薬物の吸収率および AUC が増加する。

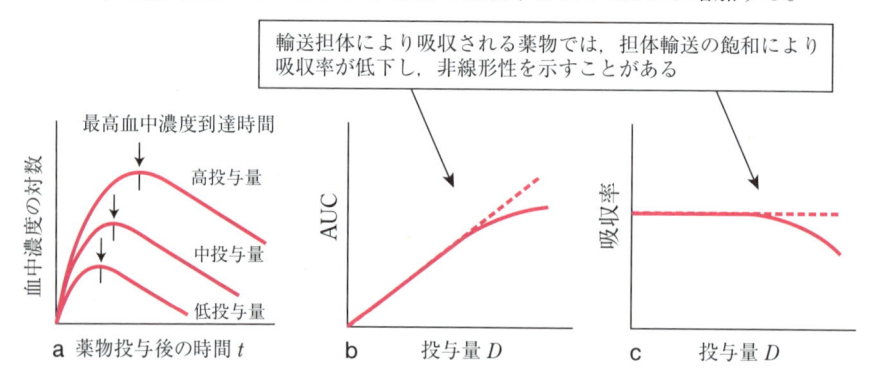

図28　吸収過程に飽和が起こる場合の各パラメータと投与量の関係

Ⅳ　コンパートメントモデル以外の体内動態解析理論

1．モーメント解析法（Moment Analysis）

　モーメント解析法は，コンパートメントモデル解析法，生理学的モデル解析法と並んで，重要な薬物動態解析法の1つである。モーメント解析法は他の2つの解析法とは異なり，体をモデル化することなく体内動態パラメータを算出する。そのため，非コンパートメント解析法（non-compartment analysis）あるいは，モデル非依存的解析法（model-independent analysis）とも呼ばれている。モーメント解析法では，投与された薬物の個々の分子が，それぞれどの位の時間体内に滞留するかを算出する。この時，同時に投与された薬物分子は，すべて同時に排

泄されるわけではなく，薬物分子ごとに，短時間であったりあるいは長時間滞留するものが混在している。これらの現象から，個々の分子の体内滞留時間の分布を統計的に計算するものである。モデルを仮定する必要はないが，薬物の体内動態が，表2に示す条件を満たさなければ，モーメント解析法を適応することができない。

表2　モーメント解析法が適用できる条件

①消失速度が線形であること
②体内からの消失量は血中濃度に比例して起きること
③代謝または排泄された薬物が血中に戻らないこと

（1）モーメントパラメータ

投与された薬物は同一薬物であっても個々の薬物分子の体内への吸収や体内からの消失は同時に起こるわけではない。時間推移に伴う薬物分子の挙動を1つひとつ調べることはできないが，薬物分子全体の挙動は統計的に処理することが可能である。モーメント解析法では，吸収および消失の速度過程を時間的なばらつきをもつ確率過程として捉えることで，血漿中薬物濃度から，ある時間における薬物が吸収されている確率や，体内に滞留（通過）する確率を求め，薬物動態を解析する。

個々の薬物分子が体内に滞留（通過）する確率は分布関数によって定義され，その分布関数を求めるにはモーメント（moment，積率）が用いられる。

薬物を単回投与した後の血漿中薬物濃度（C_p）に関してのモーメントは以下のように表される。

$$0次モーメント \quad AUC = \int_0^\infty C_\mathrm{p}\, dt \tag{84}$$

$$1次モーメント \quad MRT = \frac{\int_0^\infty t\cdot C_\mathrm{p}\, dt}{\int_0^\infty C_\mathrm{p}\, dt} \tag{85}$$

$$2次モーメント \quad VRT = \frac{\int_0^\infty (t-MRT)^2\cdot C_\mathrm{p}\, dt}{\int_0^\infty C_\mathrm{p}\, dt} \tag{86}$$

0次モーメントはAUCを示している。1次モーメントのMRT（mean residence time）は平均滞留時間と呼ばれる。急速静脈内投与した場合のMRTは，投与されてから体外に排出されるまで個々の薬物分子が体内に滞留する時間を平均した値で，薬物分子全体としての平均時間となり，クリアランスや分布容積が関係するパラメータである。また，製剤を経口投与した場合などのMRTは，投与された時点から，体内に吸収された薬物分子が体外に消失するまでの平均時間を示しており，溶出速度や吸収速度なども関係するパラメータとなる。2次モーメントであるVRT（variance of residence time）は滞留時間のばらつきを示しており，徐放性製剤などの血中濃度が下がりにくい剤形ほど大きな値をとる。そのため徐放性製剤の生物学的同等性を調べる際に用いられることがある。

MRT式（85）の右辺の分子は，AUMC（area under the first moment curve）と呼ばれる。

$$AUMC = \int_0^\infty t\cdot C_\mathrm{p}\cdot dt \tag{87}$$

式（85）の右辺の分母は AUC であるので，MRT は式（88）のように示すことができる。

$$\text{MRT} = \frac{\text{AUMC}}{\text{AUC}} \tag{88}$$

MRT は，AUMC を，総薬物量に関するモーメントパラメータである AUC で除し，規格化されるため，平均値を示すことになる。

（2）AUC，AUMC の求め方

コンパートメントモデルにおいては，モデルにあてはめることによって血漿中濃度時間推移式が得られる。これに対し，モーメント解析は，実際の血漿中濃度データから AUC，AUMC をそれぞれ求める。血漿中濃度時間曲線（C_p vs t 曲線），あるいは 1 次モーメント曲線（$t \cdot C_p$ vs t 曲線）のデータを，以下の台形近似法，式（89），式（90）にあてはめて計算する。（図29）

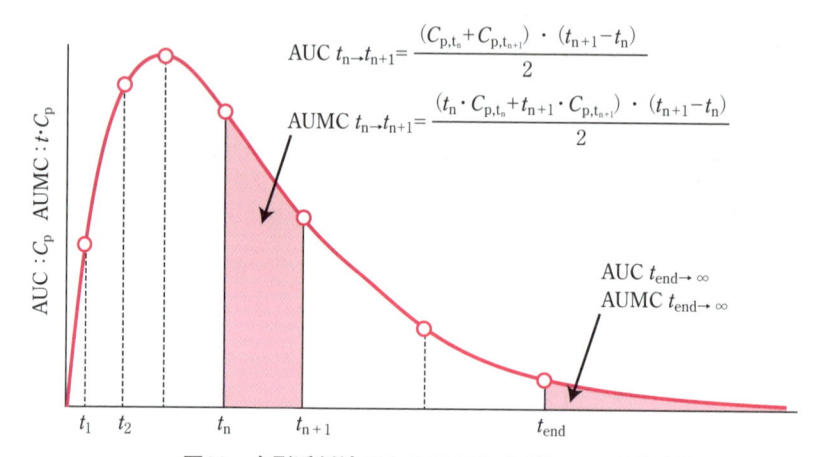

$$\text{AUC } t_n \to t_{n+1} = \frac{(C_{p,t_n} + C_{p,t_{n+1}}) \cdot (t_{n+1} - t_n)}{2}$$

$$\text{AUMC } t_n \to t_{n+1} = \frac{(t_n \cdot C_{p,t_n} + t_{n+1} \cdot C_{p,t_{n+1}}) \cdot (t_{n+1} - t_n)}{2}$$

図29　台形近似法によるAUCおよびAUMCの算出法

$$\text{AUC} = \frac{(C_{p,t0} + C_{p,t1}) \cdot (t_1 - t_0)}{2} + \cdots$$

$$\frac{(C_{p,tn} + C_{p,tn+1}) \cdot (t_{n+1} - t_n)}{2} + \cdots + \text{AUC } t_{end \to \infty} \tag{89}$$

$$\text{AUMC} = \frac{(t_0 \cdot C_{p,t0} + t_1 \cdot C_{p,t1}) \cdot (t_1 - t_0)}{2} + \cdots$$

$$+ \frac{(t_n \cdot C_{p,tn} + t_{n+1} \cdot C_{p,tn+1}) \cdot (t_{n+1} - t_n)}{2} + \cdots + \text{AUMC } t_{end \to \infty} \tag{90}$$

ただし，t_{end} は最終測定時間である。AUC，AUMC は無限大時間（t_∞）まで面積を求める必要があるので，t_{end} 以降 t_∞ までの面積は，外挿して求めなければならない。濃度時間曲線の t_{end} 直前の数点の片対数プロットを求め，その直線から傾き k を算出することで最終測定点以降の面積を，AUC では以下の式（91）から，AUMC では式（92）から求めることができる。

$$\text{AUC } t_{end \to \infty} = \frac{C_{p,t_{end}}}{k} \tag{91}$$

$$\text{AUMC } t_{\text{end}\rightarrow\infty} = \frac{t_{\text{end}} \cdot C_{\text{p},t_{\text{end}}}}{k} + \frac{C_{\text{p},t_{\text{end}}}}{k^2} \tag{92}$$

　また，AUC，AUMC を求める際の注意として，血中濃度の測定時間がある。**図 30** の 2 本のグラフは同じデータから作られたものだが，破線（-----）のグラフは初期の測定点をいくつか抜いてグラフにしたものである。その結果，実線（——）のグラフより 10% 程度 AUC が低くなる。AUC や AUMC を求める際には，特にピーク値付近の血中濃度を細かく求めることで，より正確な値を求めることができる。

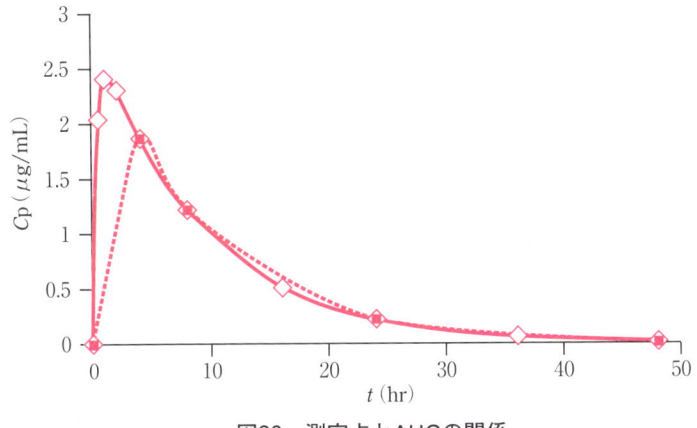

図30　測定点とAUCの関係

（3）平均滞留時間（MRT）の意味

　平均滞留時間（MRT）は，モーメント解析において重要なパラメータである。同一薬物であっても，薬物の投与経路や剤形によって MRT は異なる。例えば，急速静脈内投与後の平均滞留時間（MRT$_{\text{i.v.}}$）は，薬物分子が実際に体内に滞留する時間だけを表す。一方，経口投与後の平均滞留時間（MRT$_{\text{p.o.}}$）は，投与してから消化管を経て実際に体内に到達するまでの時間，すなわち吸収に要する時間が加わる。**図 31** は薬物を静脈内投与（i.v.）または水溶液（solution），粉末（powder），錠剤（tablet）として投与した際の MRT と，製剤間の関係を示したものである。各種経口製剤を投与したときの MRT は **表3** のように各過程での MRT の和として表される。

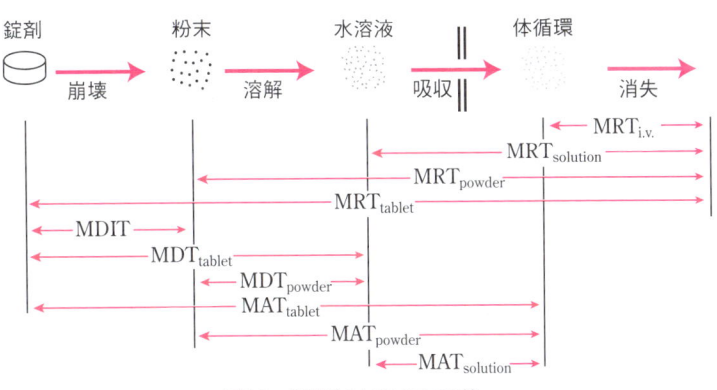

図31　製剤によるMRTの差

表 3　各種製剤投与後の *MRT*

静脈内投与 (i.v.)	$\mathrm{MRT_{i.v.}}$	
溶液投与 (solution)	$\mathrm{MRT_{solution}}$	$\mathrm{MRT_{absorption,\ solution} + MRT_{i.v.}}$
散剤投与 (powder)	$\mathrm{MRT_{powder}}$	$\mathrm{MRT_{absorption,\ powder} + MRT_{i.v.}}$ $= \mathrm{MRT_{dissolution,\ powder} + MRT_{absorption,\ solution} + MRT_{i.v.}}$
錠剤投与 (tablet)	$\mathrm{MRT_{tablet}}$	$\mathrm{MRT_{absorption,\ tablet} + MRT_{i.v.}}$ $= \mathrm{MRT_{disintegration,\ tablet} + MRT_{dissolution,\ powder}}$ $+ \mathrm{MRT_{absorption,\ solution} + MRT_{i.v.}}$

　ここで，それぞれの製剤の $\mathrm{MRT_{absorption}}$ は **表 4** に示すように吸収に要する平均時間を示しており，平均吸収時間（MAT）と総称される。また，$\mathrm{MRT_{dissolution}}$ は溶解に要する平均時間で，平均溶出時間（MDT），$\mathrm{MRT_{disintegration}}$ は平均崩壊時間（MDIT）と呼ばれる（表 4）。

表4　製剤から吸収されるまでの各過程の MRT

	MRT	平均滞留時間	Mean residence time
$\mathrm{MRT_{absorption}}$	MAT	平均吸収時間	Mean absorption time
$\mathrm{MRT_{dissolution}}$	MDT	平均溶出時間	Mean dissolution time
$\mathrm{MRT_{disintegration}}$	MDIT	平均崩壊時間	Mean disintegration time

（4）モーメント解析とコンパートメントモデル解析との対応

　モーメント解析で得られるパラメータ（$\mathrm{AUC_{i.v.}}$，$\mathrm{AUC_{p.o.}}$，$\mathrm{MRT_{i.v.}}$，$\mathrm{MRT_{p.o.}}$，MAT など）は，コンパートメントモデル解析法で得られるパラメータ（V_d, k_e, k_a）と対応させることができる。
　1 - コンパートメントモデルにおける静脈内投与では，以下の関係が得られる。

$$\mathrm{AUC_{i.v.}} = \frac{D}{V_d \cdot k_e} = \frac{D}{CL_{tot}} \tag{93}$$

$$\mathrm{MRT_{i.v.}} = \frac{1}{k_e} = \frac{V_d}{CL_{tot}} \tag{94}$$

$$V_d = CL_{tot} \cdot \mathrm{MRT_{i.v.}} = \frac{D \cdot \mathrm{AUMC}}{\mathrm{AUC}^2} \tag{95}$$

　式（95）の関係をみると，組織移行性が高く，分布容積の大きい薬物では，平均滞留時間 MRT が長くなることが分かる。また，経口投与後のモーメントパラメータは，以下の関係が得られる。

$$\mathrm{AUC_{p.o.}} = \frac{F \cdot D}{V_d \cdot k_e} = \frac{F \cdot D}{CL_{tot}} \tag{96}$$

$$\mathrm{MRT_{p.o.}} = \frac{1}{k_e} + \frac{1}{k_a} \tag{97}$$

これらより，経口投与後の平均吸収時間（MAT）と吸収速度定数（k_a）の関係は，式（98）となる。

$$\mathrm{MAT} = \mathrm{MRT_{p.o.}} - \mathrm{MRT_{i.v.}} = \frac{1}{k_a} \tag{98}$$

さらに，2-コンパートメントモデルにおいてもモーメントパラメータとの対応は可能である。静脈内投与後の $\mathrm{MRT}_{\mathrm{i.v.}}$ を分布相の傾き（α），消失層の傾き（β）および分布相から血液に戻る薬物の速度定数（k_{21}）を用いて表すと，式（99）が得られる。

$$\mathrm{MRT}_{\mathrm{i.v.}} = -\frac{1}{k_{21}} + \frac{1}{\alpha} + \frac{1}{\beta} + \frac{k_{12} + k_{21}}{k_{10} \cdot k_{21}} \tag{99}$$

このように，モーメント解析法はモデルを仮定せずに薬物動態を解析することができるが，すべての過程が線形であることが前提となっているため，線形コンパートメントモデル解析法の結果と対応が可能である。

2．組織クリアランス（肝，腎）および固有クリアランス

クリアランスは，薬物消失組織での薬物を処理する能力を表し，薬物消失速度が組織内薬物濃度に依存して変化するのと異なり，単位時間当たりに処理された血液量で示されるパラメータである。薬物が消失する組織は，主として肝臓と腎臓であることから，肝クリアランスおよび腎クリアランスが重要で，多くの薬物の場合，全身クリアランスは，肝クリアランスと腎クリアランスの和とほぼ等しくなることが多い。

（1）組織クリアランス

図32のモデルに示すように，組織血流量を Q_{org}（mL/min），組織への流入血中薬物濃度を C_{in}（$\mu\mathrm{g}/\mathrm{mL}$），流出血中薬物濃度を C_{out}（$\mu\mathrm{g}/\mathrm{mL}$）としたとき，薬物の流入速度は $Q_{\mathrm{org}} \cdot C_{\mathrm{in}}$（$\mu\mathrm{g}/\mathrm{min}$），流出速度は $Q_{\mathrm{org}} \cdot C_{\mathrm{out}}$（$\mu\mathrm{g}/\mathrm{min}$）で表され，その差の $Q_{\mathrm{org}} \cdot C_{\mathrm{in}} - Q_{\mathrm{org}} \cdot C_{\mathrm{out}}$（$\mu\mathrm{g}/\mathrm{min}$）が薬物消失速度になる。すなわち

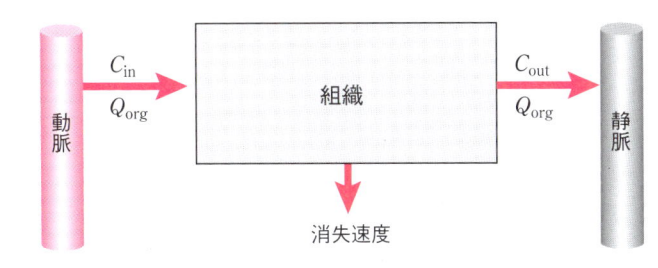

図32　組織クリアランスの模式図

Q_{org}：組織血流量　C_{in}：流入血液（動脈）内薬物濃度　C_{out}：流出血液（静脈）内薬物濃度

$$薬物消失速度 = Q_{\mathrm{org}} \cdot C_{\mathrm{in}} - Q_{\mathrm{org}} \cdot C_{\mathrm{out}} = Q_{\mathrm{org}} \cdot (C_{\mathrm{in}} - C_{\mathrm{out}}) \tag{100}$$

である。

組織クリアランスは，処理組織内での消失速度を単位時間当たりの組織への流入または流出血液量に換算した値と定義され，薬物消失速度を流入血中薬物濃度で割れば求められる（式（101））。すなわち，組織クリアランスとは組織に流入する血液中の薬物が除去され，単位時間当たりに何 mL（あるいは L）きれいになったかを示す，組織の薬物処理能力を表すパラメータである。

$$CL_{\mathrm{org}} = Q_{\mathrm{org}} \times \frac{(C_{\mathrm{in}} - C_{\mathrm{out}})}{C_{\mathrm{in}}} \tag{101}$$

ここで，$(C_{\mathrm{in}} - C_{\mathrm{out}})/C_{\mathrm{in}}$ は，血液が組織を1回通過するときに代謝・排泄などで消失する薬物の割合であり，抽出率 E_{org}（extraction rate）と呼ばれ，組織が肝臓の場合，肝抽出率 E_{h}（hepatic extraction rate）という。

$$E_{\mathrm{org}}(E_{\mathrm{h}}) = \frac{C_{\mathrm{in}} - C_{\mathrm{out}}}{C_{\mathrm{in}}} \tag{102}$$

　肝抽出率 E_{h} は経口投与された薬物が肝臓を 1 回通過するときに除去される薬物の割合，すなわち肝初回通過効果のことであり，肝クリアランスと肝抽出率の関係は，

$$CL_{\mathrm{h}} = Q_{\mathrm{h}} \cdot E_{\mathrm{h}} \tag{103}$$

となる。肝臓に流入する薬物のうち，肝臓で除去されずに循環血液中に流出する割合 F_{h} は，

$$F_{\mathrm{h}} = 1 - E_{\mathrm{h}} = 1 - \frac{CL_{\mathrm{h}}}{Q_{\mathrm{h}}} \tag{104}$$

となる。

　組織が腎臓の場合も，組織クリアランスの考え方は肝臓と同じであるが，腎クリアランスに寄与する糸球体ろ過速度，尿細管分泌や再吸収については，排泄の項を参照のこと。

（2）肝固有クリアランスと肝クリアランス

　肝臓への薬物の流入と流出から算出される肝クリアランス（CL_{h}）は，組織の見かけの収支を示している。しかしながら，肝臓内では，類洞や Disse 腔，実際に代謝が行われる肝実質細胞，胆汁排泄などの過程に従って薬物は移動や消失が行われている。さらに，代謝・消失に関わる薬物はタンパク質と結合していない非結合形薬物濃度が重要となる。そこで，肝臓が本来有する真の薬物除去（代謝）能力である肝固有クリアランス（$CL_{\mathrm{int,h}}$）や消失速度および肝臓内の非結合形薬物濃度により，より詳細な肝臓における薬物の消失モデルを考えることが重要になる。現在，薬物の組織分布にはいくつかのモデルがあり，最も代表的な well-stirred（完全撹拌）モデルや，組織内の薬物の移動に従って指数関数的に消失が起こる parallel-tube モデルなどが使用されることが多い。

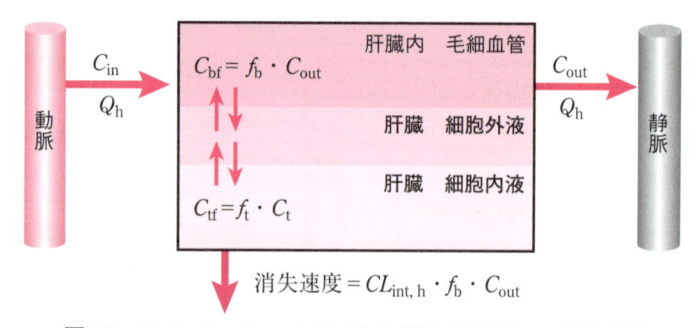

図 33　Well-stirred model による 肝クリアランスの模式図

$CL_{\mathrm{int,h}}$：肝固有クリアランス　　　　Q_{h}：肝血流量
C_{in}：流入血液（動脈）内薬物濃度　　C_{out}：流出血液（静脈）内薬物濃度
C_{bf}：血液内非結合形薬物濃度　　　C_{tf}：組織内非結合形薬物濃度
f_{b}：血液内非結合率　　　　　　　f_{t}：組織内非結合率

　ここでは well-stirred モデルを用いて肝クリアランスを説明する（図 33）。
well-stirred モデルでは，

　①組織内はよく撹拌され，組織内に入った薬物は瞬時に組織内に均一に分布する。
　②組織内の毛細血管内の薬物濃度は組織流出血液中濃度と等しい。
　③組織内で代謝・排泄を受けるのは，非結合形薬物のみで，組織内非結合形薬物濃度と組織から流出する流出血液内非結合形薬物濃度は等しい。
　すなわち，肝臓中の毛細血管内血液，細胞間隙液，細胞内液中の結合形および非結合形薬物

濃度は速やかに平衡に達し，肝細胞内の非結合形薬物濃度（$f_t \cdot C_t$）と肝静脈血中非結合形薬物濃度（$f_b \cdot C_{out}$）は等しいとみなされる。

したがって，肝臓における薬物消失速度は，肝固有クリアランス（$CL_{int,h}$）と組織中非結合形薬物濃度で表すと（105）式となる。

$$\text{薬物消失速度} = CL_{int,h} \cdot f_t \cdot C_t = CL_{int,h} \cdot f_b \cdot C_{out} \tag{105}$$

ここで，f_b は血液中での薬物のタンパク非結合形分率である。

　肝臓における薬物消失速度は，肝クリアランスと流入した薬物濃度の積であるから，薬物消失速度の（105）式は，以下のようになる。

$$\text{薬物消失速度} = CL_h \cdot C_{in} = CL_{int,h} \cdot f_b \cdot C_{out} \tag{106}$$

一方，肝クリアランスは，式（101）より

$$CL_h = Q_h \times \frac{(C_{in} - C_{out})}{C_{in}} \tag{107}$$

となり，（106）式に（107）式を代入し，C_{in}, C_{out} を消去して CL_h について解くと（108）式が得られる。

$$CL_h = \frac{Q_h \cdot f_b \cdot CL_{int,h}}{Q_h + f_b \cdot CL_{int,h}} \tag{108}$$

　このように，肝クリアランスは肝固有クリアランス，肝血流量，血漿タンパク非結合形分率を用いて表される。

また，肝抽出率（E_h）は，（108）式を（103）式に代入すると

$$E_h = \frac{f_b \cdot CL_{int,h}}{Q_h + f_b \cdot CL_{int,h}} \tag{109}$$

となり，肝臓を1回通過するときに除去されず循環血に移行する割合（F_h）は，（109）式を（104）式に代入して求めることができる。

$$F_h = \frac{Q_h}{Q_h + f_b \cdot CL_{int,h}} \tag{110}$$

（3）肝クリアランスを変動させる因子

　肝クリアランスは，肝抽出率の大きさによって，肝血流量の影響を受けやすい薬物と，受けにくい薬物に分類される。図34 は，肝抽出率を変動させたときの，個々の肝クリアランスと肝血流量との関係を示したグラフである。肝抽出率が大きい（> 0.7）薬物ほど，肝血流量の影響による変動が大きく，小さい（< 0.3）薬物ほど変動の影響による変動は小さい。

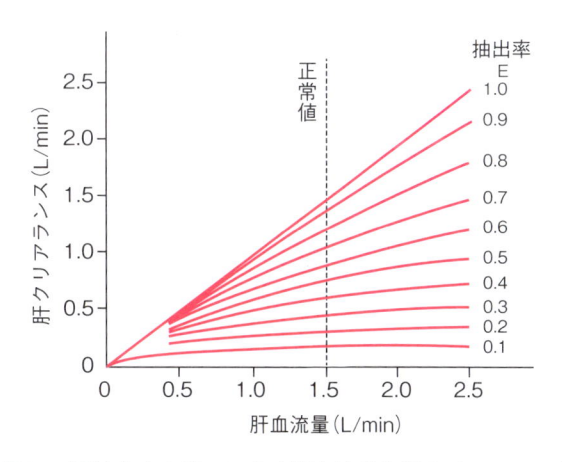

図34　肝抽出率の違いによる肝血流量と肝クリアランス変動の関係

WilkinsonGR, Clin. Pharmacol Ther, 18, 379 (1975)

1）肝血流量律速形薬物

E_h が 0.7 以上の薬物は，肝血流量に比べ肝固有クリアランスが十分に大きい（$Q_h \ll f_b \cdot CL_{int,h}$）薬物であり，（108）式の分母は

$$Q_h + f_b \cdot CL_{int,h} \fallingdotseq f_b \cdot CL_{int,h}$$

と近似できることから（108）式は

$$CL_h = Q_h \qquad\qquad (111)$$

となり，肝クリアランスは肝血流量律速になる。すなわち，肝固有クリアランスが大きい薬物の肝抽出率は大きく，肝血流量に影響され，肝血流量律速形薬物といい，肝初回通過効果を受けやすい。

また，（111）式より，肝クリアランスは肝血流量より大きくなることはない。

2）肝固有クリアランス律速（肝代謝能律速）形薬物

逆に，E_h が 0.3 以下の薬物は，肝血流量に比べ肝固有クリアランスが十分に小さい（$Q_h \gg f_b \cdot CL_{int,h}$）薬物であり，（108）式の分母は

$$Q_h + f_b \cdot CL_{int,h} \fallingdotseq Q_h$$

と近似できることから（108）式は

$$CL_h = f_b \cdot CL_{int,h} \qquad\qquad (112)$$

となり，肝クリアランスは肝固有クリアランス律速（肝代謝能律速）になる。

（112）式は，さらに血漿タンパク非結合形分率の大きさで分類される。血漿タンパク非結合形分率の小さい（＜20％）薬物の肝クリアランスは（112）式そのままで表される。しかし，血漿タンパク非結合形分率が大きい薬物（＞40％）の非結合形分率は，タンパク結合率の変動を受けにくいので，肝クリアランスは

$$CL_h = CL_{int,h} \qquad\qquad (113)$$

となる。

まとめると，E_h が 0.7 以上の薬物は，肝血流量律速形薬物，E_h が 0.3 以下の肝初回通過効果の小さい薬物は，タンパク結合の影響を受ける肝代謝能律速形タンパク結合感受性薬物と，タンパク結合の影響を受けない肝代謝能律速形タンパク結合非感受性薬物に分類される（図

35）。それぞれの代表的な薬物を**表5**に示す。

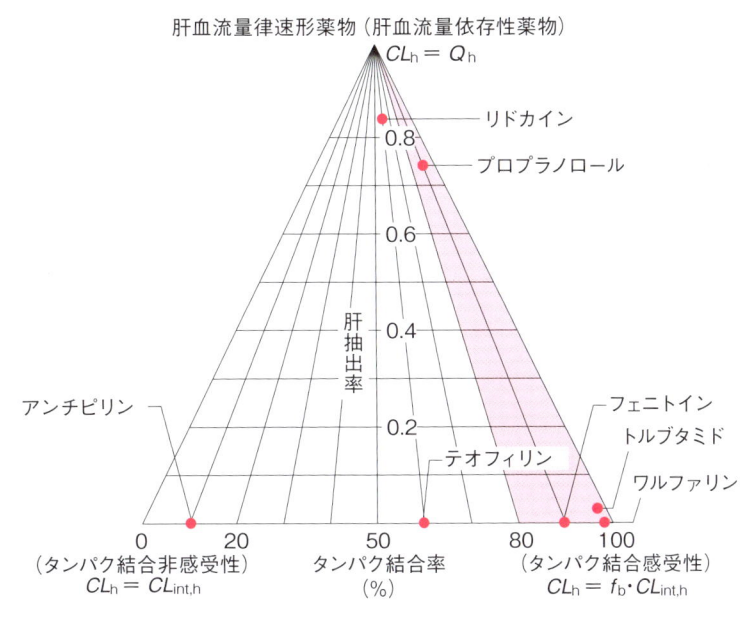

図35　肝抽出率およびタンパク結合率による薬物分類図

表5　肝血流量律速形薬物と肝固有クリアランス依存形薬物

肝血流量律速形薬物（$E_h > 0.7$）		デキストロメトルファン，リドカイン ノルトリプチリン，プロプラノロール，ベラパミル，モルヒネ，ペンタゾシン
肝代謝能律速形薬物（肝固有クリアランス（CL_{int}）依存性薬物）（$E_h < 0.3$）	肝代謝能律速形 タンパク結合非感受性薬物 f_b 大 （$f_b > 0.4$） CL_{int} のみの影響を受ける	テオフィリン，ヘキソバルビタール，アセトアミノフェン，アンチピリン，チオペンタール
	肝代謝能律速形 タンパク結合感受性薬物 f_b 小 （$f_b < 0.2$） f_b と CL_{int} の影響を受ける	フェニトイン，カルバマゼピン，バルプロ酸，ジアゼパム，トルブタミド，ワルファリン，クロルプロマジン，クリンダマイシン，キニジン，ジギトキシン

　肝固有クリアランスが2倍に変動した場合，薬物肝血流量律速形薬物，肝代謝能律速形それぞれの薬物の血中濃度推移の変化を示したグラフを**図36**に示す。肝血流律速形薬物において，肝固有クリアランスが2倍に増大しても，肝クリアランスは変動しないので，静脈内投与時も，経口投与時も消失速度定数は変わらず，消失の傾きや消失半減期には変動はみられない。一方で経口投与時では，肝固有クリアランスが2倍に変動すると肝初回通過効果は増大し，C_{max} や，AUC は低下する。肝代謝能律速形薬物では，肝固有クリアランスが2倍に変動すると肝クリアランスも増大し，静脈内投与時の消失速度定数は増大，消失半減期は短縮し，傾きは大きくなる。経口投与においても，消失速度定数が増大して，消失半減期は短縮し，AUC は低下する。

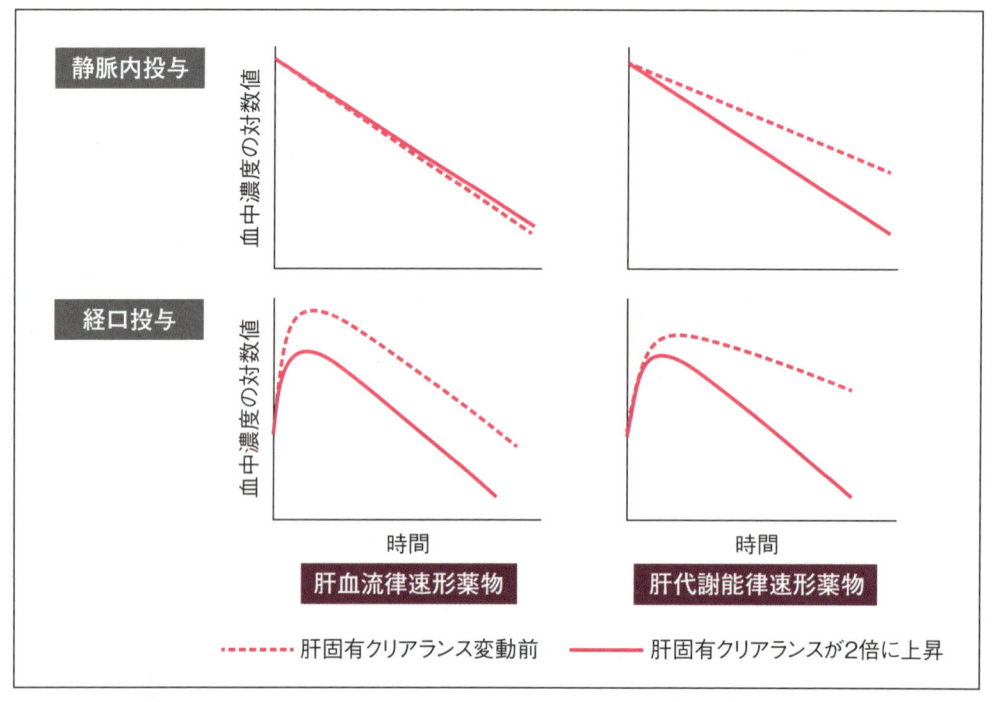

図36　肝固有クリアランスが２倍に変動したときの血中濃度推移の変化

3. PK（pharmacokinetics）-PD（pharmacodynamics）解析

薬物動態学的モニタリング（PK モニタリング）

　PK モニタリングとは，薬物動態の指標として，生体試料中（血液，唾液，尿など）の薬物濃度をモニタリングすることである。

薬力学的モニタリング（PD モニタリング）

　PD モニタリングとは薬物投与後の生体反応の時間推移を表す。投与された薬物が血圧降下薬ならば血圧値，抗凝固薬ならばプロトロンビン時間など，薬の効果に応じたバイオマーカーを指標とする。PD 解析では，血中薬物濃度から作用組織における薬物濃度を推測し，さらに生体反応との関係を解析する。薬力学のモデルは，大きく２つに分類され，血中薬物濃度と効果が直接的に関連した「直接反応モデル」，間接的に関連する「薬効コンパートメントモデル」および「間接反応モデル」がある。直接反応モデルでよく用いられるのがシグモイド（S字状）$E_{\max}$ モデル式である（式114）。

$$E = \frac{E_{\max} \cdot [C]^n}{EC_{50}^n + [C]^n} \tag{114}$$

　　$E_{\max}$: 薬物に起因する最大効果

　　EC_{50}^n: $E_{\max}$の半分を生成する有効な濃度

　　$[C]$: 受容体部位で利用できる薬物濃度

　　n: 特定の薬物受容体に結合する分子の数

　シグモイドモデルでは薬理効果（E）を薬物濃度（C）と受容体反応（EC）の式で表す。「n」

はシグモイド式の形を決定するパラメータであり，n が1のときは，E_{max} モデルとなる。その他，線形モデルがある。

（1）PK-PD 解析

　薬物の薬効あるいは副作用の発現は，薬物投薬後の作用組織における薬物濃度と，組織での薬理効果と関係する。時間と薬物濃度の関係は薬物動態学（PK）で，薬理効果は薬力学（PD）で記述される。すなわち，時間と薬理効果の関係は，PK と PD を統合して判断できる。この概念を使った手法を PK-PD 解析と呼ぶ（**図 37**）。

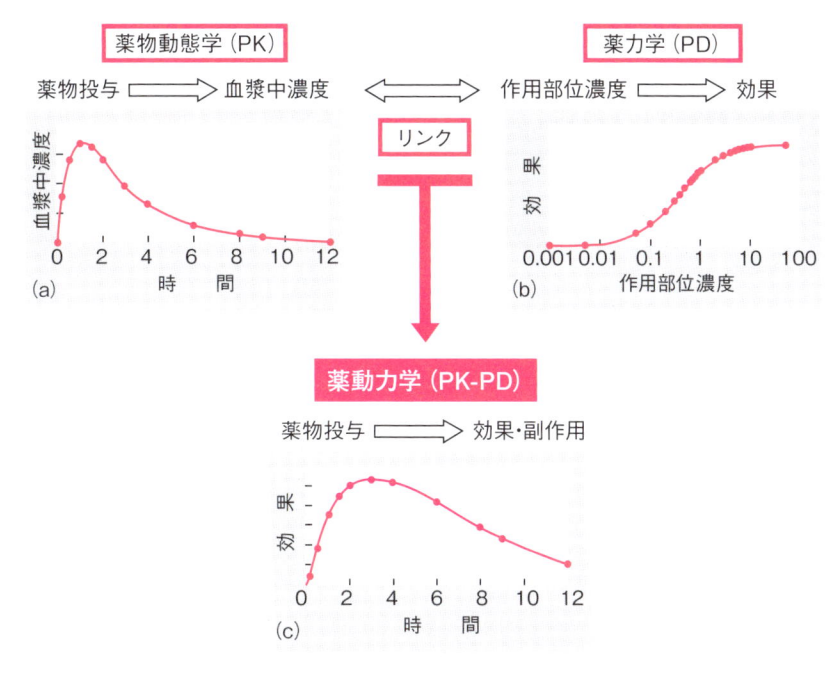

薬物動態学（薬動学），薬力学，薬動力学の関係　薬動力学とは，薬物動態学（a）と薬力学（b）の間に血中薬物濃度を介在させて相互を結合し，薬物のインプット（投与量と投与頻度）とアウトプット（効果と副作用）との関係（c）をより科学的に記述する方法である。

図37　PK-PD解析の概念

　一般に，血中薬物濃度と標的分子（受容体など）付近の薬物濃度が瞬時に平衡に達し，血中薬物濃度が上昇すると薬効も上昇し，薬物血中濃度が低下すると薬効も同様に低下する線形関係（**図 38-①**）を示すものが多い。一方，薬物投与と効果の関係に時間的なずれが生じる場合，血中薬物濃度と薬効の関係は，直線ではなく，渦巻き状（ヒステリシス）のグラフ（**図 38-②・③**）を示すことがある。薬物が投与されてからの薬効発現に時間的な遅れが生じる場合，反時計回りのヒステリシス（anticlock-wise hysterisis：図 38-②）を示す。臨床的な例として，ジゴキシンがあり，心筋への移行性が高いため，心筋と血中濃度が平衡状態に達するために数時間を必要とするため，心拍出量増大効果などの薬理効果と血中ジゴキシン濃度間に反時計回りのヒステリシスがみられる。その他，代謝物が薬効を示す場合もこの関係がみられる。反対に薬物が投与されてからの効果が，薬物濃度が高いままであるにもかかわらず薬理効果が低下し，時

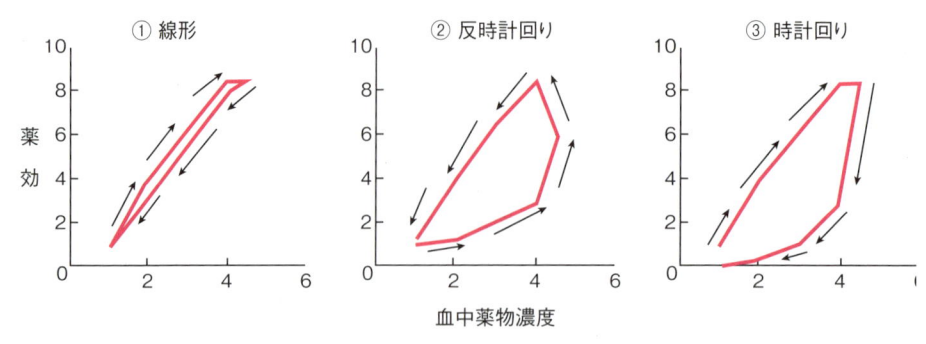

図38　血中薬物濃度と薬効の関係：線形関係とヒステリシス

計回りのヒステリシス（clock-wise hysterisis：図 38-③）を示すものがある。これは，一般に耐性を示す薬物で観察され，長期投与による受容体の脱感作などが例として挙げられる。**図 39** は急性の耐性を示す MDMA において，MDMA の血中濃度の時間推移の PK グラフと薬理効果として，血圧の変動を測定した PD グラフとを組み合わせて，MDMA の血中濃度と薬理効果の関係を示した PK-PD グラフであり，時計回りのヒステリシスを示している。

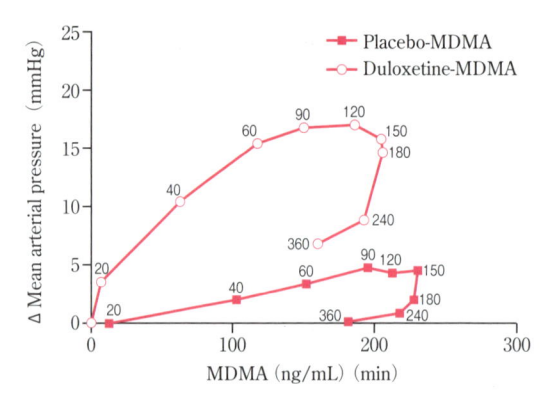

図39　MDMAの血中濃度と血圧変動の相関図
（Hysek CM, et al., PLoS One 7(5), 2012）

（2）臨床応用 －抗菌薬の PK－PD 解析－

　臨床において PK-PD 解析を用いる薬物として，抗がん剤，抗てんかん薬，抗菌薬などがある。特に抗菌薬では PK-PD 解析を用いた抗菌薬の適正使用が推奨されており，多くの抗菌薬で臨床応用されている。抗菌薬の PK-PD 解析の目標は，有効性の確保と副作用の防止，耐性菌抑制および費用対効果に優れた投与法の確保である。

1）PK-PD 解析における抗菌薬の特徴

　抗菌薬の効果の特徴から抗菌薬は濃度依存性と時間依存性のものに大別される。

　濃度依存的に抗菌作用を示す抗菌薬は，アミノグリコシド系抗菌薬，ニューキノロン系抗菌薬が含まれる。時間依存性に抗菌作用を示す抗菌薬は，ある一定以上の濃度以上の抗菌薬に接触している時間が効果に関連するものであり，βラクタム系抗菌薬（ペニシリン系，セフェム系，ペネム系），マクロライド系抗菌薬およびグリコペプチド系抗菌薬（バンコマイシン）が含まれる。

2）抗菌薬の PK‒PD 解析でのパラメータ

図 40 に抗菌薬の効果に関連する PK-PD パラメータを示す。

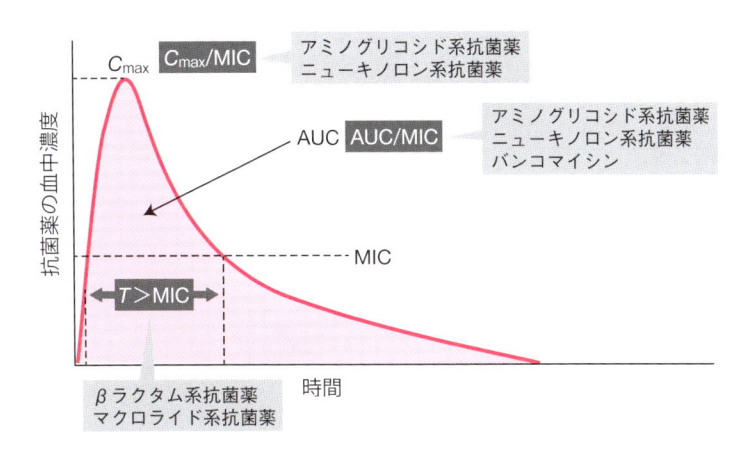

図40　抗菌薬の効果に関連するPK-PDパラメータ

① PK パラメータ（C_{max}, C_{peak}, AUC, $t_{1/2}$）

最高血中濃度（C_{max}）は，点滴終了直後の血中濃度であるが，この時点ではまだ組織分布が終了していないため，TDM においては組織の分布が終了した時点での血中濃度をピーク濃度（peak concentration:C_{peak}）を用いることが推奨される。血中濃度時間曲線下面積（AUC）や，消失半減期（$t1/2$）を用いることもある。

② PD パラメータ

対象病原菌の最小発育阻止濃度（minimum inhibitory concentration: MIC）を用いることが一般的である。

③ PK‒PD パラメータ

- $T>$ MIC（time above MIC）：時間依存性効果を示すパラメータで，MIC 以上の血中濃度が維持する時間を示す。
- $C_{max}/$ MIC: 濃度依存性効果を示すパラメータで，C_{max} が上昇するにつれ，抗菌効果が高まる。
- AUC/MIC: 濃度依存性効果を示すパラメータで，AUC が上昇するにつれ，抗菌効果が高まる。

3）各論

①アミノグリコシド系抗菌薬【濃度依存性】

濃度依存性の抗菌薬であり，C_{max}/MIC と AUC/MIC が効果と相関する PK-PD パラメータとして用いられる。感染症患者における解熱効果などがこれらのパラメータを上昇させることで効果が上昇することが知られている。

②ニューキノロン系抗菌薬【濃度依存性】

濃度依存性の抗菌薬であり，効果は C_{max}/MIC および AUC/MIC と相関する。肺炎球菌感染動物実験におけるレボフロキサシンの効果は，肺炎球菌生菌数の減少が AUC/MIC と $C_{max}/$

MICと相関することが報告されている（**図41**）。このことから，レボフロキサシンの用法は，1回100 mg×1日3回投与から，1回500 mg×1日1回投与に変更になっている。

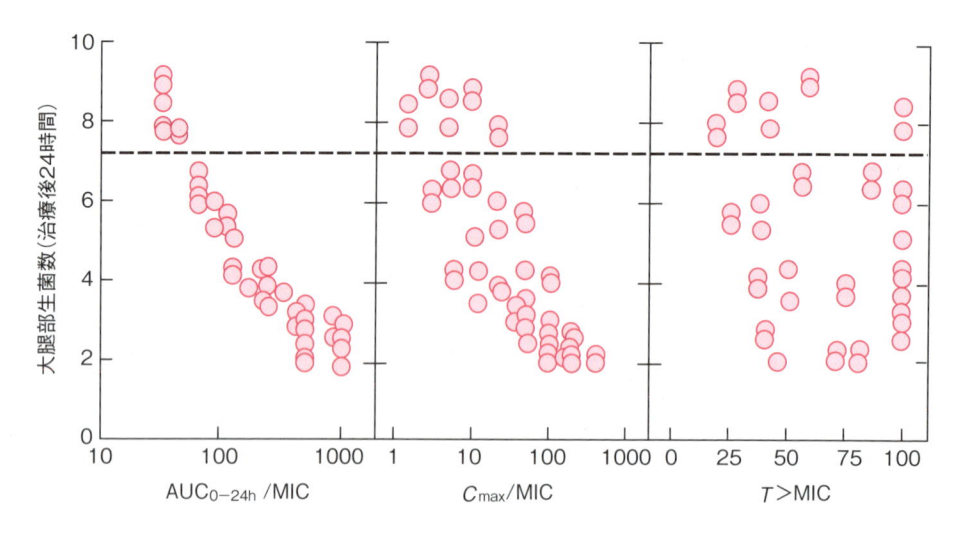

図41　マウス大腿肺炎球菌感染モデルを用いたレボフロキサシンのPK-PDパラメータと生菌数の関係

（Creig W. A., The Role of Pharmacodynamics in Effective Treatment of Community-Acquired Pathogens., Advanced Studies in Medicine, 2, 126-134.　2002）

③βラクタム系抗菌薬【時間依存性】

時間依存性の殺菌作用を有し，$T > \text{MIC}$を用いる。起因菌が存在する感染部位での薬物濃度がMICを上回っていることが効果に関係する。

④マクロライド系抗菌薬【時間依存性】

エリスロマイシンでは$T > \text{MIC}$と効果が相関し，クラリスロマイシンでは，$T > \text{AUC}$，AUC/MICおよびC_{max}/MICと相関するといわれる。

⑤グリコペプチド系抗菌薬【時間依存性】

グリコペプチド系抗菌薬のバンコマイシンは，時間依存性の抗菌薬であり，血中濃度のトラフ値が起因菌のMICを超えることが重要である。

4．生理学的薬物動態モデル（PBPK model）

コンパートメントモデルでは，体を1つの箱（コンパートメント）あるいはそれ以上（通常は2つまで）の数の箱として考えている。この生体を単純化したコンパートメントモデルは解析において扱いが簡便であるという利点をもつ一方で，複雑な生体の状況を反映させることはできない。

この欠点を克服し，生理解剖学的知見を導入して構築されたモデルが，生理学的薬物動態モデル（生理学的モデル）（**図42**）であり，英名でPBPK model（Physiologically-based Pharmacokinetic model）とされている。このモデルは，生体の実態を反映しており，血流速度などの生体の情報および薬物代謝速度などの各薬物に関するデータを組み入れることにより，薬物の血中濃度や組織中濃度の推移を予測することが可能となる。このことから，このモデルを用いた薬物速度論解析は，医薬品開発における薬物動態研究において重要な方法となっ

ている。

　図 42 に示されるように，生理学的薬物動態モデルでは血液が各臓器を流れ，薬物はその血流により各臓器に運ばれ，分布，消失する。この血流の関わりが，コンパートメントモデルとの大きな相違であり，特徴である。速度式は，各臓器に関して表すことができるが，大別すると腎臓や肝臓のような薬物消失臓器と筋肉のような非消失臓器であり，両者の速度式は異なる。また，薬物の体内動態の状況，例えば体内消失は腎排泄のみあるいは肝代謝のみ，などにより，この図で示されるモデルよりも簡略化されたり，あるいはさらに複雑化したものとなる。ここでは，図 42 の場合を例にとり以下に説明する。

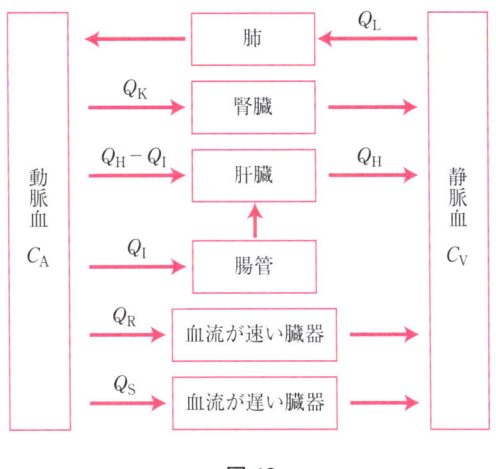

図 42

（1）薬物消失臓器における速度式

　薬物を消失させる臓器の場合，臓器内の薬物量の変化速度は，以下の式で表される。
　臓器内薬物量の変化速度
　　　　　　　　＝血液により薬物が臓器内に入る速度 − 血液により薬物が臓器外へ出る速度
　　　　　　　　　− 薬物が臓器内で消失する速度
　右辺の各項はそれぞれ，
　血液により薬物が臓器内に入る速度
　　　　　　　　＝臓器を通る血流速度 × 臓器内に入る血液中薬物濃度
　血液により薬物が臓器外へ出る速度
　　　　　　　　＝臓器を通る血流速度 × 臓器外へ出る血液中薬物速度
　薬物が臓器内で消失する速度
　　　　　　　　＝固有クリアランス × 臓器内遊離形薬物濃度
　ここで，臓器 K について，

　臓器内薬物量を X_K
　臓器を通る血流速度を Q_K
　臓器内に入る血液中薬物濃度を C_{in}
　臓器外へ出る血液中薬物濃度を C_{out}
　臓器外へ出る血液中薬物の非結合率を f_u
　臓器内の薬物濃度を C_K
　臓器内薬物の非結合率を $f_{u,K}$
　固有クリアランスを $CL_{int,K}$

とすると，臓器内薬物量の変化速度 $\dfrac{dX_H}{dt}$ は

$$\frac{dX_{\mathrm{K}}}{dt} = Q_{\mathrm{K}}\,C_{\mathrm{in}} - Q_{\mathrm{K}}\,C_{\mathrm{out}} - CL_{\mathrm{int,K}}\,C_{\mathrm{K}}\,f_{\mathrm{u,K}}$$

ここで，臓器の容積を V_{K} とすると，

$$V_{\mathrm{K}}\,\frac{dC_{\mathrm{K}}}{dt} = Q_{\mathrm{K}}\,C_{\mathrm{in}} - Q_{\mathrm{K}}\,C_{\mathrm{out}} - CL_{\mathrm{int,K}}\,C_{\mathrm{K}}\,f_{\mathrm{u,K}}$$

臓器内の薬物はよく撹拌されて（well stirred）いて，薬物濃度は臓器内で一定であり，臓器内の遊離形薬物濃度は臓器外へ出る血液中の遊離形薬物濃度と平衡状態において等しいとすると（well stirred モデル），

$$C_{\mathrm{K}}\,f_{\mathrm{u,K}} = C_{\mathrm{out}}\,f_{\mathrm{u}}$$

臓器中薬物濃度 / 血液中薬物濃度の比（組織血液分配係数とも呼ばれる）を $\mathrm{K_{P,K}}$ とすると，

$$\mathrm{K_{P,K}} = \frac{C_{\mathrm{K}}}{C_{\mathrm{out}}}$$

なので，

$$f_{\mathrm{u,K}} = \frac{f_{\mathrm{u}}}{\mathrm{K_{P,K}}}$$

よって，

$$V_{\mathrm{K}}\,\frac{dC_{\mathrm{K}}}{dt} = Q_{\mathrm{K}}\,C_{\mathrm{in}} - Q_{\mathrm{K}}\,\frac{C_{\mathrm{K}}}{\mathrm{K_{P,K}}} - \frac{CL_{\mathrm{int,K}}\,C_{\mathrm{K}}\,f_{\mathrm{u}}}{\mathrm{K_{P,K}}}$$

$$= Q_{\mathrm{K}}\Big(C_{\mathrm{in}} - \frac{C_{\mathrm{K}}}{\mathrm{K_{P,K}}}\Big) - \frac{CL_{\mathrm{int,K}}\,C_{\mathrm{K}}\,f_{\mathrm{u}}}{\mathrm{K_{P,K}}}$$

C_{in} は動脈血中濃度（C_{A}）なので（肺を除く），

$$V_{\mathrm{K}}\,\frac{dC_{\mathrm{K}}}{dt} = Q_{\mathrm{K}}\left(C_{\mathrm{A}} - \frac{C_{\mathrm{K}}}{\mathrm{K_{P,K}}}\right) - \frac{CL_{\mathrm{int,K}}\,C_{\mathrm{K}}\,f_{\mathrm{u}}}{\mathrm{K_{P,K}}}$$

薬物を消失させるその他の臓器については，同様の方程式が成り立つ。ただし，肺については C_{in} は静脈血中薬物濃度（C_{V}）である。

（2）薬物非消失臓器における速度式

　筋肉などのように薬物の消失が起こらない臓器（あるいは組織）については，上述の薬物消失臓器の速度式における消失速度の項がない場合となる。したがって，臓器 M について，
　臓器内薬物量を X_{M}
　臓器を通る血流速度を Q_{M}
　臓器内に入る血液中薬物濃度を C_{in}
　臓器外へ出る血液中薬物濃度を C_{out}
　臓器外へ出る血液中薬物の非結合率を f_{u}
　臓器内の薬物濃度を C_{M}
　臓器内薬物の非結合率を $f_{\mathrm{u,M}}$
とすると，
　薬物非消失臓器 M における速度式は，

$$V_{\mathrm{M}}\,\frac{dC_{\mathrm{M}}}{dt} = Q_{\mathrm{M}}\Big(C_{\mathrm{A}} - \frac{C_{\mathrm{M}}}{\mathrm{K_{P,M}}}\Big)$$

薬物消失がないその他の臓器についても，同様の方程式が成り立つ。

ただし，肺（薬物消失がない場合）については，静脈血中薬物濃度である。

（3）血液中薬物濃度推移と臓器中薬物濃度推移

ヒトに薬物を投与後の血液中薬物濃度推移と臓器中薬物濃度推移は，上述の微分方程式に，文献値あるいは実験により得られた各パラメータ値を入れ，コンピュータによる数値積分することにより算出できる。この方法により，実際にヒトに投与することなく血液中薬物濃度推移と臓器中薬物濃度推移を知ることができる。

（4）*in vitro* データから *in vivo* へ（*in vitro in vivo* extrapolation, IVIVE）

上記の薬物濃度推移を算出する方法において，文献値あるいは実験データから一個体である *in vivo* を反映させるために，*in vitro* 実験で得られたデータから *in vivo* へと展開する方法がある。例えば，細胞あるいはミクロゾームを用いた *in vitro* 代謝実験から得られた速度論パラメータの1つである V_{max} は，一個体の肝臓を構成する細胞数（あるいはミクロゾーム量）当たりの値へとスケールアップすることにより，*in vivo* における肝臓当たりの V_{max} が得られる。

（5）動物データからヒトへ（アニマルスケールアップ）

実験動物を用いて得られた実験データからヒトに関する値へとスケールアップする方法がある。これは以下のような式で表されるアロメトリックな関係に基づくもので，薬物速度論のみならず様々な分野で適用されている。a および b が明らかとなれば，体重を基にヒトにおける値が算出できる。

対象とする値 = a・体重 ^{b}

以上，図 42 に示した典型的な場合を例として生理学的薬物動態モデルについて説明したが，上述したように，薬物動態の内容によって，この図よりも簡略化，あるいはさらに複雑なモデルとなる。

5．ラプラス変換概説（ファーマコキネティクスにおける汎用例）

薬物速度論モデルを構築すると，微分方程式が立てられる。この微分方程式から，時間の関数として表す式を得るためには，時間に関して積分をする必要がある。その際に行うのがラプラス変換およびラプラス逆変換である。

（1）ラプラス変換式

関数 $f(t)$ のラプラス変換（$L\{f(t)\}$ と表現する）は以下の式で行われる。

$$L\{f(t)\} = F(s) = \int_0^\infty e^{-st} f(t)\, dt$$

この式に従い，対象とする関数 $f(t)$（原関数あるいは表関数と呼ばれる）をラプラス変換する。ラプラス変換された関数（像関数あるいは裏関数と呼ばれる）について微分方程式を解くなど式を整理した後，ラプラス変換形となっている式をラプラス逆変換することにより時間（t）

の関数として表される。代表的な関数 については，この関係が**表６**のようなラプラス変換表としてまとめられている。

表６　ラプラス変換による各関数の関係

原関数 $f(t)$	像関数 $F(s)$
1　$\dfrac{df(t)}{dt}$	$sF(s) - f(0)$
2　$af(t)$	$aF(s)$
3　$f_1(t) + f_2(t)$	$F_1(s) + F_2(s)$
4　1	$\dfrac{1}{s}$
5　A	$\dfrac{A}{s}$
6　$A \cdot e^{-at}$	$\dfrac{A}{s+a}$
7　t	$\dfrac{1}{s^2}$
8　$t \cdot e^{-at}$	$\dfrac{1}{(s+a)^2}$
9　$A \cdot t \cdot e^{-at}$	$\dfrac{A}{(s+a)^2}$
10　$\dfrac{A}{a}(1 - e^{-at})$	$\dfrac{A}{s(s+a)}$
11　$\dfrac{A}{(b-a)}(e^{-at} - e^{-bt})$（ただし$a \neq b$）	$\dfrac{A}{(s+a)(s+b)}$
12　$\dfrac{(B-Aa)e^{-at} - (B-Ab)e^{-bt}}{(b-a)}$（ただし$a \neq b$）	$\dfrac{As+B}{(s+a)(s+b)}$
13　$A\left[\dfrac{1}{ab} - \dfrac{1}{a(b-a)}e^{-at} - \dfrac{1}{b(a-b)}e^{-bt}\right]$（ただし$a \neq b$）	$\dfrac{A}{s(s+a)(s+b)}$

（２）ラプラス変換ならびに逆変換による血中濃度推移式の誘導例

　ラプラス変換を用いた実例として，１-コンパートメントモデル（バイオアベイラビリティが 100％とする）（**図43**）で示される薬物の経口投与の場合についてその手順を以下に示す。

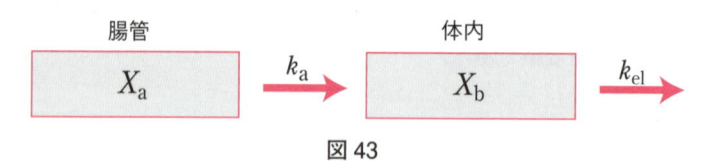

図43

①微分方程式を，ラプラス変換表を参照してラプラス変換の形（ラプラス変換形という）の方程式にする。

②連立方程式を解く。

③ラプラス変換表を参照して，ラプラス逆変換を行う。

表６にラプラス変換における関係を掲載したが，ファーマコキネティクスで特に汎用される

例である。

X_a および X_b に関して微分方程式を立てると

$$\frac{dX_a}{dt} = -k_a X_a \tag{115}$$

$$\frac{dX_b}{dt} = k_a X_a - k_{el} X_b \tag{116}$$

$f(t) = X_a$ とすると，$f'(x) = \dfrac{dX_a}{dt}$，$t = 0$ のとき $f(0) = D$，D は投与量

X_a をラプラス変換したとき，それを x_a と表現すると，

$$L\{X_a\} = F(s) = x_a$$

（115）式の左辺をラプラス変換すると表6の第1段目の関係から，

$$L\left\{\frac{dX_a}{dt}\right\} = sF(s) - f(0) = sx_a - D$$

同様に（116）式の左辺をラプラス変換すると，

$$L\left\{\frac{dX_b}{dt}\right\} = sF(s) - f(0) = sx_b - 0 = sx_b$$

（115）式の右辺をラプラス変換すると表6の第2段目の関係から，

$$L\{-k_a X_a\} = -k_a L\{X_a\} = -k_a x_a$$

同様に（116）式の右辺をラプラス変換すると表6第2および3段目の関係から，

$$L\{k_a X_a - k_{el} X_b\} = L\{k_a X_a\} - L\{k_{el} X_b\}$$
$$= k_a L\{X_a\} - k_{el} L\{X_b\} = k_a x_a - k_{el} x_b$$

したがって，（115）式および（116）式はラプラス変換によりそれぞれ，

$$sx_a - D = -k_a x_a$$
$$sx_b = k_a x_a - k_{el} x_b$$

これらの連立方程式から，

$$(s + k_a)x_a = D$$
$$(s + k_{el})x_b = k_a x_a$$

よって，

$$x_a = \frac{D}{(s + k_a)}$$

$$x_b = \frac{k_a x_a}{(s + k_{el})} = \frac{k_a D}{(s + k_{el})(s + k_a)}$$

ラプラス変換表を用いてラプラス逆変換をすると，表6の第6および11段目の関係からそれぞれ，

$$X_a = De^{-k_a t}$$

$$X_b = \frac{D k_a}{k_a - k_{el}} (e^{-k_{el}t} - e^{-k_a t})$$

したがって，体内の分布容積を V_b とすると，血中薬物濃度（C_b）は，

$$C_b = \frac{X_b}{V_b} = \frac{D k_a}{V_b(k_a - k_{el})} (e^{-k_{el}t} - e^{-k_a t})$$

このようにして，ラプラス変換を行うことにより容易に微分方程式を解き，薬物濃度推移式を導くことができる。

練習問題 国家試験過去問題

問1 薬物を除去する能力を表すパラメータで、血流速度と同じ単位を持つのはどれか。1つ選べ。

1 分布容積
2 消失半減期
3 消失速度定数
4 血中濃度 − 時間曲線下面積
5 クリアランス

（第97回国試 問47）

問2 薬物動態が線形モデルに従うとき、投与量に比例するパラメータはどれか。1つ選べ。

1 吸収速度定数
2 血中濃度時間曲線下面積
3 消失半減期
4 全身クリアランス
5 分布容積

（第98回国試 問46）

問3 体内動態が線形 1-コンパートメントモデルに従う薬物 800 mg をヒトに単回静脈内投与したところ、投与直後の血中濃度は 40 μg/mL、投与 6 時間後の血中濃度は 5 μg/mL であった。この薬物の消失半減期（h）に最も近い値はどれか。1つ選べ。

1 0.5
2 1
3 2
4 3
5 4

（第99回国試 問46）

問4 ある薬物 100 mg をヒトに静脈内投与したところ，下の片対数グラフに示す血中濃度推移が得られた。この薬物を 50 mg/h の速度で定速静注するとき，投与開始 2 時間後の血中薬物濃度（μg/mL）に最も近い値はどれか。**1つ選べ。**

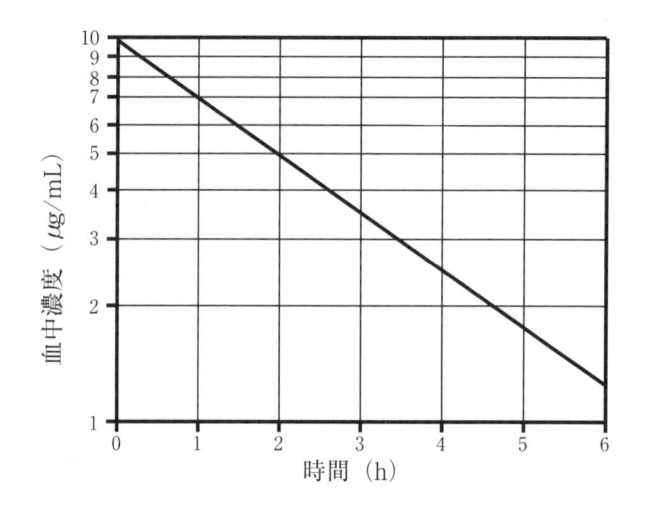

1　1.8

2　3.6

3　7.2

4　14.4

5　28.8

（第97回国試　問172）

問5 体内動態が線形 1-コンパートメントモデルに従う薬物 1,000 mg をヒトに急速静脈内投与したところ，投与直後と 10 時間後の血中濃度は，それぞれ 100 μg/mL 及び 10 μg/mL であった。この薬物の全身クリアランス（L/h）に最も近い値はどれか。**1つ選べ。**ただし，ln10 = 2.3 とする。

1　0.92

3　1.4

3　2.3

4　9.2

5　46

（第98回国試　問171）

問6　体内動態が線形性を示す薬物 A は，肝代謝と腎排泄によって体内から消失し，正常時における肝代謝クリアランスは全身クリアランスの 20% である。また，腎疾患時に薬物 A の肝代謝クリアランスは変化しないが，腎排泄クリアランスは糸球体ろ過速度（GFR）に比例して変化する。

薬物 A を投与中の患者において，GFR が正常時の 25% に低下したとする。薬物 A の血中濃度時間曲線下面積（AUC）を腎機能正常時と同じにするには，投与量を腎機能正常時の何 % に変更すればよいか。最も近い値を**1つ**選べ。

1　20%　　2　40%　　3　80%　　4　120%　　5　250%

（第98回国試　問172）

問7　薬物 A，B，C，D を同じ投与量で急速静脈内授与したところ，下図のような血漿中濃度推移が得られた。これらの薬物の体内動態に関する記述のうち，正しいのはどれか。**2つ**選べ。

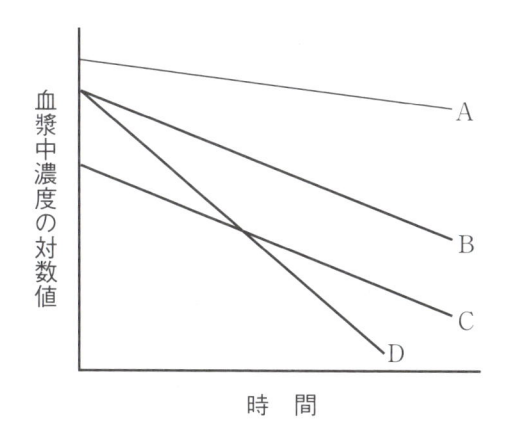

1　これらの薬物の中で，最も全身クリアランスが大きいのは薬物 A である。
2　薬物 B と薬物 C の直線の傾きは，平行関係にあるので，分布容積が等しい。
3　薬物 B と薬物 D は，縦軸の切片が等しいので，分布容積が等しい。
4　薬物 C は薬物 D と比較して，分布容積は小さいが消失速度定数は大きい。
5　これらの薬物の中で，消失速度定数が最も大きいのは薬物 D である。

（第99回国試　問172）

問8 53歳男性。体重50 kg。胃がんと診断され，テガフール・ギメラシル・オテラシルカリウム配合剤とシスプラチンとの併用療法が施行されることになった。

この患者において，シスプラチンの点滴静注終了後の体内動態は線形2-コンパートメントモデルに従い，α相（分布相）の半減期は10分，β相（消失相）の半減期は42時間であった。片対数グラフに示す血清中濃度推移として，最も適切なのはどれか。**1つ選べ。**

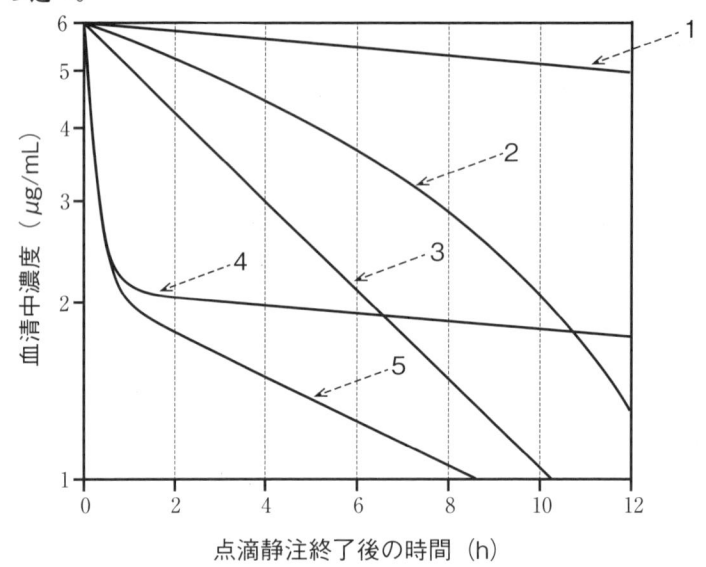

点滴静注終了後の時間（h）

(第98回国試　問274)

問9 薬物動態に線形性が成り立っているとき，経口投与後の平均吸収時間を算出する式はどれか。**1つ選べ。**ただし，経口投与後と静脈内投与後の平均滞留時間（MRT）を，それぞれMRTpoとMRTivとする。

1　MRTpo ＋ MRTiv　　2　MRTpo － MRTiv　　3　MRTiv － MRTpo
4　MRTpo／MRTiv　　5　MRTiv／MRTpo

(第98回国試　問47)

問10 後発医薬品は，先発医薬品と生物学的に同等である必要がある。製剤間の生物学的同等性を規定する薬物動態パラメータはどれか。**2つ選べ。**

1　分布容積
2　最高血中濃度
3　消失半減期
4　平均滞留時間
5　血中濃度時間曲線下面積

(第98回国試　問267)

問 11 肝代謝のみで消失する薬物を経口投与する場合において，以下の変化が生じたとする。血中濃度−時間曲線下面積（AUC）が2倍に上昇するのはどれか。**2つ選べ。**

　ただし，この薬物の消化管からの吸収率は100％とし，肝臓での挙動は well-stirred model に従うものする。

1　肝血流速度が1/2に低下した場合
2　タンパク結合の置換により血中非結合形分率が2倍に上昇した場合
3　結合タンパク質の増加により血中非結合形分率が1/2に低下した場合
4　肝代謝酵素の誘導により肝固有クリアランスが2倍に増加した場合
5　肝代謝酵素の阻害により肝固有クリアランスが1/2に低下した場合

（第97回国試　問173）

問 12 薬物速度論解析に関する記述のうち，正しいのはどれか。**2つ選べ。**

1　コンパートメントモデルは各コンパートメントが血流により結ばれ，薬物はその血流によりコンパートメント間を移動する。
2　コンパートメントモデルによる解析には，生理解剖学的データや生化学的データは必要ない。
3　生理学的モデルによる解析は，生理解剖学的データや生化学データを組み込んだ連立微分方程式を立てて行う方法である
4　生理学的モデルによる解析には，生体の機能を反映させるため，すべての臓器に関するデータを用いる必要がある。

（オリジナル問題）

問 13 体内動態が線形1-コンパートメントモデルに従う薬物において，全身クリアランスと分布容積がともに2倍に上昇すると，消失半減期はどうなるか。**1つ選べ。**

1　4倍になる　　　2　2倍になる　　　3　変化しない
4　1/2倍になる　　5　1/4倍になる

（第100回国試　問47）

問 14　肝臓で一部が代謝され，一部は未変化体のまま胆汁排泄される薬物について，その肝クリアランスが低下する要因となり得るのはどれか。**2つ**選べ。

1　心拍出量の増大　　2　血中タンパク結合の阻害　　3　肝取り込みの阻害
4　肝代謝酵素の阻害　　5　胆汁排泄の阻害

（第100回国試　問168）

問 15　薬物 A をヒトに 60 mg を経口投与した後の血中濃度時間曲線下面積（AUC）が 600 ng・h/mL であった。薬物 A を 8 時間毎に経口投与し，定常状態における平均血中濃度を 150 ng/mL にしたい。投与量（mg）として，最も適切なのはどれか。**1つ**選べ。ただし，薬物 A の体内動態は，線形 1-コンパートメントモデルに従うものとする。

1　30　　　2　60　　　3　90　　　4　120　　　5　150

（第100回国試　問171）

問 16　全身クリアランスが 50 L/h である薬物を 10 mg/h の速度で点滴静注した場合の定常状態における血中濃度（μg /mL）に最も近い値はどれか。**1つ**選べ。

1　0.2　　　2　0.5　　　3　2　　　4　5　　　5　50

（第101国試　問46）

問 17　薬物 A は，静脈内投与後，肝臓における代謝と腎排泄によってのみ消失し，正常時は肝クリアランスが全身クリアランスの 80％であること，腎排泄は糸球体ろ過のみによって起こることがわかっている。
　ある肝疾患患者において，血中アルブミン濃度の低下により薬物 A の血中タンパク非結合形分率が 2 倍に上昇し，肝クリアランスは 4 分の 1 に低下していた。この患者に対し，正常時の 2 分の 1 の血中濃度時間曲線下面積（AUC）が得られるようにするには，静脈内投与量を正常時の何％にすればよいか。**1つ**選べ。ただし，薬物 A の体内動態には，いずれの場合にも線形性が成り立つものとする。

1　30　　　2　60　　　3　80　　　4　100　　・5　120

（第101回国試　問171）

問 18 ある薬物 100 mg を被験者に急速静脈内投与した後に血中濃度及び尿中排泄量を測定したところ，未変化体の血中濃度時間曲線下面積（AUC）は 1.0 mg·h/L，代謝物の尿中総排泄量は 20 mg（未変化体換算量）であった。一方，この薬物 200 mg を同一患者に経口投与したときの AUC は 0.8 mg·h/L であった。この薬物の体内動態の説明として誤っているのはどれか。1つ選べ。ただし，この薬物は肝代謝及び腎排泄でのみ消失し，代謝物は全て尿中に排泄されるものとする。また，体内動態は線形性を示し，肝血流速度は 80 L/h とする。

1　生物学的利用率は 40％である。
2　全身クリアランスは 100 L/h である。
3　静脈内投与後の未変化体の尿中排泄率は 80％である。
4　肝抽出率は 25％である。
5　経口投与された薬物のうち，門脈に移行する割合は 75％である。

（第103回国試　問173）

問 19 55 歳男性。10 年前に 2 型糖尿病と診断され，生活習慣の改善とナテグリニドの服用を開始した。5 年前に HbA1c 値が 8.4％まで上昇したため，メトホルミン塩酸塩が追加され，その後増量されて以下の処方となった。

（処方1）
　　メトホルミン塩酸塩錠 500 mg　1 回 1 錠（1 日 3 錠）
　　ナテグリニド錠 90 mg　　　　　1 回 1 錠（1 日 3 錠）
　　　　　　　　　　　　　　　　1 日 3 回　朝昼夕食直前 30 日

　各グラフの実線は，ナテグリニド錠を食直前に服用した際の血漿中濃度推移を表す。本剤を食直後に服用した場合，予想される血漿中濃度推移（破線）を表す最も適切なグラフはどれか。1つ選べ。

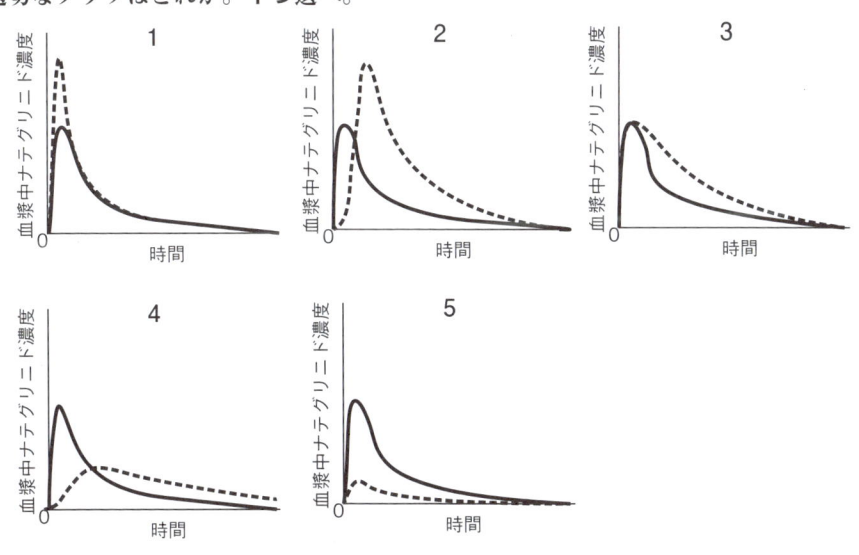

（第103回国試　問267　一部改変）

> **問 20** 各グラフの実線は，肝でのみ消失する薬物を経口投与したときの血中濃度推移を表す。肝固有クリアランスが 2 倍に増加したときの血中濃度推移（破線）を表す最も適切なグラフはどれか。**1つ選べ**。ただし，この薬物の肝での消失は血流律速で，well-stirred model に基づくものとする。

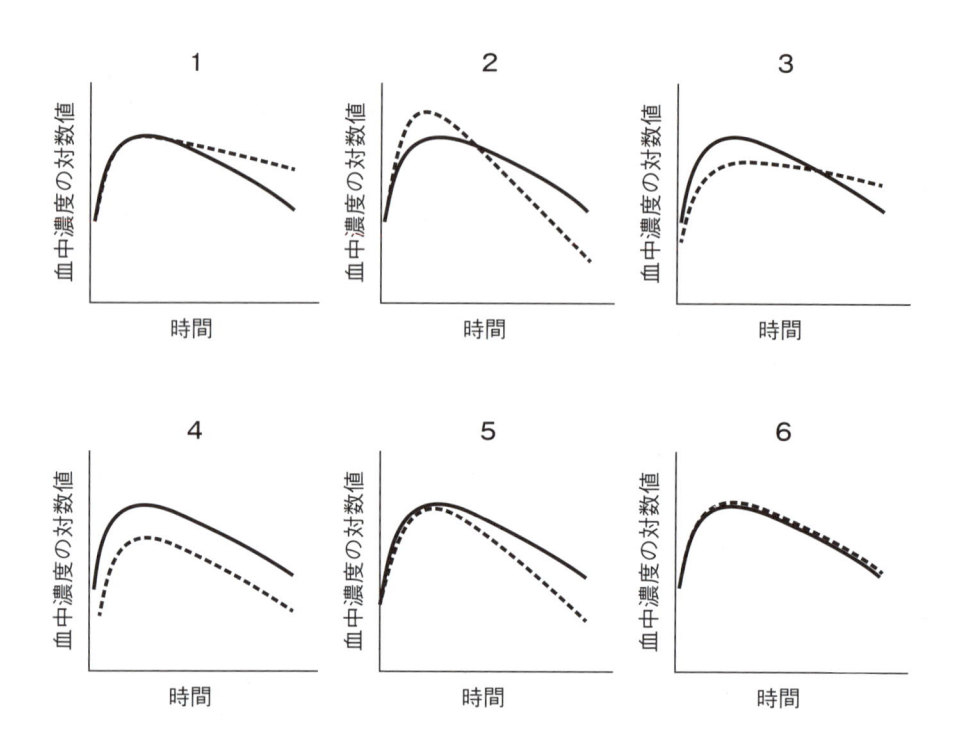

（第103回国試　問172）

第2章 TDM

Key Words

TDM，特定薬剤治療管理料，バイオアベイラビリティ，塩係数，分布容積，クリアランス，負荷量，維持量，消失半減期，個別化投与計画，ポピュレーションファーマコキネティクス，母集団パラメータ，NONMEM，ベイジアン法，Ludden法，Sawchuk&Zaske法

POINTS

[薬物血中濃度モニタリングの基礎]

- 治療薬物モニタリングは，血中濃度を薬物動態学に基づき解析して，臨床効果や副作用との関係を評価することにより，個々の患者に有効かつ安全な薬物治療を提供する。

- TDM では，①治療濃度範囲が狭い，②体内動態が変動しやすい，③臨床効果判定が難しい，④体内動態の特性が明らか，⑤血中濃度と作用に相関がある，⑥測定方法が確立している薬物が対象となる。

- TDM において最も普及している薬物血中濃度測定方法は，免疫学的測定法である。

[基礎的な薬動学的パラメータの応用]

- バイオアベイラビリティは，投与した薬物のうち全身循環に到達した割合を示し，経口投与時の薬剤の吸収量の計算や剤形変更時の投与量設定に利用される。

- 塩係数は，薬剤が塩やエステルとして投与される場合，薬物の総分子量のうち活性を示す割合である。

- 分布容積は，薬物が血漿中と同じ濃度で体全体に均一に分布すると仮定したときに，どれだけの容量になるかを表す仮想の値である。

- 負荷量とは，目標とする血中濃度に急速に到達させるために必要な投与量で，目標とする血中濃度と分布容積の積から算出できる。

- クリアランスは，薬物の体内からの消失の速さを表す指標であり，生体が血液中から薬物を除去する能力を単位時間当たりの血液量として示した値である。

- 維持量とは，目標とする血中濃度を保つために必要な投与量で，目標とする血中濃度とクリアランスの積から算出できる。

- 消失半減期は，血中濃度が半分に減少するのに要する時間で，血中濃度が定常状態に到達する時間や投与中止後に血中から薬物が消失する時間の算出に利用される。

[個別化投与計画]

- 個別化投与計画を行うためには，患者の年齢，性別，合併症，肝・腎機能，遺伝的要因，環境的要因などの薬動学的パラメータの変動要因を把握し，患者個人における薬動学的パラメータを推定することが必要となる。

- 薬物が適用される患者母集団を対象として，薬物動態およびその変動要因・個人差を論じる考え方をポピュレーションファーマコキネティクスといい，その母集団におけ

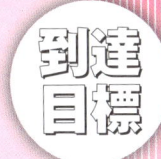

1. 治療薬物モニタリング（TDM）の意義を解説し，TDMが有効な薬物を列挙できる
2. TDMを行う際の採血ポイント，試料の取り扱い，測定法について説明できる。
3. 薬物動態パラメータを用いて患者ごとの薬物投与設計ができる。
4. ポピュレーションファーマコキネティクスの概念と応用について概説できる。

る薬物動態特性を表すパラメータを母集団パラメータという。

● ポピュレーションファーマコキネティクスの代表的解析プログラムとして，NONMEM（nonlinear mixed effect model）がある。

● ベイジアン法とは，患者の血中濃度実測値と計算値の差の二乗和および患者のパラメータと母集団パラメータの差の二乗和の両者が最小となるように解析し，患者個々の薬動学的パラメータを推定する方法である。

● 母集団パラメータを事前情報としてベイジアン法を応用すると，血中濃度測定値が1点しかなくても患者の薬動学的パラメータを推定できる。

I　治療薬物モニタリングの基礎知識

1．治療薬物モニタリングの目的

　薬物治療では，薬物に対する患者の反応が一様ではなく投与量の調節が非常に難しい場合がある。「さじ加減」という言葉があるように，従来は臨床効果を確認しながら，投与量を

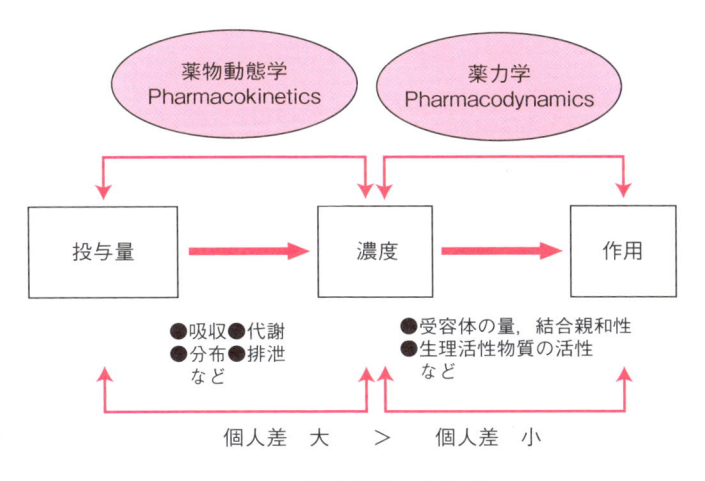

図1　薬物動態学と薬力学

医師が経験をもとに調節していた。近年，薬理作用は（投与量）−（濃度）−（作用）という関係で理解すべきであると考えられるようになり，投与量−濃度関係は薬物動態学（Pharmacokinetics：PK），濃度−作用関係は薬力学（Pharmacodynamics：PD）として発展した（**図1**）。これらは，薬理作用の個人差の多くが血中濃度の個人差で説明できるということを明らかにした。

　治療薬物モニタリング（Therapeutic Drug Monitoring：TDM）では，まず患者の薬物血中濃度を測定し，薬物動態学に基づく解析を行う。次にその解析結果と臨床効果や副作用との関係を評価することにより，薬物治療の適正化をはかる。TDM の目的は，「薬物の血中濃度を測定・解析・評価し，個々の患者に対して有効かつ安全な薬物治療を提供すること」といえる。TDM の実施により，①患者個別の投与設計，②副作用の予知と回避，③中毒薬物の特定，④服薬状況（コンプライアンス）の確認などが可能となる（**図2**）。

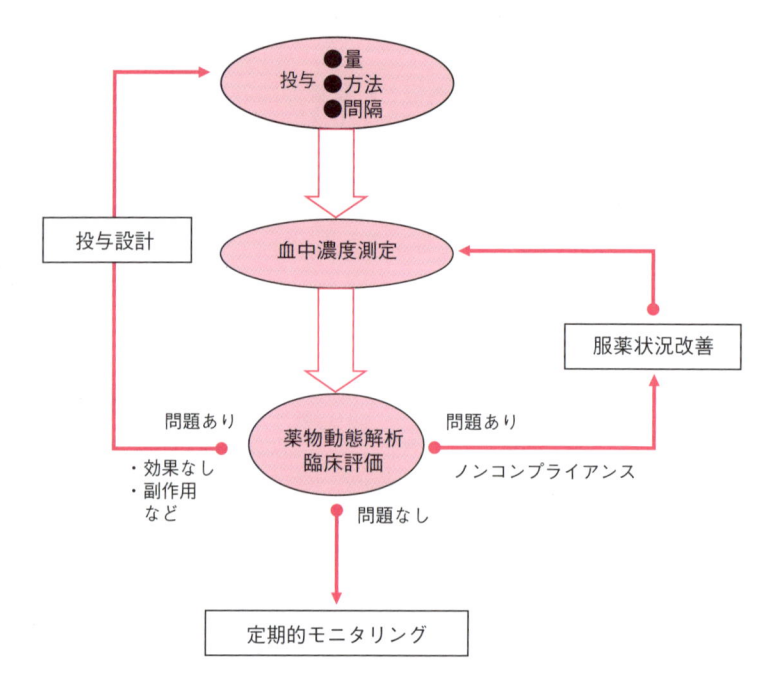

図2　薬物血中濃度モニタリング

　現在，TDM は薬物治療適正化の強力なツールとして臨床現場で活用されている。わが国では，1980 年に躁うつ病に対するリチウム治療時の TDM が特定薬剤治療管理料として診療報酬に盛り込まれた。それ以降，TDM 対象薬物は増加している（**表1**）。

2．TDM 対象薬物の条件

　臨床で使用されているすべての薬物について TDM を行う必要はなく，主に**表2**に挙げた条件を満たす場合に実施される。

表1　特定薬剤治療管理料が算定できる薬剤（2014年4月現在）

薬物群又は薬物名	指定薬物名	診療報酬でTDMの対象として認められる患者（疾病）
ジギタリス製剤	ジゴキシン，ジギトキシン	心疾患患者，うっ血性心不全
抗てんかん薬	フェノバルビタール，プリミドン，フェニトイン，カルバマゼピン，バルプロ酸ナトリウム，エトスクシミド，トリメタジオン，クロナゼパム，ゾニサミド，クロバザム，スルチアム，ガバペンチンなど	てんかん，てんかん重積状態（全身性痙れん発作重積状態）バルプロ酸・カルバマゼピンは躁うつ病
テオフィリン製剤	テオフィリン	気管支喘息，喘息性（様）気管支炎，慢性気管支炎，肺気腫，未熟児無呼吸発作
抗不整脈薬	キニジン，リドカイン，プロカインアミド，ジソピラミド，メキシレチン，アプリンジン，ピルシカイニド，プロパフェノン，フレカイニド，シベンゾリン，ピルメノール，アミオダロン，ベプリジル，ソタロール	抗不整脈薬を継続的に投与される患者
アミノ配糖体抗生物質	ゲンタマイシン，トブラマイシン，アミカシン，アルベカシン	入院感染症患者（数日間以上投与）アルベカシンは抗MRSA薬
グリコペプチド系抗生物質	バンコマイシン，テイコプラニン	入院感染症患者（数日間以上投与）抗MRSA薬
トリアゾール系抗生物質	ボリコナゾール	重症又は難治性抗真菌症
免疫抑制薬	シクロスポリン，タクロリムス，エベロリムス，ミコフェノール酸	臓器移植後（拒否反応抑制），ベーチェット病，乾癬，アトピー性皮膚炎，ネフローゼ症候群
サリチル酸製剤	サリチル酸	若年性関節リウマチ，関節リウマチ
抗悪性腫瘍薬	メトトレキサート，イマチニブ	悪性腫瘍
リチウム製剤	炭酸リチウム	躁うつ病の患者
ハロペリドール製剤	ハロペリドール，ブロムペリドール	統合失調症

1）特定薬剤治療管理料は，表記の対象患者に対して投与薬剤の血中濃度を測定し，その結果に基づき当該剤の投与量を精密に管理した場合，月1回に限り算定する。薬剤の血中濃度，治療計画の要点を診療録に記載する。
2）同一の患者につき特定薬剤治療管理料を算定すべき測定及び計画的な治療管理を月2回以上行った場合においては，特定薬剤治療管理料は1回とし，第1回の測定及び計画的な治療管理を行ったときに算定する。
3）ジギタリス製剤の急速飽和を行った場合，又はてんかん重積状態の患者に対して抗てんかん薬の注射等を行った場合，所定点数にかかわらず1回に限り740点を算定する。
4）複数の種類の抗てんかん薬を投与しているてんかん患者について，同一暦月に複数の抗てんかん薬の血中濃度を測定し，その測定結果に基づいて個々の投与量を精密に管理した場合には，当該月においては，2回に限り所定点数を算定できる。
5）管理料は，1月のうちに2回以上血中濃度を測定した場合であっても，それに係る費用は別に算定できない。ただし，別の疾患に対して別の薬剤を投与した場合はそれぞれ算定できる（例：てんかんに対する抗てんかん薬と気管支喘息に対するテオフィリン製剤の両方を投与する場合）。

表2　TDM対象薬物の条件

①治療濃度範囲が狭く，有効血中濃度と中毒発現濃度が近接している（治療係数が小さい，非線形性体内動態）
②種々の要因により体内動態が変動しやすい（病態変化，相互作用，剤形・銘柄，遺伝子多型）
③血中濃度以外の手段では臨床効果判定が難しい
④血中濃度と効果あるいは副作用との関連が明らか
⑤血中濃度測定方法が確立している
⑥薬物速度論的特性が明らか

（1）治療濃度範囲が狭く，有効血中濃度と中毒発現濃度が近接している

　治療濃度範囲とは，臨床的に有効でかつ副作用の発現しない患者の割合が多い（70％程度）濃度範囲を指す。ただし，治療濃度範囲内でも副作用が出る患者や，濃度範囲以下でも臨床効果を認める患者もいることを念頭に置く必要がある（図3）。

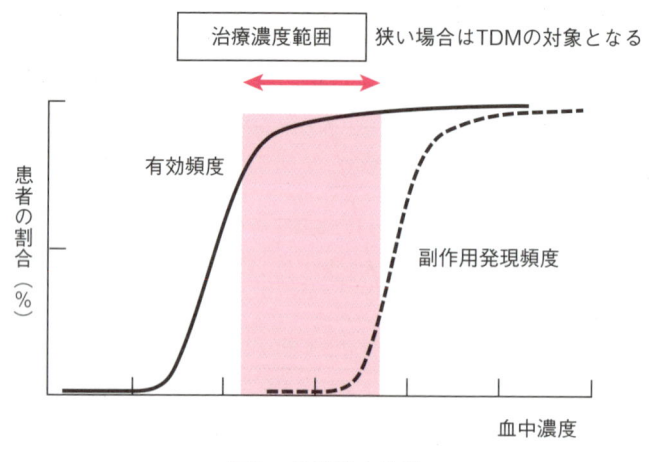

図3　治療濃度範囲

　治療濃度範囲が狭く，わずかな投与量の変化で効果が消失したり，副作用が発現したりする薬物の場合は，TDM を行い血中濃度の管理を行うべきである。特定薬剤治療管理料が算定可能な薬物の治療係数は2〜3である。特に治療濃度範囲近傍で非線形性の体内動態を示す薬物（フェニトインやゾニサミドなど）は，TDM が有効である（図4）。表3に TDM 対象薬物の一般的な治療濃度範囲を示した。

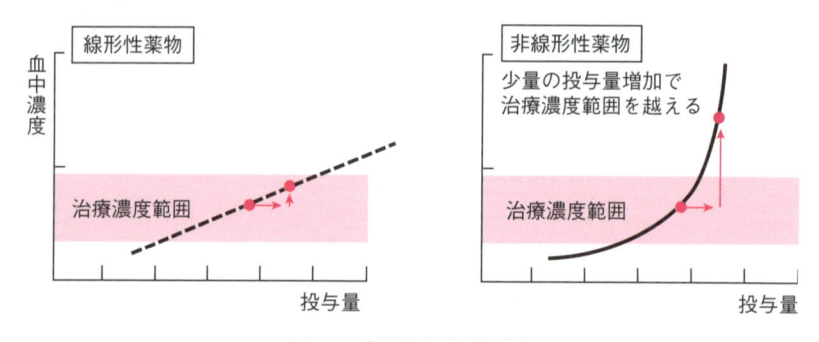

図4　線形性と非線形性

（2）種々の要因により体内動態が変動しやすい

　年齢，病態，肝機能，腎機能など薬物の体内動態に影響する生体側の因子は多い。また，薬剤併用や食品などの影響も報告されている。さらには薬剤側の因子として，剤形や銘柄によるバイオアベイラビリティの違いがある場合もある。これらの因子により体内動態が大きく変動する薬物の場合は TDM を実施し，有効性の確保および副作用の予測・回避を行うべきである。最近では，遺伝子解析技術の進歩により，薬物代謝酵素や薬物輸送タンパク質の遺伝子多型と体内動態の個人差との関係が明らかになってきた。このような遺伝子多型情報を薬物動態パラメータの予測に反映させる試みが行われている。フェニトイン体内動態は，CYP2C9 および

表3　TDM 対象薬物と治療濃度範囲

薬物名		一般的治療濃度域	中毒発現域
フェニトイン		10 ～ 20 μg/mL	20 μg/mL 以上
フェノバルビタール		10 ～ 35 μg/mL	35 μg/mL 以上
プリミドン	＊注1	5 ～ 12 μg/mL	15 μg/mL 以上
カルバマゼピン		4 ～ 12 μg/mL	12 μg/mL 以上
バルプロ酸		40 ～ 125 μg/mL	150 μg/mL 以上
ゾニサミド		10 ～ 30 μg/mL	35 μg/mL 以上
クロナゼパム		5 ～ 50 ng/mL	50 ng/mL 以上
テオフィリン	未熟児無呼吸症	6 ～ 11 μg/mL	20 μg/mL 以上
	気管支喘息（成人）	8 ～ 20 μg/mL	
	（小児）	5 ～ 20 μg/mL	
ジゴキシン		0.5 ～ 2 ng/mL	2 ng/mL 以上
リドカイン		1.5 ～ 5 μg/mL	7 μg/mL 以上
ジソピラミド		2.8 ～ 3.2 μg/mL	7 μg/mL 以上
アプリンジン		0.25 ～ 2 μg/mL	2 μg/mL 以上
メキシレチン		0.5 ～ 2 μg/mL	2 μg/mL 以上
ピルシカイニド		0.2 ～ 0.9 μg/mL	1 μg/mL 以上
プロパフェノン	未変化体のみ	0.05 ～ 1 μg/mL	規定できず
	代謝物含む	0.05 ～ 1.5 μg/mL	
フレカイニド		0.2 ～ 0.5 μg/mL	約 1 μg/mL 以上
シベンゾリン		280 ～ 330 ng/mL	330 ng/mL 以上
バンコマイシン	トラフ濃度	10 ～ 20 μg/mL	20 μg/mL 以上
	ピーク濃度（点滴終了1～2時間）	25 ～ 40 μg/mL	60 ～ 80 μg/mL 以上
テイコプラニン	トラフ濃度	10 ～ 30 μg/mL	60 μg/mL 以上
アルベカシン	トラフ値		2 μg/mL 以上
	ピーク濃度（点滴終了30分）	15 ～ 20 μg/mL	
ゲンタマイシン	トラフ値		2 μg/mL 以上 ＊注2
	ピーク濃度（点滴終了30分）	15 ～ 25 μg/mL	12 μg/mL 以上
トブラマイシン	トラフ値		2 μg/mL 以上 ＊注2
	ピーク濃度（点滴終了30分）	15 ～ 25 μg/mL	12 μg/mL 以上
アミカシン	トラフ値		10 μg/mL 以上 ＊注2
	ピーク濃度（点滴終了30分）	56 ～ 64 μg/mL	35 μg/mL 以上
シクロスポリン	腎移植		300 ng/mL（トラフ値）以上
	術後1ヵ月以内	全血 150 ～ 250 ng/mL	
	術後1～3ヵ月	全血 120 ～ 150 ng/mL	
	術後3ヵ月以降	全血 60 ～ 120 ng/mL	
	骨髄移植	全血 150 ～ 250 ng/mL	
	肝移植	全血 200 ～ 300 ng/mL	
	ベーチェット病	全血 50 ～ 200 ng/mL	
	乾癬	全血 50 ～ 200 ng/mL	
	再生不良性貧血	全血 100 ～ 250 ng/mL	
タクロリムス	腎移植		
	術後1ヵ月以内	全血 15 ～ 20 ng/mL	20 ng/mL（トラフ値）以上
	術後1～3ヵ月	全血 10 ～ 15 ng/mL	
	術後3ヵ月以降	全血 3 ～ 10 ng/mL	
	骨髄移植	全血 15 ng/mL 以下	
	肝移植	全血 10 ～ 20 ng/mL	
メトトレキサート	設定なし		10 μmol/L（24 hr 値）以上
			1 μmol/L（48 hr 値）以上
			0.1 μmol/L（72 hr 値）以上
リチウム	躁病	0.6 ～ 1.2 mEq/L	1.5 mEq/L 以上
	躁うつ病予防	0.4 ～ 0.8 mEq/L	
ハロペリドール	成人	8 ～ 17 ng/mL	20 ng/mL 以上
	小児	3 ～ 10 ng/mL	

＊注1　同時にフェノバルビタールの血中濃度もチェックすること。
＊注2　1日分割投与時を示す。1日1回投与時はいずれも 1 μg/mL 以上

（・日本臨床薬理学会編，「臨床薬理学，第3版」，医学書院，p.189　表5-1）
（・日本化学療法学会，日本 TDM 学会編，「抗菌薬 TDM ガイドライン」）

CYP2C19 の遺伝子多型に影響を受ける。**図5**に示したように，CYP2C9 が欠損している患者（G4 グループ）では V_{max} が低く，低用量で代謝が飽和し，血中濃度が増大しているのがわかる。また，フェニトイン 5 mg/d/kg を投与した場合，G2，G3 グループの血中濃度は治療濃度の範囲を越えてしまう。今後，日常的に遺伝子診断が行われるようになれば，より精密な TDM が可能となる。すなわち，G4 グループの遺伝子型をもつ患者では，より慎重な TDM が必要となる。

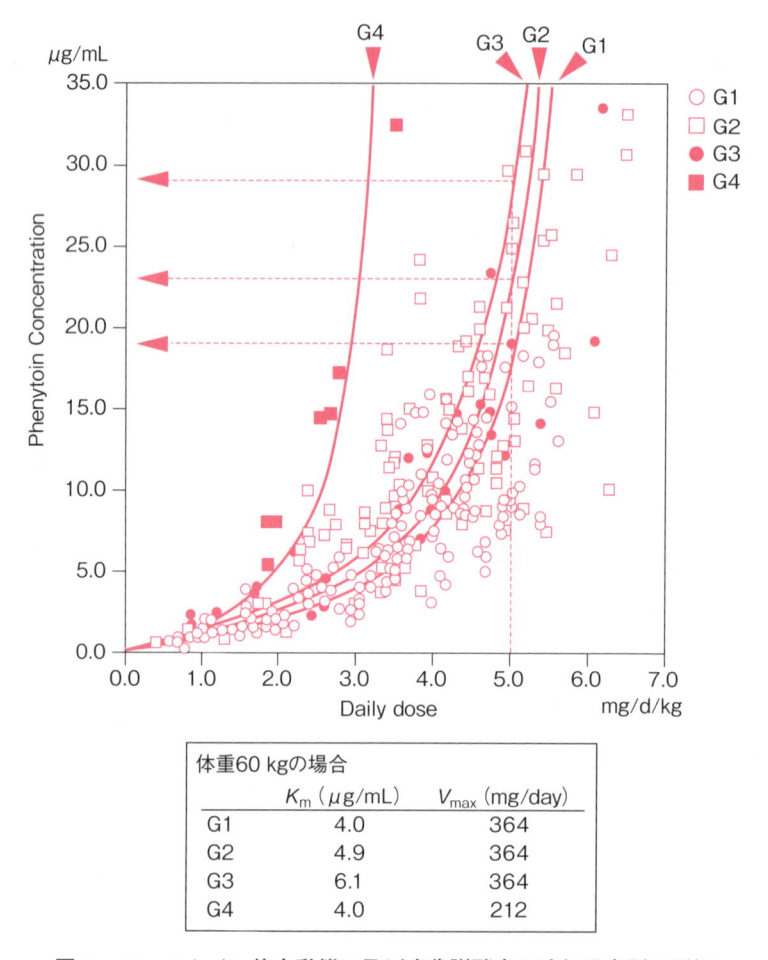

体重60 kgの場合		
	K_m（μg/mL）	V_{max}（mg/day）
G1	4.0	364
G2	4.9	364
G3	6.1	364
G4	4.0	212

図5　フェニトイン体内動態に及ぼす代謝酵素の遺伝子多型の影響

（月刊薬事　42（4）p.216　図3改変，じほう）

（3）血中濃度以外の手段では臨床効果判定が難しい

　降圧薬の臨床効果は，血圧を測定することにより容易に判定できる。しかし，抗てんかん薬のてんかん発作予防効果の判定は困難である。また，ジゴキシンの副作用である不整脈は，効果が不十分な場合にも起こるため，臨床効果の判定が難しい場合がある。このような薬物の場合は，血中濃度を測定して判断することが有用となる。

　以上のような薬物は TDM の実施が望ましいが，当然のことながら表2にある④，⑤，⑥の条件を満たさなければならない。

3. TDM で使用される測定方法

（1）代表的な測定方法

　TDM で使用する薬物血中濃度測定法に求められる条件は，高い測定精度および特異性である。また，日常業務の観点からは迅速性，簡便性も求められる。現在行われている主な測定方法を**表4**に示した。

　多くの施設では免疫学的測定法が主流である。ただし，免疫学的測定法では，抗体を使用するため交差反応性が問題となり，血中濃度を過大評価してしまうことがあるので注意が必要である。例えば，新生児の血液中にはジゴキシン様免疫反応陽性物質が認められることがあり，免疫学的測定法ではジゴキシン濃度が実際より高値となる。

表4　TDM に用いられている代表的な血中濃度測定法

A．分離分析法
1．高速液体クロマトグラフィー（HPLC）
2．ガスクロマトグラフィー（GC）
B．免疫学的測定法
1．放射性免疫測定法（RIA）
2．酵素免疫測定法（EIA, ELISA）
3．ホモジニアス EIA 法（EMIT）
4．蛍光偏光免疫測定法（FPIA）
5．マイクロパーティクル酵素免疫測定法（MEIA）
6．化学発光免疫測定法（CLIA）
7．アフィニティカラム免疫測定法（ACMIA）
C．原子吸光光度法

　HPLC に代表される分離分析法も優れた測定方法であり，多剤同時測定や代謝物の測定に威力を発揮するので，薬物動態研究では必須の測定方法である。また，現在は，微量かつ高精度に血中濃度を測定する方法として，LC/MS/MS 法が使用されている。ただし，いずれも測定時間が長くなるので，多検体の測定には向いていない。

（2）精度管理

　TDM では測定値を基に薬物治療の評価・修正を行うため，測定誤差が大きくなると重大な結果を引き起こす可能性がある。そこでいずれの測定方法においても，測定結果の正確さを保証するために内部精度管理や外部精度管理を行う必要がある。内部精度管理では，患者検体を測定する際に既知濃度の検体を同時に測定して，測定値の変動をチェックする。外部精度管理はコントロールサーベイとも呼ばれ，多施設に対して配布される既知濃度の検体を測定して，施設間の測定値の変動をチェックする。これら精度管理を各施設が自己評価し，問題点があればそれを解決する必要がある。

4. 検体採取時および測定における注意点

　表5に検体採取および測定時の注意点を挙げた。①～③については血中濃度の評価に影響を与えるため，医師や看護師に積極的に情報提供しておかなければならない。

表5　採血時における医師や看護師への情報提供

①採血部位：点滴注入部位とは別の腕から採血しなければならない
②採血のタイミング：トラフ値，ピーク値，分布相での採血を避けるなど
③採血管：血清，血漿，全血の区別が必要

（1）採血部位

　経口投与時の採血では問題にならないが，静脈内投与時，特に持続点滴を行っている場合は，投与した側とは反対の腕から採血しなければならない。投与した側の静脈では薬物が全身に分布する前に存在することになるため，局所的に薬物血中濃度が高くなっているためである。また，点滴ルートの側管からの採血は避けるべきである。

（2）採血のタイミング

　血中濃度の評価の際には，対象となる薬物の投与期間と採血時間の情報が必須である。これらの情報は，得られた測定結果が定常状態の値なのか，1日の血中濃度推移のどの時点の値なのかを特定するうえで重要である。したがって，情報がない場合は血中濃度を正しく評価できない。

　TDMでは通常，血中濃度が定常状態に到達後，投与直前に採血するというのが基本である。投与直前の血中濃度はトラフ値と呼ばれ，採血時間がある程度前後しても変動が少ないため評価に適している。経口投与の場合，最高血中濃度（ピーク値）付近では，多少の時間のずれで濃度が大きく変動し評価が一定しない（図6）。

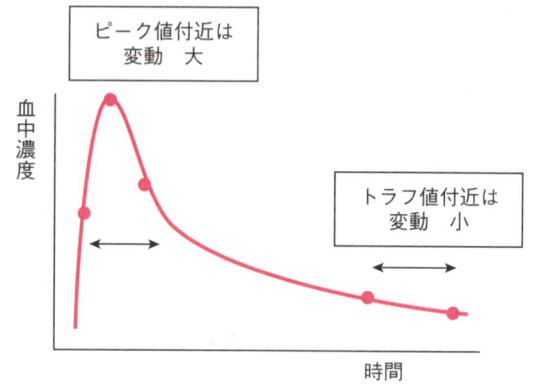

図6　採血時間のずれによるピーク値，トラフ値の変動

　また，吸収過程は食物などの影響を受けやすく，t_{max}が変動し血中濃度の予測が困難である。ただし，投与後すぐに副作用と思われる症状があるような場合は，その時点の血中濃度を測定することもある。

　体内動態が2-コンパートメントモデルで近似される薬物であるジゴキシンやリチウムは，投与後数時間の血中濃度は分布相に該当するため作用との関連がない（図7）。そのためジゴキシンでは投与後6時間，リチウムでは投与後12時間以降に採血しなければならない。

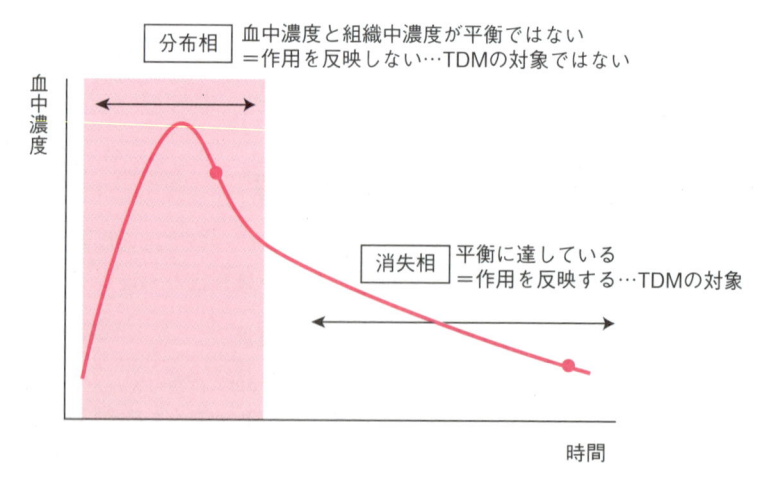

図7　分布相をもつ薬物のTDM

　また，アミノグリコシド系抗生物質やバンコマイシンなどは，抗菌効果の確保と副作用防止の観点から，静脈内間欠点滴投与後1～2時間目（ピーク値）と次回投与直前（トラフ値）の採血が推奨されており，それぞれに治療濃度域が設定されている。**表6**にTDM対象薬物の最適な採血時間をまとめた。

表6　TDM対象薬物の最適な血液採取時間

薬物名	最適な血液採取時間
抗てんかん薬	
フェニトイン	定常状態（服薬2～4週間）でのどの時点でも可
フェノバルビタール	定常状態（服薬10～25日）後ならどの時点でも可
カルバマゼピン	定常状態（服薬2～6日）での次回投与直前
プリミドン	定常状態（プリミドンなら服薬2日，フェノバルビタールなら服薬10～25日）での次回投与直前
バルプロ酸	定常状態（服薬2～3日）での次回投与直前
ゾニサミド	定常状態（服薬3～5日）での次回投与直前
クロナゼパム	定常状態（服薬7～14日）での次回投与直前
ジギタリス製剤	
ジゴキシン	定常状態（服薬開始1～3週間）での投与後12時間～次回投与直前の間
ジギトキシン	定常状態（服薬14～28日）での次回投与直前
気管支拡張薬	
テオフィリン	定常状態（服薬2～3日）での次回投与直前，および普通錠は1～2時間，徐放錠は4～6時間を加える
抗菌薬	
グリコペプチド系	
バンコマイシン	静注終了（1～2時間）と次回投与直前（トラフ値）
テイコプラニン	次回投与直前（トラフ値）
アミノグリコシド系	
アルベカシン　ほか	静注終了（30分～1時間）と次回投与直前（トラフ値）
抗不整脈薬	
リドカイン	静注開始1～2時間および12～24時間
プロカインアミド	定常状態（服薬2日）での次回投与直前（経口），静注開始2時間後，6～12時間後，24時間後
キニジン	定常状態での次回投与直前
ジソピラミド	定常状態（服薬1～2日）での次回投与直前
アプリンジン	定常状態（服薬1～2週間）での次回投与直前
免疫抑制薬	
シクロスポリン	定常状態（服薬3～5日）での次回投与直前
タクロリムス	定常状態（服薬3～5日）での次回投与直前
抗腫瘍薬	
メトトレキサート	投与開始24，48，72時間後
抗炎症薬	
サリチル酸	定常状態での次回投与直前
アセトアミノフェン	服薬後4～24時間
抗躁薬	
炭酸リチウム	定常状態（服薬5～7日）での投与10～12時間後
抗精神病薬	
ハロペリドール	定常状態（服薬5～7日）での次回投与直前

（日本臨床薬理学会編，「臨床薬理学」第2版，医学書院，p.227　表2-3　改変）

（3）採血管

TDM でいう血中濃度とは血漿中濃度あるいは血清中濃度を指し，いずれの測定値も同じ扱いがされる。通常は血清での測定が行われる。ただし，血清分離剤が薬物を吸着することがあるので，分離剤を含まないものが望ましい。血漿は抗凝固薬入りの採血管で採血し，遠心分離して上清を採取するが，薬物によっては抗凝固薬が測定値に影響を与えることがあるので，適切な採血管を選択する必要がある。

免疫抑制薬のシクロスポリンやタクロリムスは赤血球に高濃度に分布し，採血後の保管状態により分布が変動する。そのため採血管は抗凝固薬入りのものを使用し，遠心分離せずに全血を測定する。その際，EDTA 以外の抗凝固薬を使用すると微小凝集物を生じ，測定値に影響を及ぼすので注意が必要である。表7に抗凝固薬の影響をまとめた。

表7　測定に及ぼす抗凝固薬の影響

①ジギタリス製剤
クエン酸を用いると蛍光偏光免疫測定法（FPIA）による測定値が高くなることがある。
②テオフィリン製剤
EDTA・2Na を用いると測定値が高くなることがある。
③抗不整脈薬
リドカイン，キニジンではヘパリンを用いると測定値が低くなる。
④免疫抑制薬
EDTA・2Na 以外の抗凝固薬を用いると微小凝塊ができるので再現性が低下する。
⑤アミノグリコシド系抗生物質
ヘパリンを用いるとバイオアッセイによる測定値が低くなる。

採取した血液試料の状態が測定値に影響することがある。溶血試料や乳び試料（食後数時間の脂肪分を多く含んだ血液）では，それぞれヘモグロビンやトリグリセリドが測定値に影響を及ぼす場合がある。また，凍結試料を解凍して測定する場合は，濃度が不均一になっているので十分に混和する必要がある。

（4）感染予防

薬物血中濃度を測定する際に常に念頭に置く必要があるのは，血液試料の感染性である。特に注意を要するのは，B 型・C 型肝炎ウイルスや HIV ウイルスである。TDM の際には適切な感染予防対策を行ったうえで，測定しなければならない。

5．代表的な TDM 対象薬物の基礎情報

（1）フェノバルビタール

治療域	$10 \sim 35 \, \mu g/mL$
中毒域	$35 \, \mu g/mL$ 以上
中毒症状	眠気，眼振，運動失調等 重症の中毒では昏睡状態，呼吸抑制

管理形式	治療域内維持管理型
採血時点	血中濃度の日内変動が小さいので，どの時点で採血してもよいが，通常は服薬直前のトラフ値
体内動態	経口投与での吸収率は 90% 以上 肝臓で 45 ～ 65% 以上が代謝される（肝代謝型）半減期が長く（成人：50 ～ 120 時間，小児：40 ～ 70 時間），定常状態に到達するまで 10 ～ 30 日かかる
その他	肝代謝酵素の誘導作用がある。 ●過量投与時には， ①呼吸管理 ②炭酸水素ナトリウム投与による尿アルカリ化（イオン型増加による 尿細管再吸収阻害） ③利尿薬投与 により薬物の排泄を促進させる

（2）フェニトイン

治療域	10 ～ 20 μg/mL
中毒域	20 μg/mL 以上
中毒症状	眼振，構音障害，運動失調，眼筋麻痺等
管理形式	治療域内維持管理型
採血時点	通常は服薬直前のトラフ値
体内動態	肝代謝飽和によるミカエリス-メンテン型の非線形性 ほとんどが肝臓（CYP2C9，一部 CYP2C19）で代謝される（肝代謝型） 定常状態に到達するまで 2 ～ 4 週間かかる タンパク結合率が高い（90%） ●低アルブミン血症時には総濃度は低値を示す（補正して評価） 　K_m ↑ イソニアジド併用による代謝阻害 　K_m ↓ バルプロ酸併用によるタンパク結合の置換 　　　　低アルブミン血症によるタンパク結合率の低下 　V_{max} ↑ フェノバルビタール，リファンピシン併用による酵素誘導 　V_{max} ↓ 肝硬変による肝代謝酵素活性の低下
その他	●血清分離剤に吸着する可能性 ●注射剤は Na 塩：塩係数（0.92）による投与量の換算 ●肝代謝酵素の誘導作用がある

（3）カルバマゼピン

治療域	4 ～ 12 μg/mL
中毒域	15 μg/mL 以上
中毒症状	振戦，興奮，痙れん，意識障害，昏睡，脳波変化等 心血管系の障害（血圧変化，心電図変化等）は軽度 横紋筋融解症が現れることがある

管理形式	治療域内維持管理型
採血時点	通常は服薬直前のトラフ値
体内動態	吸収率は 80％以上 ほとんどが肝臓（CYP3A4）で代謝される（肝代謝型） 代謝の自己誘導作用があるので，繰り返し投与によってクリアランスが増大し，半減期が短縮する。この作用は 2 〜 3 週間で完了するので，一般には 2 週間目以降に血中濃度の評価を行う 半減期は 10 〜 25 時間
その他	●抗コリン作用を有するので，排尿困難または眼圧亢進等のある患者には慎重投与

（4）バルプロ酸

治療域	40 〜 125 μg/mL
中毒域	150 μg/mL 以上
中毒症状	意識障害（傾眠，昏睡），痙れん，呼吸抑制，高アンモニア血症等
管理形式	治療域内維持管理型
採血時点	通常は服薬直前のトラフ値
体内動態	吸収率はほぼ 100％ ほとんどが肝臓で代謝される（肝代謝型） タンパク結合率が高い（90％） ●高濃度ではタンパク結合飽和による非線形性　定常状態には，2 〜 3 日で到達する
その他	●禁忌：カルバペネム系抗生物質との併用で血中濃度が低下する ●禁忌：重篤な肝障害患者：投与初期 6 ヵ月間は定期的に肝機能検査を行う ●禁忌：尿素サイクル異常患者 ●徐放性製剤服用中で重篤な下痢のある患者では血中濃度が十分に上昇しない可能性がある ●徐放性製剤服用中の患者では残渣が糞便中に排泄される ●原則禁忌：妊婦または妊娠している可能性のある婦人

（5）炭酸リチウム

治療域	0.6 〜 1.2 mEq/L（躁病）　0.4 〜 0.8 mEq/L（躁うつ病予防）
中毒域	2.0 mEq/L 以上
中毒症状	食欲低下，嘔気，嘔吐，下痢等の消化器症状 振戦，傾眠，錯乱等の中枢神経症状 運動障害，運動失調等の運動機能症状 発熱，発汗等の全身症状
管理形式	トラフ値管理型

採血時点	通常は服薬直前のトラフ値（分布相を避け，服薬後12時間以降に行う）
体内動態	消化管吸収は良好（ほぼ100%） 2-コンパートメントモデルで近似 大部分が腎から糸球体ろ過により排泄される（腎排泄型） 半減期は約20時間
その他	●リチウム中毒の危険因子 　☆食事および水分摂取量不足 　☆脱水を起こしやすい状態 　☆血中濃度上昇を起こす可能性がある薬剤の併用：　チアジド系，ループ系利 　　尿薬，NSAIDs，ACE阻害薬，ARB ●妊婦または妊娠している可能性のある婦人へは禁忌

（6）ジゴキシン

治療域	0.5 ～ 2.0 ng/mL
中毒域	2.0 ng/mL 以上
中毒症状	食欲不振，悪心・嘔吐，下痢等の消化器症状 視覚異常（光がないのにちらちら見える，黄視，緑視，複視等） めまい，頭痛，失見当識，錯乱，せん妄等の精神神経症状 高度の徐脈，二段脈，多源性心室性期外収縮等の不整脈
管理形式	トラフ値管理型
採血時点	通常は服薬直前のトラフ値（分布相を避け，服薬後6時間以降に行う）
体内動態	剤形により吸収率が異なる（散剤60%，錠剤70%，エリキシル剤85%） 2-コンパートメントモデルで近似 大部分が腎から糸球体ろ過，一部P-糖タンパク質を介した尿細管分泌により排泄される（腎排泄型）
その他	●ジギタリス中毒の危険因子：電解質異常（低K血症，高Ca血症，低Mg血症）， 　腎障害，高齢者，P-糖タンパク質阻害薬（キニジン，エリスロマイシン，ベ 　ラパミル等）の併用 ●甲状腺機能亢進症患者では，ジゴキシンの尿中排泄が促進され，血中濃度が 　低下することがある。 ●血液透析は一般に無効である

（7）テオフィリン

治療域	8 ～ 20 μg/mL（気管支喘息）6 ～ 11 μg/mL（未熟児無呼吸症）
中毒域	20 μg/mL 以上
中毒症状	悪心，嘔吐等の消化器症状 頭痛，不眠，不安，興奮，痙れん，せん妄等の精神神経症状 頻脈，心室頻拍等の心・血管症状

管理形式	治療域内維持管理型
採血時点	通常は服薬直前のトラフ値 ピーク値を確認する場合は，速放性製剤では服薬後2時間，徐放性製剤では服薬後4時間を目安とする
体内動態	消化管吸収は良好（ほぼ100％） 肝臓（CYP1A2 一部CYP3A4）で90％以上が代謝される（肝代謝型） 喫煙者ではCYP1A2活性が亢進しているため，非喫煙者に比べクリアランスが大きく，半減期は短縮する 定常状態には，2〜3日で到達する
その他	●注射剤はエチレンジアミン塩：塩係数（0.8）による投与量の換算 ●テオフィリン中毒の危険因子：小児（乳幼児）①てんかんおよび痙れん の既往歴のある小児，②発熱している小児，③6ヵ月未満の乳児，高齢者，うっ血性心不全患者，肝障害患者 ●テオフィリンの代謝阻害薬：シメチジン，メキシレチン，ニューキノロン，マクロライド，フルコナゾール，フルボキサミン等

（8）シクロスポリン

治療域	100〜300 ng/mL
中毒域	300 ng/mL以上
中毒症状	腎障害（BUN上昇，クレアチニン上昇），高K血症，高血圧，高尿酸血症，多毛，歯肉増殖
管理形式	トラフ値管理型
採血時点	通常は服薬直前のトラフ値 ●血球成分への分布が高いので全血での測定を行う ●血液採取は末梢血を用いる（中心静脈カテーテルでのルート採血は避ける）
体内動態	肝代謝型（CYP3A4） 消化管からの吸収が悪く，個人差が大きい（平均約30％）
その他	●生ワクチン，タクロリムス，アリスキレン，ピタバスタチン，ボセンタンは併用禁忌 ●注射剤は添加物としてポリオキシエチレン硬化ヒマシ油を含有 　☆ショック等の重篤な過敏反応の発現に注意 　☆ポリ塩化ビニル（PVC）製の輸液容器・輸液セットの使用は避ける ●経口剤にはマイクロエマルション製剤がある 　吸湿によりカプセルが軟化したり，含有するエタノールが揮発することがあるので，服用直前までPTP包装のまま保存する

（9）タクロリムス

治療域	5〜20 ng/mL
中毒域	20 ng/mL以上

中毒症状	腎障害（BUN 上昇, クレアチニン上昇）, 高 K 血症, 高血糖, 高血圧, 高尿酸血症, 脱毛
管理形式	トラフ値管理型
採血時点	通常は服薬直前のトラフ値 ●血球成分への分布が高いので全血での測定を行う
体内動態	肝代謝型（CYP3A4,3A5）, 胆汁排泄 消化管からの吸収が悪く, 個人差が大きい（平均約 20%）
その他	●生ワクチン, シクロスポリン, ボセンタン, K 保持性利尿薬とは併用禁忌 ●注射剤は添加物としてポリオキシエチレン硬化ヒマシ油を含有 　☆ショック等の重篤な過敏反応の発現に注意 　☆ポリ塩化ビニル（PVC）製の輸液容器・輸液セットの使用は避ける ●顆粒とカプセルの生物学的同等性は検証されていない

（10）バンコマイシン

治療域	トラフ値 10 ～ 20 μg/mL ピーク値（1 ～ 2 時間値）25 ～ 40 μg/mL
中毒域	トラフ値 30 μg/mL 以上 ピーク値（1 ～ 2 時間値）60 μg/mL 以上
中毒症状	腎障害, 聴力障害（聴力低下, 難聴等の第 8 脳神経障害）
管理形式	トラフ値管理型
採血時点	点滴開始直前（トラフ値）と点滴終了後 1 ～ 2 時間後（ピーク値）
体内動態	腎排泄型（糸球体ろ過） 消化管からは吸収されない 経口剤は, 感染性腸炎（偽膜性大腸炎を含む）や骨髄移植時の消化管内殺菌に使用（TDM 対象外）
その他	●PK-PD 指標：AUC/MIC ＞ 400（トラフ値 10 ～ 20 μg/mL で代替） ●殺菌効果は AUC/MIC または Time above MIC に依存（時間依存性） ●急速なワンショット静注または短時間での点滴静注を行うと, ヒスタミンが遊離されて red neck(red man) 症候群 (顔, 頸, 躯幹の紅斑性充血, そう痒等), 血圧低下等の副作用が発現することがあるので, 60 分以上かけて点滴静注 ●偽膜性大腸炎等の腸管病変が重篤でかつ高度の腎障害患者（血液透析中等）では, 経口剤でも吸収され, 静脈内投与で報告されているものと同様な副作用が発現する危険性がある。

（11）テイコプラニン

治療域	トラフ値 10 ～ 30 μg/mL
中毒域	トラフ値 30 μg/mL 以上 ピーク値 60 μg/mL 以上
中毒症状	腎障害, 聴力障害（聴力低下, 難聴等の第 8 脳神経障害）
管理形式	トラフ値管理型
採血時点	トラフ値

体内動態	腎排泄型（糸球体ろ過） タンパク結合率が高い（90％）
その他	● PK-PD 指標：トラフ値 10 ～ 30 μg/mL ● 殺菌効果は AUC/MIC または Time above MIC に依存（時間依存性） 　早期に定常状態に到達させるために，腎機能低下患者においても初日から 3 日間は腎機能正常者と同様の負荷投与 (400mg × 2) を行う ● 急速なワンショット静注または短時間での点滴静注を行うとヒスタミン が遊離されて red neck(red man) 症候群 (顔，頸，躯幹の紅斑性充血，そう痒等)，血圧低下等の副作用が発現することがあるので，30 分以上かけて点滴静注する

（12）アルベカシン

治療域	ピーク値 9 ～ 20 μg/mL トラフ値 2 μg/mL 未満
中毒域	ピーク値 60 ～ 80 μg/mL 以上 トラフ値 2 μg/mL 以上
中毒症状	腎障害，聴力障害（聴力低下，難聴等の第 8 脳神経障害）
管理形式	ピーク値・トラフ値管理型
採血時点	点滴開始直前（トラフ値）と点滴終了後 0.5 ～ 1 時間後（ピーク値）
体内動態	腎排泄型（糸球体ろ過） 消化管からは吸収されない（経口剤はない） 脂肪組織には移行しない（分布容積 0.2 ～ 0.3 L/kg）
その他	● PK-PD 指標：ピーク値 /MIC ＞ 8 　殺菌活性は C_{max}/MIC に依存する（濃度依存性） ● 腹水や浮腫のある患者では分布容積が大きくなる ● PAE（Post Antibiotic Effect）がある ● 投与設計のポイント C_{max} を十分に上げ，C_{min} を十分に下げる（1 日 1 回投与）

（13）ボリコナゾール

治療域	トラフ値 1 ～ 2 μg/mL 以上
中毒域	トラフ値 4.5 μg/mL 以上
中毒症状	肝障害
管理形式	トラフ値管理型
採血時点	投与前のトラフ値
体内動態	肝代謝型（CYP2C19） CYP3A4 阻害薬
その他	● 禁忌：リファンピシン，リファブチン，エファビレンツ，リトナビル，カルバマゼピン，ピモジド，トリアゾラム ● 禁忌：妊婦または妊娠している可能性のある患者 ● 重篤な肝障害（肝機能検査を定期的に行うこと）

- ●羞明，霧視，視覚障害等の症状が現れ，本剤投与中止後も症状が持続する。投与中および投与中止後もこれらの症状が回復するまでは，自動車の運転等危険を伴う機械の操作には従事させない
- ●光線過敏性反応が現れることがある。投与中は長袖の衣服，帽子等の着用により日光の照射を避け，日焼け止め効果の高いサンスクリーンの使用により紫外線の照射を避けること

（14）抗不整脈薬

体内動態	●腎排泄型： N-アセチルプロカインアミド，ジソピラミド，フレカイニド，ピルメノール，シベンゾリン，ピルシカイニド ●肝代謝型： プロカインアミド，キニジン，アプリンジン，リドカイン，プロパフェノン，メキシレチン，アミオダロン ●非線形性（肝代謝の飽和）： アプリンジン，プロパフェノン，アミオダロン
特異的な副作用	●プロカインアミド：SLE様症状 ●ジソピラミド：抗コリン作用（口渇，排尿障害，眼のかすみ） ●リドカイン：血圧低下，ショック ●シベンゾリン：低血糖 ●アミオダロン：肺障害（間質性肺炎）

（15）その他

抗てんかん薬：ホスフェニトイン，ガバペンチン，ラモトリギン，レベチラセタム 免疫抑制薬：エベロリムス，ミコフェノール酸 抗悪性腫瘍薬：イマチニブ **最小有効濃度** Minimal Effective Concentration：MEC：1000 ng/mL 以上（トラフ値）

Ⅱ　薬物投与計画の実際

　薬物投与後の血中薬物濃度と時間との関係を解析する際に用いられる薬物動態モデルのモデル記述パラメータを薬動学的パラメータと呼ぶ。薬物療法の個別化とは，個々の患者の病態・生理的個性を踏まえて，効果が最大かつ副作用が最小の薬物療法を迅速に患者に提供することである。個々の患者に対して有効濃度域を早期に達成・維持しうる薬物投与計画（投与量・投与間隔の計算など）を立案するためには，患者固有の薬動学的パラメータを把握することが重要である。

　臨床現場で行う投与設計は，ほとんどの場合，1-コンパートメントモデル理論に基づいた手法で十分である。ここでは，1-コンパートメントモデルでの基礎的な薬動学的パラメータと投与設計におけるその応用について述べる。

1．基礎的な薬動学的パラメータと投与設計における応用

（1）バイオアベイラビリティ（*F*）

　投与した薬物のうち全身循環に到達した割合を示し，経口投与された薬剤の吸収量の計算や剤形変更時の投与量設定に利用される。同一有効成分の薬剤であっても剤形によってバイオアベイラビリティが異なることがあるので注意が必要である（**表8**）。

表8　ジギタリス製剤のバイオアベイラビリティ（*F*）

ジギタリス製剤	バイオアベイラビリティ
ジゴキシンエリキシル	85%
ジゴキシン錠	70%
ジゴキシン散	60 ～ 70%

（例） ジゴキシン錠　1錠（0.25 mg）を経口投与した場合の吸収量（mg）を計算せよ。

　　　　ジゴキシンの吸収量 = 0.7×0.25 mg = 0.175 mg

（例） ジゴキシン錠　1錠と同量のジゴキシンをエリキシル剤として投与する場合の投与量（mL）を計算せよ。

　　　　エリキシル剤で必要なジゴキシン量（mg） = 0.175/0.85 = 0.206（mg）

　エリキシル剤は 1 mL 中に 0.05 mg のジゴキシンを含有するので

　　　　エリキシル剤の投与量（mL） = 0.206/0.05 = 4.12（mL）

（2）塩係数（*S*）

　薬剤が塩やエステルとして投与される場合，薬物の総分子量のうち活性を示す割合を示し，薬剤の吸収量の計算や剤形変更時の投与量設定に利用される。同一有効成分の薬剤であっても剤形などによって塩係数が異なることがある（**表9**）ので注意が必要である。

表9　塩係数（*S*）を考慮すべき製剤

製剤	塩係数（*S*）とその理由
アミノフィリン注射剤	0.8（テオフィリンのエチレンジアミン塩のため）
フェニトイン注射剤	0.92（フェニトインのナトリウム塩のため）

（例） アミノフィリン注射剤 3 アンプル（750 mg）に対応するテオフィリン徐放錠（*F* = 1）の換算量を算出せよ。

　　　　テオフィリン徐放錠での投与量 = 注射剤での投与量×0.8 = 750 mg×0.8 = 600 mg

（3）分布容積（*V*$_d$）

　薬物が血中と同じ濃度で体全体に均一に分布すると仮定したときに，どれだけの容量になるかを表す計算上の仮想の値である。

　V$_d$ が大きい薬物：組織中に高濃度に分布し，血中にはその一部しか存在しない。

V_d が小さい薬物：タンパク結合率が高いか，極めて水溶性のため組織移行しにくい。

目標とする血中濃度（C）に急速に到達させるために必要な負荷量（Loading Dose：LD）を算出する際に利用される。

$$負荷量\ LD = V_d \times C/(F \times S)$$

（例）体重 60 kg の患者に，10 μg/mL の血中濃度となるようなアルベカシンの負荷量を計算せよ。ただし，アルベカシンの分布容積（V_d）は 0.25 L/kg とする。

$$負荷量 = 0.25 \times 60 \times 10 = 150\ mg$$

（4）クリアランス（*CL*）

薬物の体内からの消失の速さを表す指標であり，生体が血中から薬物を除去する能力を単位時間当たりの血液（血漿）量（mL/min，L/hr など）として示した値である。

定常状態下では生体に入ってくる量と生体から消失する量は等しいので，

$$（生体に入ってくる量）=（生体から消失する量）$$
$$F \times S \times Dose/\tau = CL \times C_{ss\ ave}$$
（$C_{ss\ ave}$：定常状態における平均血中濃度，Dose：投与量，τ：投与間隔）

目標とする平均血中濃度（$C_{ss\ ave}$）を保つために必要な維持量（Maintenance Dose：MD）を算出する際に利用される。

$$維持量\ MD = CL \times C_{ss\ ave} \times \tau/(F \times S)$$

（例）体重 63 kg の患者に，テオフィリンの血中濃度が 10 μg/mL になるようなアミノフィリン注の維持量（mg/day）を計算せよ。ただし，テオフィリンのクリアランス（CL）は 0.040 L/hr/kg とする。

$$維持量 = 0.040 \times 63 \times 10 \times 24/1.0 \times 0.8$$
$$= 756 \fallingdotseq 750\,(mg/day)（3 アンプルを 24 時間持続点滴）$$

（5）消失速度定数（k_e）

単位時間当たり体内から消失していく薬の割合で，クリアランス（CL）と分布容積（V_d）の関数である。

$$k_e = CL/V_d$$

消失過程が一次速度に従う場合（線形性薬剤）には，消失相の血中濃度が 2 点わかれば以下の式から，消失速度定数（k_e）を算出できる。

$$k_e = (\ln C_1 - \ln C_2)/t$$
（C_1：1 番目の血中濃度，C_2：2 番目の血中濃度，t：両者の時間間隔）

（6）消失半減期（$t_{1/2}$）

血中濃度が半分に減少するのに要する時間で，k_e または V_d と CL がわかっていれば，以下の式から算出できる。

$$t_{1/2} = 0.693/k_e = 0.693 \times V_d / CL$$

連続投与して血中濃度が定常状態に達する時間や，投与中止後に血中から薬物が消失する時間の算出に利用される。すなわち，半減期の約4～5倍の時間を経過すれば，ほぼ定常状態に達すると考えられる。

（7）尿中未変化体排泄率（f_u）

尿中に親化合物のままで（未変化として）排泄される割合を示す。静脈内投与時の尿中未変化体排泄率から，薬物を肝代謝型薬物と腎排泄型薬物に大まかに分類することができる（表10，11）。

表10　尿中未変化体（活性体）排泄率（f_u）と薬物排泄型

尿中未変化体排泄率（f_u）	薬物排泄特性
尿中未変化体排泄率（f_u）が0.4以下	肝代謝型
尿中未変化体排泄率（f_u）が0.4～0.6	肝代謝・腎排泄型
尿中未変化体排泄率（f_u）が0.6以上	腎排泄型

表11　肝代謝型薬物と腎排泄型薬物の特徴

項目	肝代謝型薬物	腎排泄型薬物
体外への消失	肝臓で代謝	腎臓から排泄
肝疾患時の血中濃度	上昇	不変
肝疾患時の投与量	減量	不変
腎疾患時の血中濃度	不変	上昇
腎疾患時の投与量	不変	減量
酵素誘導・阻害	影響　大	影響　小

ただし，代謝物が活性を有する薬剤やバイオアベイラビリティが低い薬剤の経口投与時の尿中未変化体（活性体）排泄率（f_u）のデータは慎重に評価する必要がある。

（例1）アロプリノール

アロプリノールはキサンチンオキシダーゼにより酸化されて，大部分がオキシプリノール（活性代謝物）となる。アロプリノールの尿中未変化体排泄率は約10%と低いが，オキシプリノールの尿中排泄率は約70%と高い。したがって，腎機能障害のある患者では本剤やその代謝物の排泄が遅延し高い血中濃度が持続するので，投与量の減量や投与間隔の延長を考慮する必要がある。

（例2）アシクロビル

アシクロビルは経口投与後の尿中未変化体排泄率は約12～25%と低いが，静脈内投与時の尿中未変化体排泄率は69～76%と高く腎排泄型薬物に分類される。バイオアベイラビリティが低いため，経口投与時の尿中未変化体排泄率（f_u）は小さい値となっている。

2．個別化投与計画の概念

　薬物動態に基づく個別化投与計画を行うためには，投与量や投与方法と血中濃度との法則性を知り，患者間の個人差を引き起こす病態生理学的・薬剤学的要因の解明が必要である。同じ用量が投与されたとしても，バイオアベイラビリティ，分布容積，クリアランス，吸収速度定数，半減期などの薬動学的パラメータが，患者の年齢，性別，合併症，肝・腎機能，遺伝的要因，環境的要因などの多くの要因によって変動し，結果として血中濃度の患者間の個人差を生み出す。したがって，個別投与計画を行う際には，患者個人における薬動学的パラメータ（患者固有パラメータ）を推定することが必要となる。

　個別化投与計画のために患者固有パラメータの推定を行おうとすると，少なくとも6～10ポイント近くの経時的な血中濃度測定値を必要とする。しかしながら，疾病を有する患者，特に小児や高齢者から多数回の採血を行うことは臨床上困難である。この問題を解決する方法論として，以下に述べるポピュレーションファーマコキネティクス（population pharmacokinetics：PPK）がある。

（1）ポピュレーションファーマコキネティクス：PPK

　薬物が適用される患者母集団（population）を対象として，薬物動態およびその変動要因・個人差を論じる考え方をポピュレーションファーマコキネティクス（population pharmacokinetics）といい，その母集団における薬物動態特性を表すパラメータを母集団パラメータ（population pharmacokinetic parameters）という。

母集団パラメータ

　母集団パラメータは以下の3種の情報で構成されるが，これらの情報は一人の患者から得られるものではなく，多数の患者から集積されたデータを用いてはじめて推定される。
　①薬動学的パラメータの平均値
　②個体間変動の程度を表す平均値の分散
　③個体内変動・測定誤差・薬物動態モデルの不完全さなどによる残差変動

（2）母集団パラメータの推定方法

通常最小二乗法（ordinary least squares：OLS）

　一人の患者に薬物を投与し複数の採血を行い，得られたデータからその人における薬動学的パラメータを算出するためには非線形最小二乗法（nonlinear least squares）が用いられる。この最小二乗法を後述する拡張最小二乗法やベイジアン最小二乗法に対して通常最小二乗法という。本法を用いて母集団パラメータを推定する場合，まず個々の患者について本法によるあてはめ計算を行い（第1段階），次に得られたパラメータの平均と分散を求める（第2段階）という2段階の手順を踏むことから，STS（standard two-stage）法と呼ばれる。

拡張最小二乗法（extended least squares：ELS）

　測定点の少ない患者のデータも含めて全データをまとめて処理し，平均パラメータ，個体間変動，残差変動を同時に計算する方法で，母集団パラメータ推定法の代表的手法である。この方法に基づく解析プログラムの1つにNONMEM（nonlinear Mixed Effect Model）がある。

NONMEM 法を用いると，一人当たりの血中濃度データが1～3点と少なくても，多くの患者データを集め，集団として十分な情報量があれば母集団パラメータを推定でき，以下の場合に応用される。

①実際の臨床に近い姿での患者における薬物動態や薬物相互作用の把握

②医薬品開発段階での第Ⅱ相，第Ⅲ相臨床試験における臨床薬物動態の把握

③特殊集団（高齢者，新生児・小児，肝・腎機能障害患者など）における薬物動態評価と用量設定

（3）患者固有パラメータの推定方法（図8）

ベイジアン最小二乗法（Bayesian least squares：BLS）

患者の血中濃度実測値と計算値の差の二乗和および患者のパラメータと母集団パラメータの差の二乗和の両者が最小となるように解析し，患者固有のパラメータを推定する方法である。

ベイジアン最小二乗法の目的関数：
$$O_{ij} = \sum_{i=1}^{n} \frac{(C_i - \hat{C}_i)^2}{\sigma^2} + \sum_{j=1}^{m} \frac{(\theta_j - \hat{\theta}_j)^2}{\omega_j^2}$$

C_i：患者の実測血中濃度　　　　θ_j：求める患者パラメータ

$\hat{C}_i$：患者の推定血中濃度　　　　$\hat{\theta}_j$：母集団パラメータの平均

σ^2：血中濃度の誤差分散　　　　ω_j^2：パラメータの固体間変動の分散

O_{ij}の値が最小になるように患者パラメータ θ_j を決定する。

a) 従来のファーマコキネティクス

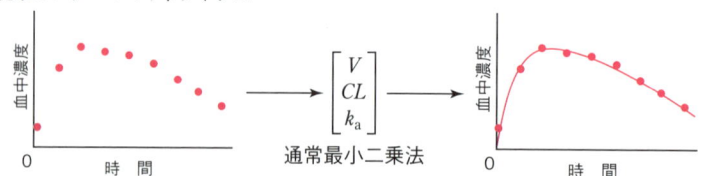

b) ポピュレーションファーマコキネティクス

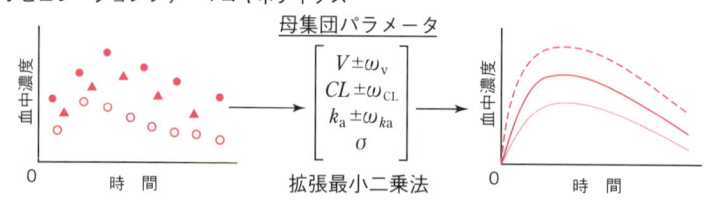

c) 個々のファーマコキネティクス

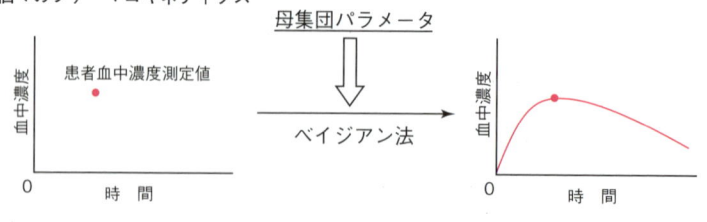

図8　薬動学的パラメータの推定方法

薬物が適用される個人を母集団から抽出した標本とみなし，パラメータに関する事前情報と観測値（血中濃度測定値）から患者固有の特性値を推定する。すなわち，母集団パラメータに関してその平均と分散からなる事前確率密度関数が用意されているとき，ある追加情報（血中濃度）のもとに，ベイズの定理と最大尤度法より，事後確率密度関数を算出する方法で，PPKとは表裏一体の関係がある。

ベイジアン法は，採血点数や採血時間などの点で従来の投与設計法より融通性に富み，以下に示すような利点がある。

①1点の測定値からでも患者固有の薬動学的パラメータの推定が可能である。
②臨床により即した複雑な投薬スケジュールや非定常状態にも対応できる。
③治療期間での継続した測定値利用により患者パラメータの経時的評価が可能である。

3．個別化投与計画の実際

（1）血中濃度測定結果の評価

1）血中濃度測定における異常値の要因

血中濃度の測定結果において，有効血中濃度をはずれた極端に低い値または高い値が検出された場合，薬物の投与量のほかに患者の服薬状況，病態の変化，薬物相互作用，ヒューマンエラーなど様々な要因を総合的に考察することが重要である（表12）。

表12　血中濃度測定における異常値の要因（チェック項目）

```
☐ 投与量の過剰または過小
☐ ノンコンプライアンス
☐ 病態の変化
    ☐ 肝機能
    ☐ 腎機能
    ☐ 心機能
    ☐ 呼吸機能
    ☐ 電解質異常（Na，K，Ca，Mg）
☐ タンパク結合率の変動（血清アルブミン濃度，α酸性糖タンパク質濃度の変動）
☐ 薬物や飲食物との相互作用
☐ ヒューマンエラー
    ☐ 服薬方法の誤り（患者自身の服薬過誤，医療者側の服薬指示の過誤）
    ☐ 調剤過誤（薬袋・薬札の記載ミスを含む）
    ☐ 測定ミス
    ☐ 採血方法（採血ルート，採血管など）
など
```

症例 1

　痙れん予防のため，抗てんかん薬のバルプロ酸ナトリウムのシロップ製剤を1日量100 mgで服用している入院中の生後6ヵ月の乳児において，投与量設定のためバルプロ酸の血中濃度を測定したところ，測定結果は検出限界以下であった。ヒューマンエラーも含めて，検出限界以下であった原因について考察せよ。

回答例（考慮すべき点）

- 調剤過誤や与薬過誤などのヒューマンエラーがないか十分に調査する。
- 測定機器のエラーや測定手技の過誤について，再測定により確認する。
- バルプロ酸の場合，カルバペネム系抗生物質の併用によって急激に血中濃度が低下することがあるので，これらの薬剤が併用されていないか調査する。

　など

2）有効血中濃度および中毒域の評価

　有効血中濃度とは，その濃度範囲内において薬物の望ましい効果が発揮される割合が相対的に高く，しかも毒性発現の割合が小さい濃度域であり，絶対的な値ではない（図9）。

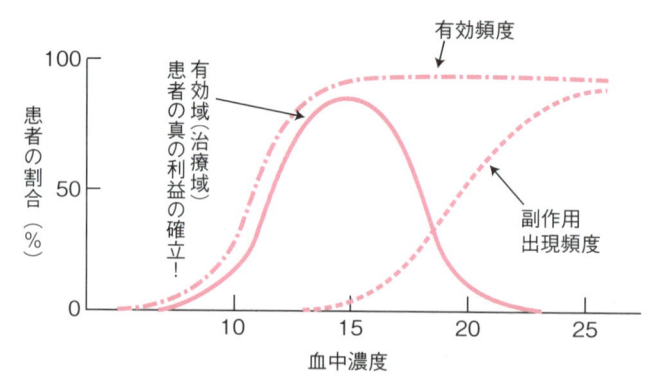

図9　有効治療濃度（治療域）の概念図

　薬物動態の個人差，応答性の個人差，薬効に影響を与える病態の多様性を踏まえ，測定結果の評価は単純に数値のみで判断するのではなく，患者背景，治療経過，臨床検査値，併用薬などを十分に調査して評価すべきである。

症例 2

　頻拍性心房細動を合併したうっ血性心不全の治療のためにジゴキシンを1日0.25 mg服用中の68歳の男性患者が，呼吸苦，下肢の著明な浮腫のために入院してきた。同日よりフロセミドが併用され，心不全のコントロールは良好であったが，3日目に嘔吐，脱力感，黄色視症などのジギタリス中毒を疑わせる症状が出現した。そこで，緊急の血中濃度測定を行い，下記の結果を得た。報告書に添付する薬剤師コメントを作成せよ。

ジゴキシン血中濃度：1.4 ng/mL

AST：22 IU/L，ALT：25 IU/L，BUN：11.8 mg/dL，血清クレアチニン値：0.7 mg/dL

Na：140 mEq/L，Cl：100 mEq/L，K：2.9 mEq/L

コメント例

・測定結果の1.4 ng/mLはジゴキシンの一般的な有効治療濃度内（0.5～2.0 ng/mL）であるが，低カリウム血症時にはジゴキシンの感受性が増大することが知られている。よって，ジギタリス中毒の可能性が高いと推察されるので，ジゴキシンの減量，および血清カリウム値の補正が必要である。

3）タンパク結合率の高い薬剤の血中濃度測定値の評価

　フェニトインはタンパク結合率が90 ％と高率であるため，血中のアルブミン濃度が低下すると非結合形分率が上昇する。通常，フェニトインの血中濃度は非結合形濃度と結合形濃度の総和（総濃度）で得られるため，このような場合には以下に示す補正式を用いて補正を行う必要がある。ただし，必要に応じて非結合形（遊離形）濃度の測定も考慮する（**図10**）。

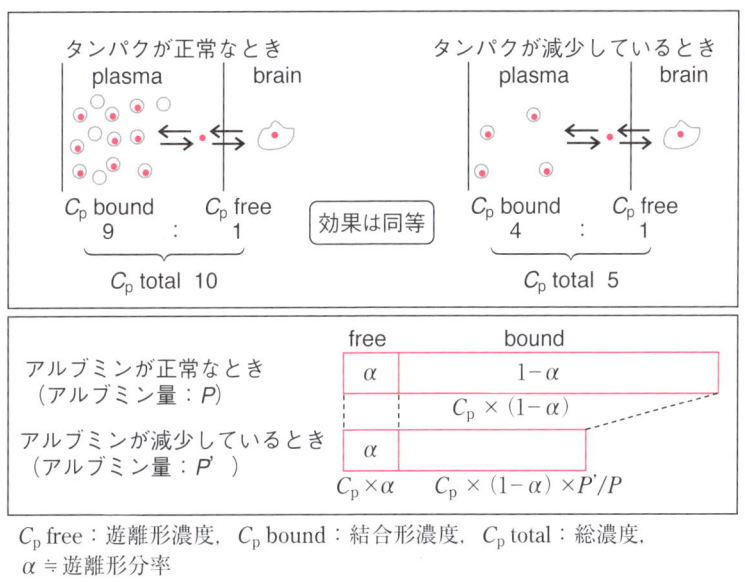

C_p free：遊離形濃度，C_p bound：結合形濃度，C_p total：総濃度，
$\alpha \fallingdotseq$ 遊離形分率
とすると

フェニトインの血漿タンパク結合率は90％なので，$\alpha = 0.1$

低アルブミン血症時のフェニトインの濃度$C_p{}'$は

$$C_p{}' = C_p \times \alpha + C_p \times (1-\alpha) \times P'/P = C_p \ \{\alpha + (1-\alpha) \times P'/P\}$$

アルブミンが正常なときに換算すると，$C_p = \dfrac{C_p{}'}{\alpha + (1-\alpha) \times P'/P}$

フェニトイン $\alpha = 0.1$，$P = 4.4$を代入して　$C_p = \dfrac{C_p{}'}{0.1 + 0.9 \times P'/4.4}$

$$C_p = \frac{C_p{}'}{0.2 \times P' + 0.1}$$

図10　アルブミン値によるフェニトイン血中濃度の補正

　数十年来，フェニトイン内服でてんかんの発作予防を行っている74歳の女性患者である。コンプライアンスもよく，コントロールは良好であったが，最近目の調子が悪く（眼振），めまい症状の訴えがあった。フェニトインの副作用を疑い血中濃度を測定したところ，従来とほぼ同様の結果であった。同時に実施した臨床検査結果は下記の通りであった。この患者の訴えとフェニトイン服用との関連についてコメントせよ。

	前回	今回
血中濃度（μg/mL）	15.8	16.8
アルブミン値（g/dL）	4.4	3.1
Scr（mg/dL）	0.8	0.7
AST（IU/L）	21	20
ALT（IU/L）	28	25

$$C_p \text{ normal} = \frac{C_p \text{ patient}}{0.2 \times \text{アルブミン値} + 0.1}$$

C_p normal：補正フェニトイン血中濃度（μg/mL）
C_p patient：測定された患者の血中濃度（μg/mL）
アルブミン値：患者の現在の血清アルブミン値（g/dL）

・本患者のフェニトイン血中濃度の補正
　補正フェニトイン血中濃度（μg/mL）
$$= 16.8 / (0.2 \times 3.1 + 0.1) = 23.3 (\mu\text{g/mL})$$

・フェニトインの血中濃度，AST，ALTはいずれも正常値であり，一見して何ら異常がないように思えるが，血清アルブミン値が基準値よりも低値を示している。低アルブミン血症時のフェニトイン濃度の補正式に従って，今回の測定値を補正すると，補正血中濃度は23.3 μg/mLに相当することが予測され，中毒域に入っていることから減量が望ましい。

（2）投与計画の実際

　一般に，投与開始時には血中濃度測定値が欠落しているため，測定値を用いた患者固有の薬動学的パラメータの算出は行えない。すなわち，厳密な意味での個別化は不可能であるが，患者の病態的・生理学的特性，服薬履歴，併用薬情報などを考慮して，当該患者に適用すべき薬動学的パラメータを用意し，それを用いた初回投与スケジュールを立案することは可能である。治療開始後は得られた測定値を再利用（フィードバック）して患者パラメータを修正して投薬スケジュールを最適化する。

　したがって，投与設計の個別化では
　①測定値がない場合：患者特性値から患者固有パラメータ値を推定する方法
　②測定値がある場合：少数点の測定値から患者固有パラメータ値を算出する方法
に習熟することが望まれる。

1）測定値が得られていない場合

症例4（テオフィリンの投与計画）

> 年齢 30 歳，体重 62 kg の閉塞性肺疾患を有する男性喘息患者が緊急入院となった。医師は，アミノフィリンの静注と持続点滴との併用によって，喘息発作の寛解と維持療法を行うことを決定した。医師から薬剤師へ初回負荷量と維持量の設定依頼がなされた。そこで，薬剤師は患者の家族から以下の情報を収集した。
>
> ・彼はタバコの常用者（1 日 20 本を 20 年以上）であること
> ・現在，近医からテオフィリン徐放性製剤を処方されているが，服薬を時々怠っていること（今回の発作はこのことが原因かもしれないとの旨）
> ・消化性潰瘍の治療のためシメチジンの経口剤を 2 年前から服用していること
> ・気管支炎の治療のため，エリスロマイシンの経口剤を 1 週間前から服用していること
> 患者情報を考慮して，初回負荷量と維持量を計算せよ。

気管支喘息の治療におけるテオフィリンの血中濃度と副作用発現の関係を**図 11** に示す。

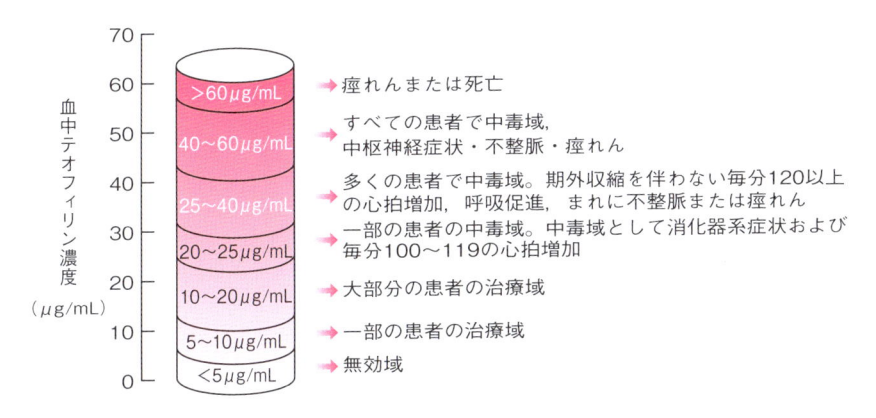

図11　テオフィリン血中濃度と副作用発現の関係

［負荷量の計算］

現在の発作を寛解するためには早急にテオフィリン血中濃度を上げる必要がある。

近医からテオフィリン徐放性製剤が処方されていることを考慮すると，現在，体内にテオフィリンが残存している可能性があることから，直ちにテオフィリン血中濃度を確認することが推奨される。しかしながら，緊急現場では確認できない場合も想定されるため，体内に残存するテオフィリン濃度を予測したうえで，目標血中濃度を設定する。

患者は服薬を時々怠っていることや，現在喘息発作が生じていることを考慮すると，入院時のテオフィリン血中濃度は最大で 5 μg/mL 程度と予想される。したがって，最終目標濃度を 15 μg/mL とした場合，10 μg/mL（= 15 − 5）だけ上げればよい。負荷量（LD）は目標濃度（上昇分の血中濃度）と分布容積（V_d）の積から算出することができるので，文献情報からテオフィリンの分布容積（V_d）を調査する。調査の結果，テオフィリンの分布容積は 0.45 L/kg と予測される。

したがって，発作の寛解に必要なテオフィリンの負荷量（LD）は

負荷量$(LD) = C_p \times V_d = 10 \times (0.45 \times 62) = 279 (mg)$

　なお，アミノフィリンはテオフィリンのエチレンジアミン塩であり，1分子中に80%のテオフィリンを含有する。また，注射剤は10 mL中にアミノフィリン250 mg（テオフィリンとして200 mg含有）するので，

アミノフィリン注の投与量$(mL) = 279/200 \times 10 = 13.95 (mL) \fallingdotseq 14 (mL)$

[維持量の計算]

　維持量（MD）は目標血中濃度とクリアランス（CL）の積から算出することができるので，文献情報からテオフィリンのクリアランス（CL）を調査する。調査の結果，テオフィリンのクリアランスは，疾患，嗜好品，併用薬物によって大きく影響を受け，平均クリアランス値（0.04 L/hr/kg）に係数を掛けて，推定クリアランスを算出することができることがわかった（表13）。

表13　テオフィリンクリアランスに影響を与える疾患，生活習慣，併用薬物

嗜好・疾患	クリアランスを補正するための係数	併用薬物	クリアランスを補正するための係数
喫煙歴	1.6（1.2〜2.0）	インフルエンザワクチン	0.5
うっ血性心不全	0.4	エリスロマイシン	0.75
囊胞性線維症	1.5	シプロフロキサシン	0.7
急性肺気腫	0.5	シメチジン	0.6
急性ウイルス性疾患	0.5	フェニトイン	1.6
肝硬変	0.5	フェノバルビタール	1.3
重篤な閉塞性肺疾患	0.8	プロプラノロール	0.6
肥満	理想体重で考慮すべき	リファンピシン	1.3
		アルコール	0.5〜0.8

平均クリアランス値　0.04L/hr/kg（40歳以上：0.034L/hr/kg）に係数を掛けて，推定クリアランス値を推定する。
（篠崎公一監修：だれでもできるTDMの実践．p24-25，テクノミック，2003より改変）

　収集した患者情報から，本患者の推定クリアランスは，「喫煙歴」「重篤な閉塞性肺疾患」「エリスロマイシン」「シメチジン」が変動要因と推定されるので，

維持量$(MD) = C \times CL$

$= 15.0 \times (0.040 \times 1.6 \times 0.8 \times 0.75 \times 0.6 \times 62) = 21.4 (mg/hr)$

1日当たりの投与量$(mg/day) = 21.4 \times 24 = 513.6 (mg)$

アミノフィリン注の投与量(mL)

$= 513.6/200 \times 10 = 25.68 \fallingdotseq 26 (mL)$

2）測定値が得られている場合

症例5（フェニトインの投与計画）

> 　年齢54歳，体重65 kg の男性てんかん患者で，フェニトイン 200 mg/day を服用している。しかし，週1〜2回のてんかん発作が起きる。このときのフェニトイン血中濃度は 5.6 μg/mL であったので投与量を 300 mg/day に増量した。ところが，発作は改善したがめまいと運動失調の中枢性副作用が発現し，この時の血中濃度は 24.8 μg/mL であった。この患者の V_{max} と K_m を算出し，フェニトイン血中濃度が 15 μg/mL になるように投与量を計算せよ。ただし，本症例のアルブミン値，腎機能および肝機能は正常であり，コンプライアンスも良好であると仮定する。

　フェニトインはてんかんの強直間代発作や運動発作などの治療に用いられる薬剤で，その体内動態の特徴として代謝過程に飽和がみられ，投与量と血中濃度との関係は Michaelis-Menten の式で表される。

　2点の投与量と血中濃度データから V_{max} と K_m を求める方法としては，ラデン法（Ludden method）がよく知られている（**図12**）。

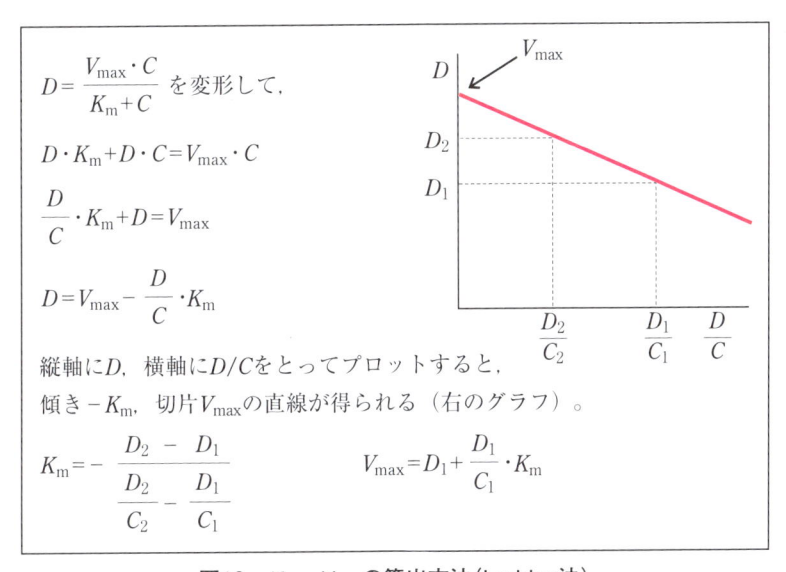

図12　K_m，V_{max}の算出方法（Ludden法）

$$K_m = -(D_1 - D_2)/(D_1/C_1 - D_2/C_2)$$
$$V_{max} = D_2 + K_m \cdot (D_2/C_2)$$

したがって，

$$K_m = -(200 - 300)/(200 / 5.6 - 300/24.8) = 4.23 (\mu g/mL)$$
$$V_{max} = 300 + 4.23 \times (300/24.8) = 351 (mg/day)$$

フェニトイン血中濃度（C）と投与量（D）の関係

$$D = V_{\max} \cdot C / (K_m + C)$$

フェニトイン血中濃度 (C) を 15 μg/mL とするための投与量 D' は

$$D' = V_{\max} \cdot C / (K_m + C) = 351 \times 15 / (4.23 + 15) = 273.8$$
$$= 275 \, (\mathrm{mg/day})$$

したがって,

フェニトインは 100 mg 錠と 25 mg 錠が市販されているので,　1 日量としては 275mg に変更するとよいであろう。

症例 6（アルベカシンの投与計画）

年齢 78 歳,体重 55 kg の肝硬変による昏睡にて入院中の男性患者。入院中,39℃の発熱を認め,喀痰から MRSA 菌が検出され,胸部 X 線写真像から MRSA 肺炎と診断された。そこでアルベカシン 100 mg を 1 日 2 回（8：00 と 20：00）,1 時間かけて間欠点滴投与が開始された。2 日投与後,3 日目の朝 8：00 投与直前の血中濃度は 2.5 μg/mL で,投与終了 2 時間後および 8 時間後の血中濃度はそれぞれ 6.7 μg/mL および 3.4 μg/mL であった。最高血中濃度を 9 ～ 20 μg/mL,最低血中濃度を 2 μg/mL 以下となるように,投与計画を立てよ。

間欠点滴投与において,投与前の 1 点と点滴終了後の任意の 2 点の計 3 点の血中濃度測定値から消失速度定数,分布容積,クリアランスを計算し,希望する最小血中濃度と最高血中濃度を得るための投与量と投与間隔を算出する方法としては,ソーチャック＆ザスケ法 Sawchuk & Zaske method がよく知られており,バンコマイシンやアミノグリコシド系抗生物質の投与設計に利用されている。

ソーチャック＆ザスケ法による薬物動態パラメータの算出式を図 13 に示す。

なお,計算は以下のステップ 1 ～ 6 に従って計算する。

ステップ 1：投与後の 2 ポイントから患者の消失速度定数または半減期を算出する。

患者の消失速度定数 (k_e) = ln $(6.7/3.4)/6 = 0.113 \, (\mathrm{hr}^{-1})$
患者の半減期 $(t_{1/2})$ = $0.693/k_e = 0.693/0.113 = 6.13 \, (\mathrm{hr})$

ステップ 2：点滴終了時の血中濃度を算出する。

点滴終了時の血中濃度 $(C_{\max})$ = $6.7 \times e^{(0.113 \times 2)} = 8.4 \, (\mu\mathrm{g/mL})$

ステップ 3：患者の分布容積およびクリアランスを算出する。

患者の分布容積(V_d)

$= R_0 \times (1 - e^{-(k_e \cdot t)}) / \{ k_e \times (C_{max} - C_{min} \cdot e^{-(k_e \cdot t)}) \}$

$= 100 \times (1 - e^{-(0.113 \times 1)}) / \{ 0.113 \times (8.4 - 2.5 \times e^{-(0.113 \times 1)}) \}$

$= 15.33 (L)$

患者のクリアランス$(CL) = k_e \times V_d$

$= 0.113 \times 15.33 = 1.73 (L/hr)$

ステップ 4：目標とするピーク濃度およびトラフ濃度が得られるように投与間隔(τ) を算出する。

ピーク濃度を18 μg/mL，トラフ濃度を2 μg/mLとした場合

投与間隔$(\tau) = t + \ln(C_{max}/C_{min}) / k_e$

$= 1 + \ln(18/2) / 0.113 = 20.4 (hr)$

計算値は 20.4 hr となるが，臨床現場での実施可能性を考慮して，投与間隔は 24 hr と設定する。

ステップ 5：目標とするピーク濃度が得られるように点滴速度を算出する。

ピーク濃度を18 μg/mL，投与間隔を24 hrとした場合，

点滴速度$(R_0') = CL \times C_{max} \times (1 - e^{-(k_e \cdot \tau)}) / (1 - e^{-(k_e \cdot t)})$

$= 0.113 \times 15.33 \times 18 \times (1 - e^{-(0.113 \times 24)}) / (1 - e^{-(0.113 \times 1)})$

$= 272.4$

計算値は 272.4 mg/hr となるが，臨床現場での実施可能性を考慮して，点滴速度は 275 mg/hr と設定する。

ステップ 6：設定した点滴速度，投与間隔でのピーク濃度およびトラフ濃度の予測値を算出する。

点滴速度を275(mg/hr)，投与間隔を24 hr とした場合，

ピーク濃度$(C_{max}) = (R_0 / CL) \times (1 - e^{-(k_e \times t)}) / (1 - e^{-(k_e \times \tau)})$

$= (275/1.73) \times (1 - e^{-(0.113 \times 1)}) / (1 - e^{-(0.113 \times 24)})$

$= 18.2 (\mu g/mL)$

トラフ濃度$(C_{min}) = C_{max} \times e^{-\{ k_e \times (\tau - t) \}}$

$= 18.2 \times e^{-\{ k_e \times (24 - 1) \}} = 1.3 (\mu g/mL)$

したがって，

1 回 275 mg （1 時間点滴），24 時間ごとの間欠投与によって，最高血中濃度を $9 \sim 20$ μg/mL，最低血中濃度を 2 μg/mL 以下に維持できるであろう。

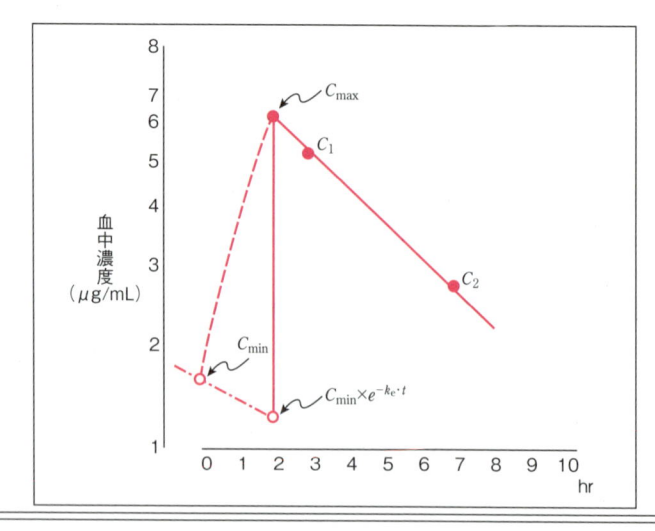

$$k_\mathrm{e}=-\frac{\ln C_1-\ln C_2}{t_1-t_2}$$

$$t_{1/2}=\frac{0.693}{k_\mathrm{e}}$$

$$V_\mathrm{d}=\frac{R_\mathrm{o}}{k_\mathrm{e}}\times\frac{1-e^{-k_\mathrm{e}\cdot t}}{C_\mathrm{max}-(C_\mathrm{min}\times e^{-k_\mathrm{e}\cdot t})}$$

$$\tau=\frac{1}{k_\mathrm{e}}\times\ln\left(\frac{C_\mathrm{max\ desired}}{C_\mathrm{min\ desired}}\right)+t$$

$$R_0=k_\mathrm{e}\times V_\mathrm{d}\times C_\mathrm{max\ desired}\times\frac{(1-e^{-k_\mathrm{e}\cdot\tau})}{(1-e^{-k_\mathrm{e}\cdot t})}$$

$$C_\mathrm{ss\ max}=\frac{R_0\ (1-e^{-k_\mathrm{e}\cdot t})}{k_\mathrm{e}\times V_d\ (1-e^{-k_\mathrm{e}\cdot\tau})}$$

$$C_\mathrm{ss\ min}=C_\mathrm{ss\ max}\times e^{-k_\mathrm{e}\ (\tau-t)}$$

k_e：消失速度定数（hr^{-1}）	t：点滴時間（hr）
$t_{1/2}$：半減期（hr）	$C_\mathrm{max\ desired}$：理想とする最高血中濃度（μg/mL）
R_0：点滴速度（mg/hr）	$C_\mathrm{min\ desired}$：理想とする最低血中濃度（μg/mL）
V_d：分布容積（L）	$C_\mathrm{ss\ max}$：定常状態における最高血中濃度（μg/mL）
CL：クリアランス（L/hr）	$C_\mathrm{ss\ min}$：定常状態における最低血中濃度（μg/mL）
τ：投与間隔（hr）	

図13　Sawchuk & Zaske法

練習問題 国家試験過去問題

問1

薬物の血中濃度測定に基づいて投与設計を行う条件として，必要性が最も低いのはどれか。1つ選べ。

1　患者からの採血が可能であること
2　薬物定量法が確立していること
3　薬物の有効血中濃度域が広いこと
4　薬物の有効血中濃度域が既知であること
5　薬物血中濃度と薬理効果の間に相関関係があること

（第98回国試　問48）

問2

治療薬物モニタリング（TDM）が必要とされる代表的な抗生物質はどれか。1つ選べ。

1　アンピシリン　　　　2　イミペネム　　　　3　エリスロマイシン
4　テイコプラニン　　　5　セフジニル

（第99回国試　問47）

問3

血中薬物濃度に基づく治療薬物モニタリング（TDM）において，効果発現と副作用リスクの指標としてトラフ値とピーク値の測定が推奨される薬物はどれか。1つ選べ。

1　ゲンタマイシン　　　2　タクロリムス　　　3　フェノバルビタール
4　ジゴキシン　　　　　5　リドカイン

（第101回国試　問47）

問4

患者のクレアチニンクリアランスに基づいて投与設計が行われる治療薬物モニタリング（TDM）対象薬はどれか。1つ選べ。

1　テオフィリン　　　　2　テイコプラニン　　3　セファレキシン
4　シンバスタチン　　　5　リドカイン

（第102回国試　問46）

問5　治療薬物モニタリング（TDM）に関する記述のうち，正しいのはどれか。**2つ選べ**。

1　血清中ジゴキシン濃度を免疫学的測定法で測定する場合，腎障害患者や妊婦では内因性交差物質が測定値に影響を及ぼすことがある。
2　アジスロマイシン投与時には，第8脳神経障害の副作用を回避するためにTDMが行われる。
3　テオフィリンの投与量は，患者のクレアチニンクリアランスを指標に決定される。
4　TDMは，血中濃度と薬効・副作用との間に相関がない薬物において有用である。
5　薬物によっては血清分離剤に吸着するため，血清分離剤を含む採血管を使用した場合には，血清中濃度を低く見積もる場合がある。

（第101回国試　問173）

問6　治療薬物モニタリング（TDM）に活用されている母集団薬物速度論に関する記述として，正しいのはどれか。**2つ選べ**。

1　1点の血中濃度測定値から，その患者の薬物動態パラメータが推定できるのは，母集団パラメータを事前情報として用いるからである。
2　母集団薬物速度論は，個体内変動の要因解析に利用されることも多い。
3　母集団薬物速度論は普遍性が高いため，同種同効薬であれば，同じ母集団パラメータを適用できる。
4　母集団薬物速度論を用いても，薬物投与後の血液採取時間に関する情報がなければ，患者の薬物動態パラメータの推定は不可能である。
5　体重や腎機能は個々の患者によって異なるため，母集団薬物速度論モデルに組込んでも薬物動態の予測精度は向上しない。

（第100回国試　問172）

問7 　　　入院中の糖尿病患者の喀痰よりメチシリン耐性黄色ブドウ球菌（MRSA）が検出されたため，バンコマイシン塩酸塩注射液を投与することとなった。

問 7-1 この治療に関する記述のうち，正しいのはどれか。**2つ**選べ。

1 副作用として視力障害が現れることがあるので，観察を十分に行うとともに，患者に対して目がかすむ等を感じた場合はすぐに連絡するように説明した。
2 急性腎不全等の重篤な腎障害が現れることがあるので，投与中は腎機能検査値に注意することを医師に提案した。
3 ヒスタミン遊離によるレッドネック症候群を引き起こすことがあるため，60分以上かけて点滴静注するように医師に情報提供した。
4 時間依存型の殺菌効果を示すため，有効血中濃度を長時間維持することが必要である。

問 7-2 この患者に，バンコマイシン塩酸塩 1 g を点滴静注して血清中濃度を測定したところ，投与終了 3 時間後に 28.3 μg/mL，11 時間後に 6.9 μg/mL であった。バンコマイシンの消失速度定数（h^{-1}）に最も近い値はどれか。**1つ**選べ。

1　0.2　　　2　0.4　　　3　0.6　　　4　0.8　　　5　1.0

（第97回国試　問270-271）

問8 　　　メチシリン耐性黄色ブドウ球菌（MRSA）感染症の患者に対しバンコマイシンが投与されていたが，効果が得られなかったため，テイコプラニンの使用に関して医師と協議した。

問 8-1 テイコプラニンの使用上の留意点として適切なのはどれか。**2つ**選べ。

1 投与終了1〜2時間後の血中濃度を測定する必要がある。
2 レッドマン症候群を避けるため，30分以上かけて点滴静注する。
3 血漿タンパク結合率が低いため，血中アルブミン濃度を考慮する必要はない。
4 バンコマイシンと比べて消失半減期が長いため，負荷投与が必要である。
5 初期投与量は，腎機能に応じて調節する。

問 8-2　テイコプラニンの静脈内投与後の血中濃度推移について，分布終了後の遅い時間（消失相）の血中濃度データを用いて線形 1-コンパートメントモデルで解析した場合と，初期の分布相のデータも含めて 2-コンパートメントモデルで解析した場合では，得られる薬物動態パラメータの値が異なる。薬物動態パラメータの関係について正しい記述はどれか。**2つ選べ。**

1　2-コンパートメントモデルから得られる全身クリアランスは，1-コンパートメントモデルから得られる値よりも小さい。

2　2-コンパートメントモデルにより推定される投与終了直後の血中濃度は，1-コンパートメントモデルから得られる値よりも小さい。

3　2-コンパートメントモデルから得られる中央コンパートメントの分布容積は，1-コンパートメントモデルから得られる分布容積よりも小さい。

4　2-コンパートメントモデルから得られる消失相の半減期は，1-コンパートメントモデルから得られる半減期よりも短い。

5　2-コンパートメントモデルから得られる血中濃度時間曲線下面積は，1-コンパートメントモデルから得られる値よりも小さい。

（第100回国試　問272-273）

問 9　50 歳女性。体重 70 kg。血清アルブミン値 4.1 g/dL，血清クレアチニン値 2.0 mg/dL。重症の MRSA 院内感染によりバンコマイシン塩酸塩を 1 日 1 回間欠点滴投与することになった。初回は負荷投与する予定である。この患者におけるバンコマイシンの分布容積は 0.7 L/kg，半減期は 24 時間と見積もられている。血液培養の結果，バンコマイシンによる最小発育阻止濃度（MIC）は 1.0 μg/mL であった。

問 9-1（実務）

バンコマイシン塩酸塩による治療及び TDM に関する記述のうち，正しいのはどれか。**2つ選べ。**

1　この患者では，腎機能の低下により，半減期が延長している。

2　肝毒性の発現を回避するため，バンコマイシンのトラフ値は 20 μg/mL 以下にすることが推奨されている。

3　治療効果の指標として，最高血中濃度／MIC を用いる。

4　レッドネック症候群を予防するために，1 時間以上かけて点滴する。

5　この患者では，アルブミンが大量に尿中へ漏出しているため，タンパク結合率が低下している。

問9-2（薬剤）

　2回目投与直前のバンコマイシンの血中濃度が $10\ \mu g/mL$ となることを想定し，バンコマイシン塩酸塩の初回負荷投与を行いたい。また，定常状態におけるトラフ値を $15\ \mu g/mL$ としたい。バンコマイシンの負荷投与量と維持投与量の組合せとして適切なのはどれか。1つ選べ。ただし，投与量の計算において，投与に要する時間は投与間隔に対して無視できるほど短いものとし，投与中における体内からのバンコマイシンの消失は無視できるものとする。

	負荷投与量（g）	維持投与量（g）
1	0.75	0.25
2	0.75	0.50
3	1.00	0.50
4	1.00	0.75
5	1.25	0.75
6	1.25	1.00

（第103回国試　問274-275）

問 10　45歳男性。メチシリン耐性黄色ブドウ球菌（MRSA）による感染症のため，以下の薬剤が処方された。

（第1日目処方）

　点滴静注　注射用テイコプラニン（200 mg/バイアル　2本）　　　400 mg

　　　　　　生理食塩液　　　　　　　　　　　　　　　　　　　　　10 mL

　　　　　　生理食塩液　　　　　　　　　　　　　　　　　　　　250 mL

　　　　　　1バイアルあたり生理食塩液5 mLを加えて溶解後，

　　　　　　　250 mLの生理食塩液に希釈し投与　　　朝夕2回

（第2日目処方）

　点滴静注　注射用テイコプラニン（200 mg/バイアル　2本）　　　400 mg

　　　　　　生理食塩液　　　　　　　　　　　　　　　　　　　　　10 mL

　　　　　　生理食塩液　　　　　　　　　　　　　　　　　　　　250 mL

　　　　　　1バイアルあたり生理食塩液5 mLを加えて溶解後，

　　　　　　　250 mLの生理食塩液に希釈し投与　　　朝1回

テイコプラニンの使用上の注意に関する記述のうち，適切でないのはどれか。1つ選べ。

1　腎障害を引き起こす可能性のある薬剤との併用を避けることが望ましい。
2　MRSA 感染症以外への適応は認められていない。
3　投与開始後 24 時間までの累積尿中排泄率は約 30 ％であるため，腎機能に応じた投与量の調節は必要ない。
4　投与期間中は，血中濃度をモニタリングすることが望ましい。
5　30 分以上かけて緩徐に点滴静注することが推奨されている。

（第98回国試　問221）

問 11

73 歳男性。体重 60 kg。メチシリン耐性黄色ブドウ球菌（MRSA）肺炎の治療目的でアルベカシン硫酸塩の投与が開始された。

（処方）
点滴静注　　　アルベカシン硫酸塩注射液　　　　　　　　　150 mg
　　　　　　　生理食塩液　　　　　　　　　　　　　　　　100 mL
　　　　　　　1日1回　30 分かけて投与　　　7 日連日投与

投与開始から 3 日目に血中アルベカシン濃度の測定依頼があり，測定の結果，トラフ値は 3.5 μg/mL，ピーク値（点滴終了 30 分後採血）は 15 μg/mL であった。
　検査値（3 日目）：白血球数 9,500/ μL，CRP 4.8 mg/dL，
　　　　　　　　　　血清クレアチニン 2.84 mg/dL

問 11-1（実務）

今後のアルベカシン硫酸塩の処方設計に関する医師への提案として，最も適切なのはどれか。1つ選べ。

1　現在の投与計画を継続する。
2　点滴速度を速くする。
3　投与間隔を変えず，1 回投与量を増やす。
4　1 回投与量を変えず，投与間隔を延ばす。
5　1 回投与量を変えず，投与間隔を短縮する。

問11-2(薬剤)

この患者におけるアルベカシンの分布容積と消失半減期に最も近い値の組合せはどれか。**1つ**選べ。ただし、アルベカシンの体内動態は線形1-コンパートメントモデルに従い、3回目投与時点で定常状態にあり、点滴開始後1時間までの消失は無視できるものとする。また、アルベカシン硫酸塩150 mgは、アルベカシン105 mgに相当するものとする。

	分布容積（L）	消失半減期（h）
1	10	6
2	10	12
3	20	6
4	20	12
5	30	6
6	30	12

（第102回国試 問274-275）

問12 50歳男性。てんかん治療のため以下の処方に従い服薬を続けている。定常状態時の血清中フェニトイン濃度を測定したところ12 μg/mLであり、てんかん発作は安定している。

（処方）
　　フェニトイン散10%　1回1.25 g（1日2.5 g）［製剤量］
　　　　　　　　　　　　1日2回　朝夕食後　28日分

問12-1 この治療に関する記述のうち、正しいのはどれか。**2つ**選べ。

1　過量投与により、眼振、構音障害、運動失調、眼筋麻痺などの症状が出現することがあるので十分観察する。
2　フェニトインの薬理作用は、血清タンパク質と結合していない遊離形濃度ではなく、総血清中濃度と関連する。
3　定期的に肝・腎機能検査、血液検査を行うことが望ましい。
4　用量を増加させると、腎尿細管分泌が飽和するため、用量と血清中濃度の関係は非線形となる。

問 12-2　定常状態におけるフェニトインの体内からの消失速度は Michaelis-Menten 式で表される。この患者における最大消失速度（mg/day）に最も近い値はどれか。1つ選べ。

ただし，Michaelis 定数を 8 mg/L，バイオアベイラビリティを 100% とする。

1　150　　2　240　　3　420　　4　1,500　　5　2,400　　6　4,200

（第97回国試　問272-273）

問 13　23 歳女性。体重 45 kg。てんかんと診断され，下記の処方による治療が開始された。

（処方）

フェニトイン錠 100 mg　1回1錠（1日3錠）
1日3回朝昼夕食後　14日分

問 13-1　この患者で予想される定常状態でのフェニトイン血中濃度とその解釈として，最も適切なのはどれか。1つ選べ。ただし，この患者におけるフェニトインの体内動態に関するパラメータとして，ミカエリス定数 5 μg/mL，みかけの最大消失速度 10 mg/kg/day が得られている。

1　血中濃度は 10 μg/mL と予想され，有効濃度域を下回っていると考えられる。
2　血中濃度は 10 μg/mL と予想され，有効濃度域の下限付近と考えられる。
3　血中濃度は 10 μg/mL と予想され，有効濃度域の上限付近と考えられる。
4　血中濃度は 20 μg/mL と予想され，有効濃度域の下限付近と考えられる。
5　血中濃度は 20 μg/mL と予想され，有効濃度域の上限付近と考えられる。
6　血中濃度は 20 μg/mL と予想され，有効濃度域の上限を超えていると考えられる。

問 13-2　フェニトインの投与量が増加したとき，代謝飽和のために値が小さくなる薬物動態パラメータはどれか。1つ選べ。

1　全身クリアランス　　　　2　分布容積　　　　3　血中消失半減期
4　最高血中濃度 / 投与量　　5　血中濃度時間曲線下面積 / 投与量

（第99回国試　問272-273）

| 問 14 | 23 歳女性。体重 60kg。てんかん発作に対してフェニトイン 1 日 150 mg で治療を開始した。2 週間後の受診で，治療開始後もてんかん発作が起こったとの訴えがあった。アドヒアランスは良好であった。血中濃度測定を行ったところ 5.0 μg/mL であり，医師より薬剤師に増量の目安について相談があった。肝機能，腎機能に異常はなく，フェニトインの血中濃度に影響を及ぼす併用薬はなかった。 |

問 14-1　本症例でフェニトインの投与設計を行うにあたり，体内からの消失速度はミカエリス・メンテンの式に従い，Km ＝ 5.0 μg/mL であると仮定した。このとき，血中濃度が定常状態において中毒域（20 μg/mL 以上）にならない範囲での，1 日最大投与量（mg）の推定値に最も近いのはどれか。**1 つ選べ。**

1　200　　　　2　225　　　　3　325　　　　4　450　　　　5　650

問 14-2　前問で計算した投与量で治療を続けていたが，中毒症状が発現したため血中濃度を測定したところ 30 μg/mL であった。原因として考えられる患者の遺伝的特徴はどれか。**1 つ選べ。**

1　CYP2D6 の変異型遺伝子をもつ。
2　CYP2C9 の変異型遺伝子をもつ。
3　CYP2C19 の野生型遺伝子をもつ。
4　CYP3A5 の野生型遺伝子をもつ。
5　UGT1A1 の変異型遺伝子をもつ。

（第101回国試　問302-303）

| 問 15 | 12 歳女児。てんかんの治療のため，以下の薬剤が処方された。 |

（処方）　バルプロ酸ナトリウム散 20%
　　　　　　1 回 200 mg（1 日 400 mg）　　［原薬量］
　　　　　　1 日 2 回　朝夕食後 14 日分

問 15-1　秤取すべき 20% 散の全量は何 g か。**1 つ選べ。**

1　1　　　　2　2　　　　3　4　　　　4　14　　　　5　28　　　　6　56

問 15-2　バルプロ酸の血中濃度を低下させ，てんかん発作が再発することがあるため，禁忌となる抗生物質の種類はどれか。**1 つ選べ。**

1　アミノグリコシド系　　　2　カルバペネム系　　　3　セフェム系
4　テトラサイクリン系　　　5　マクロライド系

（第97回国試　問268-269）

| 問 16 | 10歳男児。体重30 kg。てんかんのためフェノバルビタールを服用していた。最近，傾眠傾向にあり，母親が心配になり，男児と医療機関を受 |

診した。薬剤師がフェノバルビタールの血清中濃度を測定したところ 40 μg/mL であり，治療有効濃度を超えていた。男児の肝機能及び腎機能は正常であった。

問 16-1　この患者への処置として，最も適切なのはどれか。１つ選べ。

1　アトロピン硫酸塩水和物の静注
2　フルマゼニルの静注
3　炭酸水素ナトリウムの点滴静注
4　塩化アンモニウムの点滴静注
5　ホリナートカルシウムの静注

問 16-2　前問で選択した薬物がフェノバルビタールの体内動態に及ぼす影響として，正しいのはどれか。１つ選べ。

1　消化管吸収の阻害　　2　尿細管再吸収の抑制　　3　尿細管分泌の促進
4　受容体での拮抗　　　5　胆汁中排泄の促進

（第98回国試　問270-271）

| 問 17 | 35歳男性。てんかんの持病があり，処方１によりコントロールされていた。 |

　　（処方1）デパケンR錠200（注）　　　１回２錠（１日２錠）
　　　　　　　　　　　　　　　　　　　１日１回　朝食後　30日
　　（注：バルプロ酸ナトリウム 200 mg を含む徐放錠）
あるとき，２日間激しい下痢が続き，救急外来を受診した。患者からの聴取により黄色ブドウ球菌による食中毒が疑われた。医師が処方２を追加する際に，薬剤師に意見を求めてきた。
　　（処方2）
　　アンピシリン水和物カプセル 250 mg　　１回２カプセル（１日８カプセル）
　　　　　　　　　　　　　　　　　　　　１日４回　６時間毎　５日分
　　ビフィズス菌錠 12 mg　　　　　　　　１回１錠（１日３錠）
　　　　　　　　　　　　　　　　　　　　１日３回　朝昼夕食後　５日分

医師に対する情報提供として，適切なのはどれか。**2つ**選べ。

1　ロペラミド塩酸塩カプセル1mgを追加すべきである。
2　バルプロ酸の血中濃度の低下を懸念して，TDMを実施すべきである。
3　バルプロ酸の副作用リスクが高まるため，肝機能検査を実施すべきである。
4　ビフィズス菌錠は，耐性乳酸菌錠に変更すべきである。
5　アンピシリンは，バルプロ酸との相互作用により中枢性けいれんを誘発するので，併用禁忌である。

（第98回国試　問280）

問18　1歳6ヶ月男児。身長80cm，体重10kg。てんかんの治療のためにバルプロ酸ナトリウムを投与することになった。

問18-1　この患児において，定常状態におけるバルプロ酸の平均血清中濃度が60μg/mLとなるように初期投与量を設定したい。バルプロ酸ナトリウムの1日経口投与量（mg）として，最も適切な値を1つ選べ。ただし，バルプロ酸ナトリウム投与により求めた小児における経口クリアランスの代表値は男児で12.5mL/h/kgとする。

1　18　　2　30　　3　180　　4　300　　5　1,800

問18-2　この患児に，バルプロ酸ナトリウムシロップ5%が，前問で設定した1日投与量で1日2回，30日分処方された。
　調剤する際に，1回服用量が整数mLになるように，単シロップを用いて最小限の賦形を行うことにした。内用液剤容器の容量（mL）として，最も適切な容器を1つ選べ。ただし，内用液剤容器の選択は，薬剤の総量を超えた最小の容量のものを選択する。

1　60　　2　100　　3　200　　4　300　　5　500

（第98回国試　問304-305）

問 19　65歳男性。甲状腺機能亢進症の治療を受けている。心房細動による頻脈のため，ジゴキシンによる治療が開始された。

問 19-1　この治療に関する記述のうち，正しいのはどれか。**2つ**選べ。

1　ジゴキシンは治療域が狭い薬物なので，治療薬物モニタリング（TDM）を行う。
2　甲状腺機能亢進症の患者は，ジゴキシンの血中濃度が高くなり作用が増強することがあるので注意する。
3　ジゴキシンは主に肝代謝により消失するので，肝障害時には減量する必要がある。
4　悪心，嘔吐，不整脈などの中毒症状に注意する。

問 19-2　この患者におけるジゴキシンの全身クリアランスは 4.0 L/h，経口投与時のバイオアベイラビリティは 80% である。定常状態平均血中濃度を 1.0 ng/mL に維持するための1日当たりの経口投与量（mg/day）はいくらか。**1つ**選べ。

　　1　0.004　　　2　0.032　　　3　0.096　　　4　0.120　　　5　0.250

（第97回国試　問274-275）

問 20　80歳女性。体重 65 kg。うっ血性心不全，高血圧症，慢性腎不全と診断され，以下の薬剤を服用していた。アレルギー歴，肝機能障害，副作用歴なし。

　　昨日，食欲低下と不整脈等の体調変化が認められ，救命救急センターに運ばれた。
　　　　ジゴキシン錠 0.25 mg　　　　　　フロセミド錠 40 mg
　　　　スピロノラクトン錠 25 mg　　　　デノパミン錠 5 mg
　　　　バルサルタン錠 40 mg

問 20-1　診察した医師はジギタリス中毒を疑い，薬剤師に情報提供を求めた。ジギタリス中毒に関する内容として，**誤っている**のはどれか。**1つ**選べ。

1　消化器症状として食欲不振，悪心がある。
2　視覚異常として黄視・複視がある。
3　血清中ジゴキシン濃度（トラフ値）が 2 ng/mL を超えると，中毒症状の発現頻度が高くなる。
4　肝機能障害のある患者では中毒症状を起こしやすい。
5　一般に，ジゴキシン除去を目的とした血液透析は無効である。

問 20-2　この患者で推定される薬物の体内分布に関する記述のうち，正しいのはどれか。**2つ選べ**。

1　高齢であるため体脂肪率が増加しており，脂溶性の高い薬物の脂肪組織への蓄積が生じやすい。
2　高齢であるため血漿中のα_1-酸性糖タンパク質濃度が低下しており，塩基性薬物の非結合形分率が上昇している。
3　心不全により血流が増大しており，薬物の分布容積の増大が起こりやすい。
4　慢性腎不全により血漿中のアルブミン濃度が低下しており，酸性薬物の非結合形分率が上昇している。

（第98回国試　問268-269）

問 21　54歳女性。2年前に高血圧及びうっ血性心不全と診断され，以下の処方による薬物治療を受け，状態は安定していた。昨日，食欲不振と吐き気を訴え受診し，緊急入院となった。ジゴキシンの血中濃度を測定したところ，2.2 ng/mL であった。持参薬確認のため薬剤師が面談したところ，鼻水が出て喉が痛いなど風邪気味の症状のため1週間前に近医を受診し，そこで処方された薬を服用しているとのことであった。

（処方）
ジゴキシン錠 0.25 mg　　1回1錠（1日1錠）
リシノプリル錠 10 mg　　1回1錠（1日1錠）
　　　　　　　　　　　　　1日1回朝食後　28日分

問 21-1　患者がこの1週間に服用していた薬物として最も可能性の高いのはどれか。1つ選べ。

1　アセトアミノフェン
2　クラリスロマイシン
3　セフジニル
4　リファンピシン
5　レボフロキサシン水和物

問21-2　この患者で起きている相互作用として可能性が高いのはどれか。**2つ選べ。**

1　CYP3A4 によるリシノプリルの代謝が抑制された。
2　CYP3A4 によるジゴキシンの代謝が促進された。
3　P-糖タンパク質によるリシノプリルの排泄が促進された。
4　P-糖タンパク質によるジゴキシンの排泄が抑制された。
5　腸内細菌叢への影響によりジゴキシンの不活性化が抑制された。

（第101回国試　問274-275）

問22　50歳男性。躁病のため3年前より処方1の薬剤を服用しており，状態は良好であった。最近，高血圧と診断され，処方2の薬剤を併用しながら，低塩食を続けていたが，食欲不振，振戦，傾眠が増強してきたので，近医で診察を受けた。

（処方1）
　　　炭酸リチウム錠 100 mg　　1回2錠（1日4錠）
　　　　　　　　　　　　　　　　1日2回　朝夕食後　30日分
（処方2）
　　　アムロジピンベシル酸塩錠 2.5 mg　1回1錠（1日1錠）
　　　トリクロルメチアジド錠 2 mg　　　1回1錠（1日1錠）
　　　　　　　　　　　　　　　　　　　1日1回　朝食後　14日分

食欲不振，振戦，傾眠が増強した理由として適切なのはどれか。2つ選べ。

1　低塩食により血清中リチウムイオン濃度が上昇した。
2　トリクロルメチアジド錠服用により血清中リチウムイオン濃度が上昇した。
3　アムロジピンベシル酸塩錠服用により血清中リチウムイオン濃度が上昇した。
4　低塩食により血清中リチウムイオン濃度が低下した。
5　トリクロルメチアジド錠服用により血清中リチウムイオン濃度が低下した。
6　アムロジピンベシル酸塩錠服用により血清中リチウムイオン濃度が低下した。

（第98回国試　問200）

問 23　48歳男性。腎移植後，拒絶反応予防のため，タクロリムス水和物顆粒剤を1回5 mgで1日2回経口投与されている。

タクロリムスに関する記述のうち，誤っているのはどれか。1つ選べ。

1　顆粒剤からカプセル剤への切り換えに際しては血中濃度をモニターし，吸収変動がないことを確認する。
2　血液中で多くは赤血球画分に分布する。
3　フェノバルビタールの併用により血中濃度が上昇する。
4　乾燥弱毒生風疹ワクチンとの併用は禁忌である。
5　スピロノラクトン投与中の患者には禁忌である。

（第98回国試　問208）

問 24　タクロリムスの治療薬物モニタリング（TDM）に関する記述のうち，適切なのはどれか。1つ選べ。

1　血液中の赤血球画分に多く分布するため，測定サンプルとして血清ではなく全血を使用する。
2　腎障害の発現を回避するために，血中濃度のピーク値を 20 ng/mL 以下に維持することが望ましい。
3　主に未変化体として胆汁中に排泄されるため，肝機能が低下した患者では血中濃度が高くなる。
4　CYP3A4 や P-糖タンパク質を誘導する薬物を併用している患者では，血中濃度が高くなる。
5　血中濃度が治療域に維持されていても十分な効果が得られない場合には，シクロスポリンの併用を検討する。

（第102回国試　問170）

問 25　36歳男性。体重70kg。気管支ぜん息の治療中である。吸入ステロイド薬で良好にコントロールされていたが，急性発作により，夜間救急を受診した。サルブタモール硫酸塩の吸入を反復したが改善せず，アミノフィリン点滴静注の処方が出された。

問 25-1　この患者における定常状態での血中テオフィリン濃度を 15 μg/mL としたい。テオフィリンの点滴静注速度（mg/h）として適切な値はどれか。1つ選べ。ただし，この患者におけるテオフィリンの血中消失半減期は7時間，分布容積は32 L，ln 2 = 0.693 とする。

1　12　　2　24　　3　36　　4　48　　5　60

問 25-2　この患者にアミノフィリン注射液（250 mg/10mL）を前問で求めたテオフィリンとしての静注速度で持続点滴静注する場合，1 時間あたりに使用する薬液量（mL）として最も適切な値はどれか。**1つ選べ**。ただし，アミノフィリン中のテオフィリン含量は 80 w/w% とする。

1　0.6　　　2　1.2　　　3　1.8　　　4　2.4　　　5　3.0

問 25-3　アミノフィリン点滴静注を行う際の注意事項に関する記述のうち，<u>誤っ</u><u>ている</u>のはどれか。**1つ選べ**。

1　肝障害のある患者では，血中テオフィリン濃度が上昇しやすい。
2　喫煙習慣のある患者では，血中テオフィリン濃度が上昇しやすい。
3　ニューキノロン系抗菌薬を併用している患者では，テオフィリンの中毒症状が現れることがある。
4　過量投与では，痙れんが発現しやすい。
5　過量投与の処置としては，輸液による排泄促進が有効である。

（第99回国試　問275-277　改変）

問 26　　腎移植を受けた患者が退院間近になり，病棟担当薬剤師が退院時服薬指導のために病室を訪問した。

患者から，「移植コーディネーターから，退院後の食生活で特にセントジョーンズワートや柑橘類，生魚などの摂取は控えるように言われているのですが，どのような理由なのでしょうか」との質問があった。なお，当該患者にはシクロスポリンが処方されている。

問 26-1　上記の質問に対する薬剤師の回答として適切なのはどれか。**2つ選べ**。

1　セントジョーンズワートは，免疫抑制薬の働きを弱める恐れがあるからです。
2　セントジョーンズワートは，免疫抑制薬の血中濃度を高める恐れがあるからです。
3　柑橘類の中には免疫抑制薬の働きを弱めてしまうものがあるからです。
4　生魚の成分には免疫抑制薬の働きを強めてしまうものがあるからです。
5　生魚に付着している微生物によって食中毒を起こす恐れがあるからです。

問 26-2　シクロスポリンの経口投与時の体内動態および投与設計に関する記述のうち，正しいのはどれか。**2つ**選べ。

1　シクロスポリンの投与量は，腎移植後の日数に関わらず一定に保つことが推奨される。
2　シクロスポリンの投与設計は，一般にトラフ濃度に基づいて行われる。
3　シクロスポリンによる腎移植後の拒絶反応のコントロールが不良の場合は，シクロスポリンとタクロリムスの併用を行う。
4　血清クレアチニン値の上昇が観察された場合は，シクロスポリンによる副作用の可能性があるため，直ちに休薬する必要がある。
5　自己乳化型マイクロエマルション製剤投与後のシクロスポリンの消化管吸収は，胆汁分泌量や食事の影響を受けにくい。

（第100回国試　問270-271）

問 27　腫瘍内科カンファレンスにおいて，薬剤師が抗腫瘍薬の治療薬物モニタリング（TDM）に関する以下の説明を行った。

「この薬物は特定薬剤治療管理料算定が認められている抗腫瘍薬です。経口投与で用いられ，定められた最小有効トラフ濃度を超えていることを TDM によって確認することが望ましいです。」

問 27-1　この抗腫瘍薬に該当するのはどれか。**1つ**選べ。

1　イマチニブメシル酸塩
2　ゲムシタビン塩酸塩
3　ドキソルビシン塩酸塩
4　ペメトレキセドナトリウム水和物
5　メトトレキサート

問 27-2　成人男性に対して前問の薬物を 12 時間毎に繰り返し経口投与するとき，定常状態における血中濃度のトラフ濃度が 1,000 ng/mL となる 1 回あたりの投与量はどれか。**1つ**選べ。ただし，この薬物の体内動態は線形 1-コンパートメントモデルに従うものとし，100 mg を単回経口投与したときの最高血中濃度は 400 ng/mL，血中消失半減期は 12 時間とする。また，本剤の吸収は速やかであり，吸収にかかる時間は無視できるものとする。

1　125 mg　　　2　250 mg　　　3　375 mg　　　4　500 mg
5　625 mg

（第101回国試　問270-271）

練習問題の解答

第1部第1章　生体膜透過	
問1	2
問2	2
問3	2，4
問4	1，3
問5	2，3
問6	1
問7	1，3

第1部第2章　吸収	
問1	2
問2	4
問3	1
問4	1，4
問5	5
問6	1，2
問7	3，5
問8	2，3
問9	2，3
問10	1，3

第1部第3章　分布	
問1	0.67 L/mmol
問2	6
問3	3
問4	2，4
問5	3，5
問6	1
問7	2，4
問8	3，5
問9	3
問10	1，5

第1部第4章　代謝	
問1	5
問2	3
問3	5
問4	2，5
問5	2，5
問6	1，4
問7	5
問8	1，4
問9	2

問10	3
問11	5
問12	3

第1部第5章　排泄	
問1	1
問2	2，4
問3	2
問4	1，4
問5	3
問6	2
問7	4
問8	2，3
問9	5
問10	2
問11	5
問12	5
問13	3
問14	4
問15	3，5

第2部第1章　薬物速度論	
問1	5
問2	2
問3	3
問4	3
問5	3
問6	2
問7	3，5
問8	4
問9	2
問10	2，5
問11	3，5
問12	2，3
問13	3
問14	3，5
問15	4
問16	1
問17	1
問18	5
問19	4
問20	4

第2部第2章　TDM	
問1	3

問2	4
問3	1
問4	2
問5	1，5
問6	1，4
問7-1	2，3
問7-2	1
問8-1	2，4
問8-2	1，3
問9-1	1，4
問9-2	4
問10	3
問11-1	4
問11-2	2
問12-1	1，3
問12-2	3
問13-1	2
問13-2	1
問14-1	2
問14-2	2
問15-1	5
問15-2	2
問16-1	3
問16-2	2
問17	2，4
問18-1	3
問18-2	3
問19-1	1，4
問19-2	4
問20-1	4
問20-2	1，4
問21-1	2
問21-2	4，5
問22	1，2
問23	3
問24	1
問25-1	4
問25-2	4
問25-3	2
問26-1	1，5
問26-2	2，5
問27-1	1
問27-2	2

索　引

薬の生体内運命（改訂 8 版）

2017 年 3 月 13 日　改訂 7 版第 1 刷発行
2019 年 3 月 16 日　改訂 8 版第 1 刷発行

定価 5,100 円（税別）

編集＝丸山　一雄

発行所　有限会社　ネオメディカル
　　　　神奈川県厚木市鳶尾 5-18-14
　　　　TEL・046 - 242 - 2096　FAX・046 - 230 - 1001
印刷・製本　アイユー印刷株式会社

ISBN 978-4-904634-25-7